Carl-Auer

Die im vorliegenden Buch besprochenen Videos sind unter folgendem Link verfügbar:
https://www.youtube.com/playlist?list=PLQF8Gc3PwITs6_7wtvtPPiZetaGgy3c5P

Martina Baumann, Uwe Loda

Bodysongs – Musik, die in uns lebt

Körpermusik als Embodiment in therapeutischer Praxis

Mit einem Geleitwort von Maja Storch
und einem Vorwort von Andreas Gerber

2023

Themenreihe: »Reden reicht nicht!?«
hrsg. von Michael Bohne, Gunther Schmidt und Bernhard Trenkle
Reihengestaltung: Uwe Göbel
Umschlaggestaltung: B. Charlotte Ulrich
Umschlagfoto: © Richard Fischer • www.richardfischer.org
Notengrafiken: Silke Wittenberg, Illustrationen: Johanna Graul
Redaktion: Veronika Licher
Satz: Verlagsservice Hegele, Heiligkreuzsteinach
Printed in Germany
Druck und Bindung: CPI books GmbH, Leck

MIX
Papier | Fördert gute Waldnutzung
FSC® C083411

Erste Auflage, 2023
ISBN 978-3-8497-0477-3 (Printausgabe)
ISBN 978-3-8497-8432-4 (ePUB)

Bibliografische Information der Deutschen Nationalbibliothek:
Die Deutsche Nationalbibliothek verzeichnet diese Publikation in der Deutschen Nationalbibliografie; detaillierte bibliografische Daten sind im Internet über http://dnb.d-nb.de abrufbar.

Informationen zu unserem gesamten Programm, unseren Autoren und zum Verlag finden Sie unter: **https://www.carl-auer.de/**.
Dort können Sie auch unseren Newsletter abonnieren.

Carl-Auer Verlag GmbH
Vangerowstraße 14 • 69115 Heidelberg
Tel. +49 6221 6438-0 • Fax +49 6221 6438-22
info@carl-auer.de

Inhalt

Geleitwort

Potzblitz, was für ein Buch!

Noch nie in meiner ganzen Laufbahn als Psychologin ist mir jemals eine Übung für »betreutes Fluchen« (S. 58) begegnet. Diese Übung beinhaltet ganz viel von dem, was dieses Buch auszeichnet. Sie ist außergewöhnlich und überraschend. Sie zeigt, dass Martina Baumann und Uwe Loda keine Angst vor Tabubrüchen haben. Sie beweist auch, wie sorgfältig und liebevoll die beiden ihre Klientel an die Hand nehmen, um sie mit sich selbst und ihrem Körper in Kontakt zu bringen. Und: Die Übung ist mit Sicherheit lustig, befreiend und enthemmend.

Baumann und Loda erweitern die allgemeine Embodiment-Thematik, die glücklicherweise mittlerweile immer mehr Interesse erfährt, um den musikalischen Aspekt. Aufgrund meiner Erfahrung kann ich mit Fug und Recht behaupten, dass die Möglichkeit, sich mit Musik auf den Heilungsweg zu machen, eine unerlässliche Ressource darstellt. Da in unserer Kultur der freie Körperausdruck, der natürliche Bewegungsdrang und der Gebrauch der Stimme den kreatürlich-spontanen Kindern abtrainiert wird (»Sitz endlich still, gib Ruhe, sei leise!«), steht man in der Psychotherapie vor der Aufgabe, diese verschütteten Ressourcen wieder freizulegen.

Baumann und Loda kriegen das hin und zwar mit äußerstem Feingefühl und ausgeprägter Sanftheit. Wenn ich mir vorstelle, als gehemmter Mensch bei ihnen in einer Bodysong-Gruppe mitzumachen, dann könnte ich mich ihrer Führung vorbehaltlos anvertrauen, denn die Beschreibungen ihrer Vorgehensweise sind von Rücksicht und Behutsamkeit geprägt. Natürlich dürfen viele Übungen in Lebenslust und Ausgelassenheit münden, aber auf dem Weg dahin muss man nie einen Schritt gehen, der ungute Gefühle hinterlassen würde.

Dieses Buch ist ein Fundus-Buch. Baumann und Loda teilen darin ein Lebenswerk mit uns. Wer sich professionell mit Musik, Tanz und Körperarbeit beschäftigt, wird Übungen in Hülle und Fülle finden. Die Anleitungen zu den Übungen sind so präzise, dass man sofort damit arbeiten kann. Darum wird dieses Buch vermutlich bei allen Profis mit vielen Klebe-Markierungen versehen und heftig benutzt werden.

Auch wissenschaftlich-theoretisch Interessierte kommen auf ihre Rechnung, denn Baumann und Loda haben die wesentliche Literatur zur ihrer Thematik aufbereitet. Wer mal ganz schnell zur Orientierung schmökern möchte, dem empfehle ich die Darstellung der Fallgeschichte von Frau F. auf Seite 177. Man sieht hier bestens, wie die Autorin und der Autor den individuellen Bodysong einer Patientin erarbeiten, ihn mit Hilfe der Gruppe ausformen und gestalten und wie sie den Übergang zum Selbstmanagement außerhalb des geschützten Raumes der Gruppe herstellen.

Die Embodiment-Ansätze genauso wie die Musik- und Tanztherapie sind durch dieses Buch um eine ganz entscheidende Etappe weitergekommen. Es ist überflüssig, diesem Buch viele Lesende zu wünschen (was ich natürlich trotzdem tue), denn ich bin überzeugt, es wird sich von alleine durchsetzen, einfach deswegen, weil es saugut ist.

Potzblitz, Martina Baumann und Uwe Loda, ich gratuliere! Musikalisch wäre das ein Trommelwirbel mit Tusch.

Maja Storch
Zürich, im Januar 2023

Vorwort

Wenn die Augen zu leuchten beginnen, der Körper warm wird und die Stimme sich mit den Rhythmen im Flow zu verweben beginnt: dann ist Körpermusikzeit!

Gibt es etwas Schöneres, als mit anderen Menschen sein Lied zu singen? Im Musizieren finden wir die Resonanzräume, in denen die *Sehnsuche* uns zu uns selbst, zueinander und in die klangzauberhafte Welt der Rhythmen führt. Man könnte auch sagen: Die Musik findet uns – in unserem Zuhause, dem Körper.

Martina Baumann und Uwe Loda haben das Kunststück gewagt, ihre Spiel-, Arbeits- und Übungswege der Körpermusik in Worte zu bringen, und dabei ihre eigene Domäne – die Bodysongs – ins Zentrum gestellt. Das ist ein Glücksfall für alle spiel- und lernfreudigen Praktiker:innen in therapeutischen Berufsfeldern. Und es ist ein inspirierender Fundus für Menschen, die am Zusammenspiel von Gesang und Bodypercussion – eingebettet in körperlichem Erleben und tiefem Zuhören – interessiert sind. In ihrem Buch entfaltet sich eine Fülle von Spielideen und Werkzeugen, sowohl für den niederschwelligen Neukontakt mit der eigenen verschütteten, eingeschüchterten oder eingeschlafenen Körpermusikalität als auch für einen aufbauenden therapeutisch begleiteten Entwicklungsprozess, bis hin zum eigenen Bodysong als Ausdruck von Selbstwirksamkeit, Eigenart und Schönheit.

Diese Arbeit braucht über die menschlich-therapeutische Kompetenz hinaus eine große Liebe zur Musik und eine Beheimatung in der Kunst der Improvisation. Immer wieder stelle ich mir beim Lesen die Autor:innen vor und freue mich – denn: Hier schreiben zwei hochkompetente und tiefsensible Musiker:innen, bei denen kein Ohr trocken bleibt. Ihr stilistisches Spektrum geht von Folk und Jazz bis zu Rhythmus- und Klangköstlichkeiten aus den Weltmusikküchen.

Ich wünsche diesem Buch viel Resonanz und vor allem neugierige offene Leser:innen, damit es dazu beitragen kann, dass viele Menschen sich in der Körpermusik neu wiederfinden können und die friedensstiftenden Kräfte, die darin spielen und walten, sich entfalten – außen wie innen.

Andreas Gerber
Januar 2023

Einleitung

»Jenseits von Richtig und Falsch gibt es einen Ort – treffen wir uns dort.«
Dschalāl ad-Dīn Muhammad Rūmī[1]

Wofür dieses Buch? Wir wollen Sie, liebe Lesende, neugierig machen auf ein Phänomen, das uns fasziniert und unsere Herzen höherschlagen lässt. Es ist das Phänomen, auf die Musik, die in unserem Körper wohnt, zu hören und mit ihr »jenseits von Richtig und Falsch« zu spielen. Körper und Stimme werden zu Musikinstrumenten. Eigensinn und Gemeinsinn, Lautstärke und Leisestärke, Zartheit und Wildheit können »unter einer Decke stecken«. Wir haben die Gewissheit, dass das, was sich da unter der Decke befindet, ein Inkubationsraum für neue, gesundheitserregende Erfahrungen ist und dass diese Erfahrungen für viele therapeutische Anwendungsfelder von Bedeutung sind.

Körpermusik kann zu einer Form der Gesundheit einladen, die weit darüber hinausgeht, sich selbst zu optimieren. Unser Musizieren in der Körpermusik ist eingebettet in ein Zusammenspiel mit anderen. Wenn wir uns im Kreis musikalisch begegnen, miteinander Schritte gehen oder ein Lied singen, dann stimmen wir uns aufeinander ein. Die Einstimmung und die Magie des Kreises können in ein Erleben von körperlich gegründeter Sicherheit und seelisch erfahrbarer Verbundenheit hineinführen. Von Teilnehmenden wird dies beschrieben als »ich fühle mich im Einklang mit mir und der Welt und so lebendig«. Im Einzel- und im Gruppensetting haben wir die Möglichkeit, unsere eigenen Bodysongs zu schöpfen und mit den jeweiligen Prozessschritten zu verbinden.

Die Gewissheit, dass die vielfältigen Spielformen der Körpermusik die eigenen Freude-Netzwerke befeuern, unser Nervensystem aktivieren – oder auch beruhigen – können und darüber hinaus soziale Gesundheit fördern, hat uns motiviert, dieses Buch zu schreiben.

Kursteilnehmende aus den unterschiedlichen therapeutischen und (heil)pädagogischen Feldern entdecken das Potenzial der Körpermusik und erkennen die Anschlussfähigkeit an ihre eigenen Me-

1 Vgl. Rosenberg 2003, S. 31.

thoden und Arbeitsfelder. Musikaffinität und Neugierde scheinen die Schlüssel zu sein, die körpermusikalischen Elemente zu integrieren.

Möge dieses Buch auch diejenigen anregen, die in Musik oder Musiktherapie bereits tätig sind. Vielleicht werden Sie neugierig auf weitere Perspektiven und Herangehensweisen, die Ihre bereits vorhandenen Musikschätze zu vertiefen vermögen und Ihren Handlungsspielraum erweitern. Viel Freude wünschen wir Ihnen beim Lesen und Ausprobieren der Spielformen und Lieder und beim Verknüpfen mit Ihren eigenen Landkarten.

Nun wollen wir Ihnen einen Überblick verschaffen, wohin die Reise geht. Worte und Gedankengänge können wir nur hintereinander formulieren. Das heißt aber nicht, dass Sie diese hintereinander lesen müssen.

In unserer praktischen Lehrtätigkeit können wir uns im gemeinsamen Raum den Wirkweisen der Körpermusik spiralförmig annähern und sie am eigenen Leibe erfahren. Wir können im Prozess des Lernens im Kreise Gleichgesinnter (Baldwin u. Linnea 2014) wechseln zwischen theoretischer Rahmung, praktischem Spiel, Feedbackschleifen, eigener Selbsterforschung und gemeinsamer Reflexion. Deshalb laden wir Sie ein, auch beim Lesen Ihren eigenen Rhythmen und Vorlieben zu folgen und damit zu spielen. Lassen Sie sich finden und fühlen Sie sich frei, dorthin zu blättern, wo es Sie hinzieht.

Das Buch ist in zwei Teile gegliedert, die wir *Rahmungen* und *Praxisfelder* nennen. Dies entspricht der Struktur unseres Curriculums »Körpermusik und Bodysongs in Musik-, Psychotherapie, (Heil-)Pädagogik und Palliative Care«, das wir seit 2018 in München und Heidelberg anbieten.

Teil 1: Rahmungen

In Kapitel 1 definieren wir, was wir unter *Bodysongs* und *Körpermusik* verstehen. Zudem wird der Begriff »musikalisches Embodiment« eingeführt. Die Begriffe mögen im ersten Moment exotisch und fremd wirken. Wir machen Sie mit ihnen vertraut und stellen sie in einen Zusammenhang, der uns aufzeigt, dass Körpermusik eine ganz ursprüngliche, menschliche Erfahrung ist.

Nun kommt die *Psychosomatik* ins Spiel. Was bedeutet Gesundheit im umfassenden Sinne und inwieweit ist verkörperte Musik gesundheitsförderlich? Bei diesen Fragestellungen verwenden wir die Metapher vom »Betriebsklima«, wie wir sie bei Gunther Schmidt kennengelernt haben. Wir nutzen weiter das Konzept der *Resonanz* von Hartmut Rosa, das uns sehr hilfreich erscheint bei der Beschreibung der Phänomene, die im Zusammenhang mit gesungenen, verkörperten Liedern entstehen.

In Kapitel 2 bekommen Sie schon ein wenig mehr Geschmack von den Elementen der Körpermusik. Es geht um die einzelnen *Grundzutaten* und wie diese – *Rhythmus, Spielen, Singen, Teilen, Ruhen und der Kreis* – zu einem gesundheitserregenden Zaubertrank werden, wenn die Mischung stimmt.

Teil 2: Praxisfelder

Der zweite Teil des Buches ist ein Praxisteil. Nun werden die Zutaten in Zusammenhang gesetzt mit konkreten Werkzeugen und Spielformen, wie wir sie in der Psychotherapie und Seminararbeit anwenden.

In Kapitel 3 widmen wir uns exemplarisch ausgesuchten *Spielen,* die wir als die *Zellkerne der Körpermusik* bezeichnen. In dieser Fundgrube finden Sie Spielanleitungen und bekommen Anregungen, in welche Räume diese Spiele (ent)führen können.

In Kapitel 4 stellen wir Ihnen Schritt für Schritt einzelne Bodypercussion-Styles vor. Wir zeigen auf, wie wir diese mit Liedern verknüpfen und daraus Bodysongs entstehen. Kleine Lehrvideos, die online bereitstehen,[2] vermitteln Ihnen davon einen lebendigen Eindruck und ein Gefühl für die Machbarkeit.

In Kapitel 5 widmen wir uns den *Bodysongs* in unterschiedlichen Anwendungsfeldern. Anhand ausgewählter Lieder werden zahlreiche Fallbeispiele aus Einzelbegleitungen, Gruppen- und Seminararbeit dargestellt. In kleinen Schritten wird vermittelt, wie wir die Lieder moderieren und sie mit Bodypercussion in den Körper bringen. Hier wird ein Innenblick auf die intra- und interpersonellen Wirkungsräume transportiert, die sich im Zusammenspiel mit Bodysongs in der Musik- und Psychotherapie eröffnen.

Wenn wir mit Bodysongs im therapeutischen Setting arbeiten, kommen wir mit verschiedenen Fragen und Themen in Berührung. Wie fange ich an? Welche Hürden und Anfangsschwierigkeiten gibt es zu beachten und welche Werbeschleifen sind hilfreich, um Einzelne oder eine Gruppe auf den Geschmack zu bringen? Jedes von uns vorgestellte Lied wird in Zusammenhang mit einem Phänomen

---

2 Verfügbar unter: https://www.youtube.com/playlist?list=PLQF8Gc3PwITs6_7wtvtPPiZetaGgy3c5P.

oder einer für uns relevanten Fragestellung gesetzt. Wir nehmen die Lieder zum Anlass, uns mit den Bodysongs und ihrer Relevanz für therapeutische Themen auseinanderzusetzen: vom »guten Anfang« und dem Beachten sogenannter »Checkpoints« zu kreativer Verstörung, dem Einbinden von Flow und Stateveränderungen hin zu Selbstregulation und der Tragkraft von Liedern. Natürlich stoßen wir dabei auf Lieder als mögliche Lösungsräume für bestimmte Problemphänomene.

In Kapitel 6 widmen wir uns den aus einem therapeutischen Prozess entstandenen Liedern, den selbstkreierten und selbstgeschöpften *Bodysongs*. Hier geht es um das Verklanglichen, Versinglichen und Verkörpern innerer Persönlichkeitsanteile, von Affirmationen oder inneren Wünschen und weiteren Anliegen in einer hypnosystemisch orientierten Psychotherapie. Hier finden Themen wie Selbstwirksamkeitserleben, Transfer und Nachhaltigkeit durch *musikalisches Embodiment* ihren Platz. Vom Problem-Lösungs-Rap bis hin zum Dirigieren eines Innere-Anteile-Orchesters können Sie sich dort von der Vielfalt der Herangehensweisen inspirieren lassen.

Wir schließen unseren Praxisteil in Kapitel 7 mit einer Zusammenfassung unserer Haltungen und Grundannahmen, die bereits implizit in den Beispielen transportiert wurden. Die Haltungen könnte man auch ganz an den Anfang stellen als Ergebnis langjähriger Zusammenarbeit mit anderen Menschen. Sie sind der Praxis abgelauscht und von Theorien inspiriert. Insofern passen sie für uns an das Ende des Buches. Sie stehen in enger Korrespondenz mit dem Feld der Hypnosystemik,[3] mit dem wir seit mehr als 30 Jahren verbunden sind.

Im Ausblick in Kapitel 8 beschäftigt uns die Frage, wie Kolleg:innen die Körpermusik bereits in ihre Arbeitsfelder hineintragen und wie diese sich insgesamt weiterentwickeln könnte. Außerdem sind wir gespannt, wie Sie, liebe Leserinnen und Leser, als sich selbst organisierende Wesen die Anregungen aufnehmen, weiterverarbeiten und zu Ihrem machen werden.

---

3 Der Begriff »Hypnosystemik« stammt von Gunther Schmidt. Er hat den Begriff Anfang der Achtzigerjahre vorgeschlagen, um »ein Modell zu charakterisieren, das versucht, systemische Ansätze für Psychotherapie und Beratung [...] mit den Modellen der kompetenzaktivierenden Erickson'schen Hypno- und Psychotherapie zu einem konsistenten Integrationskonzept auszubauen« (Schmidt 2018, S. 7). In der sysTelios Klinik werden die Konzepte mit den jeweiligen therapeutischen Fachrichtungen wie Musik-, Kunst-, Körper- und Gesprächspsychotherapie verknüpft, in die klinische Praxis umgesetzt und weiterentwickelt.

In der Wissenschaft und in der Sprache der Musik haben sich viele Anglizismen etabliert. So sprechen wir bspw. von *Embodiment, Bodysongs, Loops, Groove, Beat* oder *Styles.* Gerade in der Musik stehen Wörter wie Groove für ein dynamisches, energetisches Ereignis, das sich nur schwierig übersetzen ließe. Als gewordenes gemeinsames Kulturgut greifen wir insofern gerne auf diese Begriffe zurück.

Teil 1: Rahmungen

1 Verortung

»Aus der Perspektive des Traumlandes sind Körpersymptome ungesungene Lieder [...]. Krankheit ist einfach ein Koffer voller unausgepackter musikalischer Geschenke. Ihre Symptome sind nicht bloß Teil eines kranken Körpers, sondern eine Gruppe paralleler Welten, die darauf warten, ›gesungen‹ zu werden.«

Arnold Mindell (2006, S. 109)

Was sind Bodysongs?

Als *Bodysongs* bezeichnen wir Lieder, bei denen der Körper als rhythmisches Begleitorchester mit ins Spiel gebracht wird. In Form von Klatschen, Schnipsen, Stampfen, Klopfen und anderen »Body*sounds*« macht der Körper die Beats. Ein Bodysong ist also Singen in Bewegung, bei der körperliche Selbststimulation das Singerlebnis erweitert. Jedes Lied kann so zu einem Bodysong werden.

Bodysongs können auch im Verlauf eines therapeutischen Prozesses entwickelt werden. Die im therapeutischen Beziehungsraum entstehende Musik wird in feiner Detailarbeit »festgeklopft«. Diese Neuschöpfung aus Text, Melodie und Verkörperung dient uns zur Verankerung eines bestimmten Erlebens oder therapeutischen Ziels. Diese persönlichen, verkörperten Lieder können zu nachhaltigen Begleitern auf Schritt und Tritt werden.

Nehmen wir jene Bodysongs noch dazu, die spontan aus den Momenten gemeinsamen Spielens entstehen, könnte man von drei Arten von Bodysongs sprechen:

- bereits existierende Lieder, die wir mit dem Körper als Instrument begleiten und bereichern
- selbstgeschöpfte Bodysongs, die manifest und »festgeklopft« werden und sich mit Wünschen und Zielen verbinden
- »Pusteblumen«-Bodysongs, die beim körpermusikalischen Spielen oder im therapeutischen Prozess aus dem Raum des Unwillkürlichen spontan entstehen und auch wieder vergehen.

All diese Formen von Bodysongs stellen Facetten der Körpermusik dar, denn sie sind verkörperte Musik. Und weil *verkörperte Lieder* einfach nicht so schön klingt, nennen wir sie *Bodysongs* und bezeichnen den Prozess des In-den-Körper-Bringens als *musikalisches Embodiment* oder *Musikembodiment*. Schon wieder so ein Anglizismus – doch er lohnt sich.

Musikalisches Embodiment

Unter *musikalischem Embodiment* verstehen wir den Prozess des Verkörperns von Musik. Der Begriff lehnt sich an die multidisziplinäre Wissenschaft des Embodiment und seine Konzepte an. Embodiment heißt wortwörtlich übersetzt Verkörperung. Embodimentkonzepte in der klinischen Psychologie und in den Neurowissenschaften meinen damit, dass Gedanken, Geist und Psyche in einen Körper eingebettet sind und der Körper immer mit im Spiel ist (Storch u. Tschacher 2016, S. 32; Storch et al. 2017). Eine zentrale Annahme dieser Konzepte ist die Wechselwirkung bzw. das ineinander Verwobensein von körperlichem und psychischem Geschehen. »Jeder Gedanke und jedes Gefühl haben eine sogenannte sensomotorische Komponente« (Storch, Jäger u. Klöckner 2021, S. 11). Die Embodimentkonzepte sind nicht nur spannend für die Körpermusik, sondern auch für jegliche Art des Musizierens. So wie es kein Denken ohne Körper gibt, so wie es kein Gefühl ohne Körper gibt, so gibt es auch kein Musizieren ohne Körper. Das musikalische Tun ereignet sich in zirkulärer Wechselwirkung von Körper-Geist-Seele. Das eine gibt es nicht ohne das andere.

Das Bewusstsein über diese bidirektionale und multidimensionale Wechselwirkung zwischen Körper und Musik eröffnet uns neue Handlungsräume und Ausrichtungen für Therapie und soziales Zusammensein mit Musik. Die Embodimentkonzepte bieten einen theoretischen Rahmen und aus ihnen lassen sich therapeutische Interventionen ableiten. Sie zeigen uns, wie der Körper mit uns kommuniziert und wir mit ihm.[4]

---

4 Storch und Tschacher bezeichnen in ihrem Buch *Embodied Communication* jegliche Kommunikation zwischen Menschen in Präsenz als verkörperte Kommunikation. Sie sprechen von den Qualitäten »**A**ufmerksam sein […], **A**ugen auf […], **O**hren auf« (Storch u. Tschacher 2016, S. 122 ff.). »AAO« sei das Geschenk, das wir uns als Menschen geben, wenn wir aufmerksam kommunizieren – dann erleben wir Stimmigkeit, Verstandenwerden und Empathie insbesondere in therapeutischen Beziehungen. Kommunikation mit offenen Augen, offener Präsenz und offenen Ohren ermögliche es, »optimale Randbedingungen für ein Stimmigkeitsgefühl und gelingende Selbstorganisation zu schaffen« (ebd., S. 123). In der therapeutischen Musik können wir dieses Geschenk der Stimmigkeit hautnah erleben.

Wenn wir ein Lied singen, es mit dem Körper als Rhythmusinstrument begleiten, hat dies eine Rückkoppelungswirkung auf unser eigenes Erleben und das Erleben unserer Mitwelt. Wenn wir Musik machen, versetzen wir unser inneres System und unsere Umgebung in Schwingung. Wir sorgen für eine bestimmte Schwingungsumgebung, in die wir selbst miteingebettet sind. Die Ziele und Absichten können hierbei sehr unterschiedlich ausfallen. Musikalisches Embodiment bestaunt und nutzt die offensichtlichen und gleichzeitig geheimnisvollen, zum Teil in Vergessenheit geratenen musikinduzierten Wechselwirkungsprozesse in der Therapie, im menschlichen Zusammensein oder zur eigenen Selbstfürsorge.

Was ist Körpermusik?

Körpermusik ist Musik, die wir mit unserem Körper machen. Der Körper wird zum eigentlichen Musikinstrument. Stimme, Hände, Füße, Mund – der ganze Körper erzeugt Melodien, Rhythmen, Klänge und Harmonien. Der Körper drückt sich dabei musikalisch aus. Die Wortschöpfung »Körpermusik« haben wir im Rahmen einer gleichnamigen Ausbildung kennengelernt. Deren Begründer, Andreas Gerber und Karin Enz-Gerber, lehren eine Kombination aus Stimm- und Körperarbeit, TaKeTiNa® Rhythmuspädagogik, Bodypercussion und Improvisation.

In Abgrenzung zur Körpermusik wird der Anglizismus *Bodymusic* für verschiedene Formen künstlerischen Ausdrucks verwendet. Gesang, Tanz und Bodypercussion werden miteinander verbunden, wie wir es in vielen Kulturen vorfinden. Schuhplattler, Gumboot Dance, Capoeira, Irish Dance und viele mehr – all das sind soziale, rituelle und künstlerische Formen aktueller Körpermusik, deren Wurzeln weit in die Vergangenheit reichen.

Diese Verortung setzt die Körpermusik, wie wir sie als Praxis zur Potenzialentfaltung in Therapie und Seminararbeit anwenden, in einen historischen Sinnzusammenhang. Sie verdeutlicht, wie heilsam und gesundheitserregend Körpermusik sein kann und warum es naheliegt, in Musik- und Psychotherapie sowie anderen therapeutischen oder pädagogischen Feldern von diesem »Zaubertrank« zu kosten. Wir erfinden also das Rad nicht neu, sondern nutzen uralte Wirkungsweisen und kombinieren diese mit unserer therapeutischen Haltung und Praxis in der Gegenwart.

Körpermusik ist Menschheitssprache

Musik mit dem Körper war und ist ein in allen Kulturen der Menschheit verankerter Bestandteil sozialen Zusammenseins. Sie dient dem Zeitvertreib, der Feier des Lebens, der Anbetung der Götter, dem Vollzug kollektiver und intimer Beziehungsrituale, der Bewältigung schwieriger Lebensereignisse und der Abwehr von Bedrohung und Mühsal. Übergänge des Lebens werden seit jeher mit Musik begleitet und vollzogen. Es gibt keine Kultur ohne Musik, Tanz und Gesang. Musik als Teil menschlicher Lebenskunst und Alltagskultur verändert unser Bewusstsein, induziert heilsames Tranceerleben, fördert Gemeinsinn, ordnet soziale Gruppen, bildet Gemeinschaft und fördert Resilienz. Der Arzt, Musiker und Musikmediziner Eckart Altenmüller beschreibt dies in seinem Buch *Vom Neandertal in die Philharmonie* (Altenmüller 2018): Musik, Klänge, Laute und Rhythmen können, noch bevor es spezielle Musikinstrumente gab, als erste Sprache des Menschen bezeichnet werden.

Körpermusik ist Muttersprache

Körpermusik wird uns in die Wiege gelegt, sogar schon, bevor wir geboren werden. Wir hören das Herz der Mutter als Embryo im Mutterleib ca. 26 Millionen Mal (Berendt 1983). Rhythmus ist für das ungeborene Kind »die Trägerwelle für die Signale, die von seiner Mutter kommen« (Flatischler 2012, S. 14). In der Musiktherapieforschung wird von »Körpermusik der Mutter« im intrauterinen Erleben des Kindes gesprochen. Hier taucht der Begriff Körpermusik als pränatale Beziehungserfahrung auf (Decker-Voigt, Oberegelsbacher u. Timmermann 2008, S. 115 ff.). Säuglinge werden mit Summen, Schaukeln, Wiegen von ihren Bezugspersonen großgezogen. Dieses *Call-and-Response-Phänomen* des »frühen Dialoges« und all seine vielfältigen Rhythmen und Melodien werden von uns als Urerfahrung tief in unser kollektives und persönliches Körperwissen aufgenommen. Der Säugling erlebt diese Körpermusik im Sinne einer frühen Resonanz als »einfühlende Wahrnehmung« und »stimmige Beantwortung« (vgl. Bauer 2019, S. 24 ff.). Instinktiv greifen wir in späteren Lebensphasen auf diese Formen der Selbstregulation und Selbstberuhigung zurück. Auch können wir Menschen am Ende ihres Lebens oder in schwerer Erkrankung mit basaler Körperberührung und basaler Musik erreichen, beruhigen und begleiten. Körperliche Musik dient der Gestaltung einer sicheren Beziehung, besonders da, wo wir noch oder wieder sprachfern sind.

Mit körperlicher Musik erfahren wir Angenommensein, Aufgehobensein, In-Beziehung-Sein, tiefste Sicherheit, Freude und Körperglück. Mütter, Väter, Großmütter, Großväter, Erzieher:innen, Pflegende singen, summen und praktizieren Körpermusik, ohne es so zu bezeichnen.

Körpermusik in der Musiktherapie

In den vielfältigen musiktherapeutischen Praxisfeldern wird körperliches Musizieren in das musiktherapeutische Behandlungskonzept integriert (Decker-Voigt, Oberegelsbacher u. Timmermann 2008, S. 20 ff.). In der Neonatologie, in der Neurorehabilitation, in der Arbeit mit schwerst- und mehrfachbehinderten Menschen sowie in der Geriatrie und der Arbeit mit schwerstkranken oder sterbenden Menschen wird auf einfachste Elemente der Körpermusik zurückgegriffen, ohne den Begriff explizit zu verwenden (Baumann u. Bünemann 2020; Decker-Voigt, Oberegelsbacher u. Timmermann 2008). Musik als basale Stimulation und elementare Beachtung im Sinne von somatischer Resonanz erreicht Menschen auf nicht sprachlicher, nicht intellektueller Ebene. Komapatienten bspw. nehmen wahr, was atmosphärisch, körperlich, stimmklanglich und musikalisch um sie herum passiert. In musiktherapeutischen Konzepten wird körpermusikalische Zuwendung als essenzielle therapeutische Intervention beschrieben.

Aber nicht nur dort, wo der Körper das »Hauptsorgenkind« ist, sondern auch in der psychotherapeutischen Musiktherapie, in der integrativen Gestaltmusiktherapie ereigneten sich schon immer Verknüpfungen, in denen Körper, Stimme, Bewegung und Tanz miteinbezogen wurden (z. B. Hegi 1986; Rittner u. Hess 1994; Petzold 1988). Auch hier erfinden wir das Rad nicht neu. Was ist nun das Neue?

Körpermusik ist psychosomatischer Gesundheitserreger

Was zieht uns an der Körpermusik so an? Wieso und womit macht sie einen Unterschied? Warum hat es nach 20 Jahren Musiktherapie bei uns klick gemacht, als wir begonnen haben, uns deren Elemente als Teilnehmende der zweijährigen Ausbildung »Körpermusik« bei Andreas Gerber und Karin Enz Gerber anzueignen? Wieso ist diese Körpermusik auch für andere Kolleg:innen so attraktiv?

Die Körpermusik, wie wir sie anwenden, ist eine auf Singen in Bewegung basierende gesundheitserregende Praxis, die über den Begriff Therapie weit hinausgeht. Sie kann ohne jeglichen therapeutischen Kontext existieren und einfach Bereicherung sein zur eigenen Potenzialentfaltung, in der Seminararbeit, in der Selbstfürsorge oder als Form eines gemeinschaftsbildenden sozialen Zusammenseins. In den letzten 25 Jahren konnten wir bemerken, dass strukturierte und moderierte Übungen als Form der Praxis zunehmend Eingang in therapeutische Settings gefunden haben. Dies gilt auch bspw. für therapeutisches Taiji oder das von Jon Kabat-Zinn entwickelte Stressbewältigungstraining durch Achtsamkeit (Kabat-Zinn 1990). Auch die Körpermusik kann als Praxis einerseits für sich stehen und andererseits als Element der Musikpsychotherapie fungieren.

Wie hat sich die Körpermusik nun in unsere Art der Musikpsychotherapie eingeschlichen? Wir vermuten, dass es an den Körperglückserfahrungen des Singens in Bewegung liegt. Die Wirkung ist ansteckend und springt auf uns Behandelnde über. Wir begeben uns gemeinsam in einen Fluss. Dieses Baden im Fluss ist für alle Beteiligten eine Erfrischung mit regenerativer Wirkung.

Auch hypnosystemische Konzepte, Trauma- und Resilienzforschung betonen die regenerative Funktion von gemeinsam erlebten Körperglückserfahrungen. Diese bilden einen Gegenpol zu den schmerzlichen oder traumatischen Körpererinnerungen und dienen uns als Ressource im Umgang mit körperlichen und seelischen Beeinträchtigungen und Herausforderungen. Gesang, Tanz und rhythmische Bewegung aktivieren »traumaferne Aktionssysteme wie Neugierde, Spiel und positive Bindung« (Nottelmann 2019, S. 38), sie fördern Freude und Wohlbefinden (Schmidt 2018, S. 33 ff.; van der Kolk 2016). In diesem Sinne verstehen wir Körpermusik als musikalisches Embodiment mit gesundheitserregenden Wirkfaktoren.

Uns interessieren die synchronisierende, stabilisierende Wirkung von bereits vorhandenen Liedern und rhythmischen Räumen sowie das Spiel mit dem Unwillkürlichen. Bei Letzterem sind wir ganz im Sinne einer hypnosystemischen Haltung neugierig, wie wir Symptome (bspw. Ängste, Depressionen, Traumafolgestörungen, komplizierte Trauerprozesse, Schmerzen) in Bedürfnisse übersetzen können. Und weiter musikalisch dekliniert: wie wir Bedürfnisse in Klänge, Stimmklänge, Körperklänge und letztlich in eigene, aus dem Prozess heraus geschöpfte Lieder transferieren können.

Unsere Erfahrungsgrundlage sind die Anwendungsfelder in der sysTelios Klinik für Psychosomatik und Psychotherapie, in der wir auf der Grundlage hypnosystemischen Denkens und Handelns musiktherapeutisch arbeiten. Hier experimentieren wir täglich, die neuen Formen der Körpermusik in die Musikpsychotherapie zu integrieren oder sie als ein gruppenübergreifendes Angebot zu etablieren. Außerdem bieten wir Körpermusik als Selbstfürsorgeangebote, Seminare und Weiterbildungsformate sowie als Kraftquellentage für Menschen an, die in der Hospizarbeit tätig sind. Wenn wir also postulieren, Körpermusik sei ein psychosomatischer Gesundheitserreger, was verstehen wir dann unter Gesundheit?

Betriebsklima und Gesundheit

»Betriebsklima« als Metapher für psychosomatische Gesundheit

In unserer langjährigen Praxis haben wir die Erfahrung gemacht, dass Körpermusik das innere Klima eines Menschen sowie das einer Gruppe verändern kann. »Betriebsklima« ist in diesem Zusammenhang als Metapher für psychosomatische Gesundheit zu verstehen. Dr. Gunther Schmidt verwendet dieses Bild im Rahmen seiner Vorträge in der sysTelios Klinik. Er bezieht sich dabei u. a. auf Konzepte des Soziologen und Systemtheoretikers Niklas Luhmann (Luhmann 2020). Der Begriff möchte vermitteln, wie das komplexe, autopoietisch funktionierende System Mensch als biosozialpsychisches Wesen mit anderen eigenständigen und komplexen Umwelten interagiert. Ein komplexes System wie das der menschlichen Gesundheit funktioniert nicht nach Ursache-Wirkungs-Mechanismen. Es ist umgeben von verschiedenen Umwelten, die als weitere Systeme in Kommunikation mit dem eigenen menschlichen System stehen.

So können wir musikalische Impulse geben und Angebote machen, die als klimatische Umweltbedingung möglicherweise Wirkung entfalten können. Teilnehmende als eigenständige komplexe Systeme sind autonom und frei darin, ob und wie diese Impulse beantwortet werden. Was wie wirkt, können wir als Behandelnde nicht wissen.

Wir können beobachten und erfragen, welches Erleben sich zeigt, ob es in eine gewünschte Richtung geht und welche Auswirkungen das hätte. Dieser fragende Ansatz, verbunden mit dem Generieren von Feedbackschleifen, ist eines der wichtigen Paradigmen hypnosystemischer Praxis (Schmidt 2018). Wir fragen nach, würdigen unser Gegenüber und laden dann in mögliche Lösungsräume ein, die einen Unterschied machen könnten.

Aus hypnosystemischer Sicht sind wir nicht nur der oder die eine. Wir sind ein vielstimmiges Orchester innerer Persönlichkeitsanteile und wir sind auch mehr als nur die Summe aller Persönlichkeitsanteile. Wir sind das Zusammenspiel der Anteile, eingebettet in die weiteren Umwelten. Dieses wirkt auf das Betriebsklima. Musik kann dabei als Schwingungsträgerin und Königin der Synchronisation auf innere Dialoge und Anteile Einfluss nehmen. Musik kann das innere Zusammenspiel fördern, sodass das Wirksamwerden von Selbstheilungskräften auf selbstorganisierte Weise ermöglicht wird.

Weitere Perspektiven zum Verständnis von Gesundheit

Gesundheit wurde 1946 in der Präambel der Verfassung der Weltgesundheitsorganisation (WHO) definiert als

> »ein Zustand von vollständigem, physischen, geistigen und sozialen Wohlbefinden, der sich nicht nur durch die Abwesenheit von Krankheit oder Behinderung auszeichnet«[5].

Muss Gesundheit wirklich vollständig sein? Das Konstrukt einer vollständigen Gesundheit wird in neueren Diskussionen kontrovers betrachtet. Mehr und mehr geht es, ähnlich wie beim Gesundheitsbegriff in Palliative Care und Hospizarbeit, um ein subjektives Wohlbefinden angesichts widriger Umstände bzw. angesichts dessen, was ist (Hammer 2019; Hornberg 2016).

Die aktuellen Konzepte der modernen Gesundheitswissenschaften lehnen sich an den Begriff der Salutogenese von Antonovsky (1997) an. Gesundheit gilt hier als die Fähigkeit eines Systems, sich selbst zu regulieren. Gesundheit stellt keinen statischen Zustand dar, sondern einen lebendigen Prozess. Gesundheit ist aktiv, in sich dynamisch und besitzt eine körperliche, eine psychische und eine soziale Dimension. In der Psychoneuroimmunologie spricht man von neurobiopsychosozialer Gesundheit und den vielfältigen Wechselwirkungen zwischen Körper, Seele und Geist (Schubert 2015). Gesundheit kann auch nicht nur durch naturwissenschaftliche und

5 Deutschsprachige Übersetzung verfügbar auf der Webseite des Bundesrates der Schweiz unter: https://www.admin.ch/opc/de/classified-compilation/19460131/201405080000/0.810.1.pdf [26.7.2022].

medizinische, sondern muss zusätzlich durch psychologische, soziologische, ökonomische und ökologische Analysen erforscht werden (Petzold 2020). Theodor D. Petzold spricht vom Begriff der ansteckenden Gesundheit (ebd.), den wir auch gerne im Zusammenhang mit körpermusikalischen Erfahrungen verwenden. Wenn wir nun die exemplarisch ausgewählten Gesundheitsbegriffe betrachten, können wir zusammenfassen:

- Gesundheit ist ein prozesshaftes Geschehen mit vielen Facetten, die in Wechselwirkung miteinander stehen (biopsychosoziale Gesundheit).
- Gesundheit ist kontextabhängig und wird subjektiv empfunden – oder auch nicht.
- Als Erweiterung des Gesundheitsbegriffes der WHO spricht man von Wohlbefinden *(wellbeing)* angesichts dessen, was ist (Hornberg 2016).
- Gesundheit im Sinne von Wohlbefinden *ist* nicht, sie *ereignet* sich, wenn eine Person sich im *Einklang* mit den eigenen Möglichkeiten und Zielvorstellungen befindet.
- Musikalisch ausgedrückt: Gesundheit ist eine Suchbewegung, ein In-Resonanz-Sein des Menschen mit sich und der Welt, um Harmonie, Stimmigkeit, Einklang zu erlangen »angesichts dessen, was möglich ist« (Rosa 2016).

Die Resonanzachsen nach Hartmut Rosa

»Wenn Beschleunigung das Problem ist, dann ist Resonanz vielleicht die Lösung.«

Hartmut Rosa (2016, S. 13)

Hartmut Rosa beschreibt in seinem Buch (ebd.), auf welche Weise wir in Resonanz mit der Welt gehen und sie mit uns: Wir fühlen uns gesund, wenn wir im Einklang mit der Welt sind und sie mit uns. Die Bahnen, auf denen sich die bidirektionale Resonanz »Mensch–Welt« ereignet, bezeichnet Rosa als *Resonanzachsen*. Diese sind für ihn Metapher für das, was aktiv ist, wenn wir den Draht zur Welt aufspannen und sie den Draht zu uns. Dann erfahren wir ein In-der-Welt-Sein, in dem wir uns aufgehoben und getragen fühlen. Für Rosa ist Resonanz das, was der Mensch braucht, um sich gesund zu fühlen, im Sinne dessen, im Einklang zu sein mit dem, was ist. Krankheit hingegen wäre das Verstummen auf jeglichen Achsen.

Wir können auf vielfältige Weise Resonanz erfahren. Die ersten Achsen, auf denen der Mensch als Säugling Weltbeziehung erfährt, sind Körper und Stimme, »weil die menschliche Weltbeziehung zunächst eine leibliche ist ...« (ebd., S. 71).

Rosa spannt den Begriff der Resonanz im Weiteren auf und spricht von drei Hauptachsen der Welt-Mensch-Beziehung – der horizontalen (Draht zu Familie und Gesellschaft, Freundschaften), der vertikalen (Kunst, Religion, Spiritualität, Natur, Geschichte) und der diagonalen Achse (Objektbeziehungen, Sprache, Bildung).

Rosa erwähnt hierbei die Musik als ein ganz besonderes, quasi übergreifendes Phänomen des In-der-Welt-Seins, welches in alle drei Resonanzdimensionen hineinreicht. Musik kann in die vertikale, die horizontale und die diagonale Beziehung zur Welt hineinspielen. So gehen wir mit ihr in spirituelle Tiefen oder Höhen, sie führt in den sozialen Raum und sie kann Sprache, Gedanken und Ideen transportieren. Gleichzeitig ermöglicht sie immer auch eine Resonanz mit unserer Innenwelt.

So schreibt er über das Chorsingen, Musik, insbesondere mit der Stimme, erzeuge

> »in den gelingenden Momenten eine Tiefenresonanz zwischen seinem Körper und seiner mentalen Befindlichkeit zum Ersten, zwischen sich und den Mitsingenden zum Zweiten, sowie die Ausbildung eines kollektiv geteilten physischen Resonanzraumes [...] zum Dritten. Dieser ganz wesentlich leiblich-physische Resonanzzusammenhang wird es ihm schwermachen, sich wenigstens vorübergehend nicht im Einklang mit sich und der Welt zu fühlen« (ebd., S. 112).

Rosas Resonanzkonzept entspricht unseren Erfahrungen mit der Körpermusik im Kreis. Seine Ausführungen haben uns inspiriert und uns ein tieferes Verständnis zur Verfügung gestellt, um das in Worte zu fassen, was aktiv wird, wenn wir im Kreis stehen, uns Blicke zu werfen, uns mit der Stimme begegnen und gemeinsame Schritte gehen. In der Körpermusik erfahren wir ein Feuerwerk der Resonanz, es laufen mehrere Drähte heiß, die uns mit uns selbst und mit der Welt verbinden. Wir erfahren ein In-Einklang-Sein mit uns und der Welt, das gesundheitserregend und gesundheitsförderlich ist.

Welche Drähte sind das im Besonderen?

- Wir sind in Resonanz über den Rhythmus und die Verbundenheit im Kreis.
- Wir sind in Resonanz über die Stimme.
- Wir sind in Resonanz über unseren Körper.
- Wir sind in Resonanz über unsere Sprache, die zum Klingen kommt.

2 Zutaten der Körpermusik – ein Feld ansteckender Gesundheit

Die Zutaten der Körpermusik – Rhythmus, Stimme, Singen, Spielen, Ruhen und sich Mitteilen im Kreis – sind menschliche Grunderfahrungen und tiefe Resonanzerlebnisse, die uns in die Welt hinein und mit uns selbst verbinden. In diesem Kapitel regen wir Sie dazu an, sich die Zutaten der Körpermusik als solche genauer anzusehen und davon zu kosten. Die Mischung der Zutaten, die Haltung und die Kontextualisierung in den jeweiligen Anwendungsfeldern werden wir dann im zweiten Teil dieses Buches erörtern. Nach und nach werden wir sehen, wie die Zutaten und ihr Mischungsverhältnis auf uns und an uns als biopsychosozialen Wesen wirken können. Mit den vorangestellten Übungen in den grauen Kästen laden wir Sie als Lesende ein, alleine oder mit einem Gegenüber zu forschen, was Ihnen spontan bei der jeweiligen Zutat in den Sinn kommt, um somit Ihren ganz eigenen Zugang zu entwickeln.

Rhythmus – am Anfang war der Groove

Übung:

Schreiben oder sprechen Sie 10 Minuten mit einem Gegenüber über folgende Fragen:

- Wie und auf welche Weise erfahren Sie Rhythmus in Ihrem Leben? In Ihrem Körper, in der Natur, im Alltag?
- Wann sind Sie schon mal aus dem Rhythmus gefallen und was war gut und weniger gut daran?
- Was verbinden Sie mit Rhythmus?
- Was ist gut daran, im Rhythmus zu sein?

Der Begriff Rhythmus ist aus dem Griechischen »rhythmós« ins Deutsche entlehnt worden und steht für gleichmäßiges Strömen in der Zeit. Rhythmus unterteilt unsere Zeit in sich wiederholende Abläufe.[6]

6 Mehr dazu finden Sie unter: www.dwds.de/wb/Rhythmus [25.8.2022].

Unser Leben ist von Rhythmen durchdrungen. So persönlich und subjektiv die eigenen Erfahrungen sein werden, so divers und reichhaltig ist die professionelle Nutzung von Rhythmus. Ob wir Schlagzeug spielen, Menschen in der Schule oder in einer Klinik begegnen oder im Garten arbeiten – in vielen, nahezu allen Lebenswelten haben wir mit dem Phänomen zu tun.

Für die Körpermusik und unser Verständnis von musikalischem Embodiment spielen der Rhythmus und seine gezielte Nutzung eine zentrale Rolle. Da ist die Symphonie, die unser Körper fortwährend auf den inneren Bühnen spielt, da sind unsere Körperteile, mit denen wir Rhythmen kreieren, und da ist unsere Sprache mit ihrer vielfältigen, rhythmischen Modulations- und Gestaltungskraft.

Wir haben bereits beschrieben, wie die innere Körpermusik der Mutter den Embryo schon in der intrauterinen Lebensphase rhythmisch prägt (siehe Kap. 1). Die Chronomedizin stellt uns immer mehr Informationen zum Zusammenspiel der verschiedenen Körperrhythmen zur Verfügung (Moser 2008). Unser autonomes Nervensystem reguliert die körpereigenen Biorhythmen. In Phasen des Vagotonus finden elementare Gesundheitsprozesse auf körperlicher und seelischer Ebene statt. Musik, Hypnose oder Meditation stellen mit die wichtigsten Zugangstore für diese heilsamen Prozesse dar, die wir in therapeutische Interventionen übersetzen können. Synchronisierung und Re-Synchronisierung sind der körpermusikalische Schlüssel hierfür (Flatischler 2012).

Eine längere, manchmal über Minuten oder Stunden anhaltende Erfahrung, durch ein Lied verbunden mit einem Schritt im Kreis zu sein, damit zu spielen, herauszufallen, wieder hineinzufinden, kann als zutiefst nährend für unser Nervensystem empfunden werden.

Zur Wirkung von langanhaltenden Rhythmen und Polyrhythmen hat Reinhard Flatischler mit der TaKeTiNa® Rhythmuspädagogik in Praxis und Forschung einen großen Beitrag geleistet (Flatischler 2012). Das von unseren Lehrer:innen Karin Enz Gerber und Andreas Gerber entwickelte Ausbildungsformat Körpermusik wurde sehr geprägt von seiner Rhythmuspädagogik, die auch uns beeinflusst und inspiriert hat.

Im Rhythmus sein, in Resonanz sein, sich synchronisieren mit der Musik – hier wird der gesamte Organismus zu rhythmusbasierten Regenerationsprozessen eingeladen. Wir bemerken, wie sich Menschen in der Körpermusik zutiefst entspannt und kreativ erleben. Gerade deswegen, weil wir im Leben »da draußen« so sehr umgeben sind von diversen Rhythmen, die wir angestrengt unter einen Hut bringen möchten. »In meinem Rhythmus und doch verbunden mit der Welt sein« sind häufig genannte Bedürfnisse in therapeutischen Gesprächen.

Rhythmus hinterlässt Spuren – Rhythmus lässt sich betrachten als eine Architektur in der Zeit, die sich auf Materie auswirkt. Jegliche Materie setzt sich aus rhythmisch schwingenden Teilchen zusammen.

Rhythmische Phänomene bilden sich in der Natur überall und ständig ab. Wellen, die kommen und gehen, Erdplatten, die sich über 10.000 Jahre hinweg verschieben, schnell einsehbare kurzwellige und tief verborgene langwellige Rhythmen. Rhythmische Schwingungen wirken auf Materie ein, was wir an den Wasserklangbildern von Lauterwasser gut nachvollziehen können. Rhythmus und Pulsation werden in Materie sichtbar (Lauterwasser 2003).

Rhythmen formen Materie – so wie sich die Wellen des Meeres in den Rillen des Sandes abbilden oder der klimatische Wandel in den geologischen Strukturen der Gesteine (steter Tropfen höhlt den Stein). Entsprechend nutzen wir dieses Wissen gezielt, um über langanhaltende Rhythmuseingaben die Musik im Körper zu verankern und zu manifestieren. Im Volksmund kennen wir dies z. B. als Ohrwurm oder sagen, »es geht mir in Fleisch und Blut über«, eine gute Beschreibung des Embodiments. Neuere Untersuchungen belegen, dass sich anhaltende rhythmische Schwingungen und Bewegungen bis auf die Zellstrukturen des Körpers auswirken (Henderson 2007). Gleichermaßen finden Bahnungen auf neurobiologischer Ebene statt, die die anhaltende Praxis als sichtbare Manifestation nachweisbar werden lassen.

Diese Wirkphänomene leiten wir für Interventionen ab und werden sie im zweiten Teil dieses Buches beschreiben.

Unsere Sprache ist ein rhythmisches Instrument. Das Spielen und Modulieren mit Silben und Wörtern stellt einen zentralen Prozessschritt dar, wenn wir, wie wir es in Kapitel 6 beschreiben, zum Schöpfen eigener Bodysongs einladen. Oftmals oszillieren wir zwischen Singen und Sprechen, wie wir es vom Rap, Hip-Hop oder auch aus der anthroposophischen Heileurythmie kennen.

Sprache und Sprachrhythmus wirken körperlich und wir empfinden ästhetischen Genuss, wenn Sprache im Rhythmus ist, sich flüssig und stimmig anfühlt. Manches Mal trägt uns der Inhalt, oft trägt uns die Eleganz von eigenwilligen Sprachrhythmen, macht uns neugierig auf Weiteres. Sprache ist neue Information – und wir machen uns die Wirkung wortwörtlich zunutze, wenn wir die heilsame Wirkung von Worten erfahren, so wie wir Verletzung über Sprache erlebt haben. Das ist das Prinzip von Kraftsätzen, Affirmationen, positiven Glaubenssätzen oder rhythmischen Gebeten wie bspw. einem Rosenkranz oder Mantra. Rhythmus ist ebenso Trägerwelle und Impulsgeber für Phasen des Vagustonus und ermöglicht Synchronisation und Re-Synchronisation. Zusammenfassend könnte man sagen:

Rhythmus im Kontext von Körpermusik heißt:

- den Körper als rhythmisches Begleitorchester nutzen
- auf Rhythmus als Urerfahrung und ein Phänomen der Natur zurückgreifen
- inter- sowie intrapersonelle Verbundenheit erleben
- menschliches Handeln synchronisieren zu einem gemeinsamen sozialen Tun
- herausfallen und wieder hineinfinden
- mit Sprache rhythmisch neue Informationen in den Körper pflanzen
- Kohärenz fördern für soziale Gesundheit
- spielerisch rhythmische Schaffens- und Lassenskraft erfahren.

Singen – *»forever young«*

Übung:

Schreiben oder sprechen Sie 10 Minuten mit einem Gegenüber über folgende Fragen:

- Was verbinden Sie mit Singen?
- Singen Sie gerne allein oder mit anderen?
- Wann in Ihrem Leben haben Sie gesungen oder wann in Ihrem Leben wurde für Sie gesungen?
- Wer hat Ihnen gesagt, dass Sie schön singen? Wann wurde Ihnen gesagt, »du kannst nicht singen«?
- Mögen Sie Ihre Stimme?
- Was ist gut daran zu singen und was ist gut daran, nicht zu singen?

Singen, Konfabulieren, Stimmspiele, Singen von Liedern und die Lieder selbst sind Kostbarkeiten, mit denen wir arbeiten dürfen. Die ganze Vielfalt um das Thema Stimme herum subsummieren wir unter der Zutat Singen. In seinen diversen Erscheinungsformen wird Singen uns im Praxisteil begegnen als Spiel mit der Stimme, als Lied, das berührt, als Fluchen und Summen, als intimer Moment zwischen Menschen oder in einem Menschen tief in sich selbst. Singen und Stimmverlautbarungen *sind* nicht, sie ereignen sich und sind höchst subjektiv erlebbar. So fördert Singen nährende Erfahrungen von Verbundenheit, Synchronisation und Einssein. Es kann aber auch mit Erleben von Angst, Scham und Bewertetwerden verbunden sein, gerade weil es so nah an uns dran ist. Beim Singen nutzen wir unseren eigenen Körper als Resonanzraum, unsere Stimme ist eingebettet in unseren Körper. Sie offenbart unsere innere Stimmung und kann sie gleichzeitig modulieren. Vieles schwingt beim Singen mit und wird dabei transportiert: wenn wir singend unseren Körper beatmen, wenn wir tönen, Worte singend nach außen bringen und uns mit der Stimme, dem intimsten Instrument, das wir haben, zum Klingen bringen.

> »Singen ist gemeinschaftsfördernd und bewusstseinsmodulierend, [...] unsere Stimme ist Verklanglichung unserer vegetativen Befindlichkeit [...,] umgekehrt lässt sich das Vegetativum über die Stimme beeinflussen« (Silber 2003, S. 58 ff.).

Neben dem Singen als subjektiver Erfahrung ist es beeindruckend, was in den letzten ca. 20 Jahren über das Singen geschrieben wurde, mit wie viel Engagement Menschen u. a. aus den Bereichen Chronomedizin, Neurobiologie, Musiktherapie und Musikpädagogik das Phänomen Singen, Gesang und Stimme durchdrungen haben. Es gibt Obdachlosenchöre, Singprojekte mit alten Menschen, Rudelsingen, singende Sozialarbeit und therapeutisches Singen. Karl Adamek, Sabine Rittner, Wolfgang Bossinger, um nur einige exemplarisch zu nennen, haben viel dazu beigetragen, dem Singen und der Stimmarbeit in Forschung und Praxis eine Bühne zu geben (Bossinger 2006; Rittner u. Hess 1994; Adamek 2008a). Neurobiologen (Hüther 2008; Spitzer 2004) untermauern und stützen mit ihrer Forschung die gesundheitsfördernde Kraft des Singens. Soziologen wie Hartmut Rosa beschreiben das Singen als eine Form, in Resonanz mit der Welt zu sein (Rosa 2016). Es gibt ein Netzwerk von Singenden, zu dem wir uns zugehörig fühlen und an dem wir dankbar teilhaben.

All diese Strömungen sind hilfreich und fördern das Singen auch in den klinischen Kontexten, in denen wir uns bewegen, denn nicht immer wurde dem Singen in bestimmten Bereichen der Musiktherapie ein Wert beigemessen. Auf dem Liedersingen lag ein Geruch von Biederkeit und Unwissenschaftlichkeit. Es klingt nicht unbedingt sexy – insbesondere im Kontext von Psychotherapie und Psychosomatik. Die Scham ist jedoch gesunken und das Singen nicht mehr so behaftet damit wie in früheren Zeiten. Es wird nicht mehr nur in Kindergärten, Altenheimen oder mit chronisch psychisch Kranken gesungen, sondern auch im Rahmen von Coaching-Seminaren und Teambuildingprozessen. Das haben wir dem Zeitgeist (wer auch immer das ist) und dem Fleiß derer zu verdanken, die sich für das Thema »Singen als Gesundheitserreger« in Forschung und Praxis starkgemacht haben. Singen stellt das Herzstück von Bodysongs und Körpermusik dar, eine Körpermusik ohne Singen wäre wie Segeln ohne Wind. So können wir in Bezug auf die Zutat Singen zusammenfassen:

- Singen ist eingebettet in unsere Körper – Singen ist Embodiment.
- Singen kann jeder, der sprechen kann.
- Singen ist eine Urerfahrung und basales Ausdrucksinstrument.
- Singen fördert die Herzratenvariabilität.
- Singen wirkt sich auf unseren persönlichen Herzrhythmus und den gemeinsamen Herzrhythmus der Singenden aus.
- Singen kann biologische Verbundenheit und Resonanz erzeugen.
- Singen verändert unsere Biochemie und fördert hormonelle Belohnungssysteme wie Dopamin und Serotonin, das heißt: Singen macht glücklich.
- Singen verändert unser Verhältnis zueinander, da beim Singen Bindungshormone (Oxytocin) ausgeschüttet werden: Es macht liebevoller, zugewandter, empathischer.
- Singen verändert unsere intrapersonale Stimmung wie auch die Atmosphäre im gemeinsamen Raum: Singen fördert soziale Gesundheit.
- Singen ist nah an unserem Körper und kann mit Scham und Bewertung verbunden sein – diesen Aspekt gilt es zu würdigen und zu integrieren.

Spielen – frei und verbunden

Übung:
Schreiben oder sprechen Sie 10 Minuten mit einem Gegenüber über folgende Fragen:
- Was verbinden Sie mit Spielen?
- Was haben Sie als Kind gespielt? Allein, mit anderen?
- Was, wann, wie spielen Sie heute? Wann mehr, wann weniger?
- Erleben Sie Freude am Spielen?
- Welche Schattenseiten verbinden Sie mit Spielen?

In Musik und Musiktherapie sind wir täglich mit dem Thema gesundheitsförderndes Spielen auch und gerade angesichts ernster und herausfordernder Lebensumstände beschäftigt: Leichtigkeit und Tiefe, Feiern und Trauern finden ständig, sowohl abwechselnd als auch gleichzeitig, in unserem Arbeitsalltag statt.

So erlauben wir uns, aus unserem in 30 Berufsjahren geschöpften Fundus zu schreiben in Verbundenheit mit all denjenigen, die uns dafür in Theorie und Praxis inspiriert haben. Das Buch *Rettet das Spiel* (Hüther u. Quarch 2018) sei besonders zu erwähnen, da es wertvolle Querverbindungen vom Spiel zu verschiedensten Disziplinen von Neuro- und Sozialwissenschaften, Philosophie, den Künsten und anderen enthält und uns in seiner Theoriebildung zu diesem Thema bestätigt und unterstützt hat.

Spielen bewegt sich zwischen den Qualitäten Freiheit und Verbundenheit. Es ist sich selbst genug. Natürlich gibt es viele gute Gründe, zu spielen. Wir spielen, um uns selbst zu erfahren, uns zu erneuern, zu wachsen oder Samen der Freude zu gießen. Wir erweitern dadurch unser Bewusstsein, unser inneres Potenzial und unsere Fähigkeiten. Bei kindlichem Spiel lässt sich das besonders gut beobachten. Spielen hat also auch einen evolutionären Effekt, der in Psychologie und Pädagogik genutzt und beforscht wird. Spielen ist ein intrinsisch selbst organisiertes Lernen, es gehört zu unserem Menschsein dazu. Wir spielen aber nicht nur, um zu wachsen und zu lernen. Wir spielen auch, weil es einfach schön ist. Spielen mag sich selbst genug sein, eine Ehrung des Augenblicks. Spielen sei »Hingabe an den Moment«, schreibt Nachmanovitch (2008) im *Tao der Kreativität*. Spielen ist Präsenz und im Spielen können wir Grenzen überwinden, wenn wir

Blockaden fallen lassen und uns dem Augenblick ganz hingeben. Spielen als kreativer Akt enthält die Möglichkeit zur Transformation. Aus einem Klecks kann ein Bild, aus einer Verlautbarung ein Lied, aus einem Stolpern ein Tanz werden. Im therapeutischen Kontext wird jede zur Lebenskünstler:in und kreiert auf ihrer Bühne das Spiel ihres Lebens. »Jeder Mensch ist ein Künstler« hat uns Joseph Beuys als Motto ins Stammbuch geschrieben, und es ist zugleich der Titel einer Hommage an den Künstler (Blume, Gaensheimer u. Malz 2021). Damit das eigene Künstlersein gelebt werden kann, dafür braucht es jedoch günstige Bedingungen.

»Der Mensch spielt nur, wo er in voller Bedeutung des Wortes Mensch ist, und er ist nur da ganz Mensch, wo er spielt«, schreibt Friedrich Schiller in seinen Gedanken über die ästhetische Erziehung des Menschen (Stiening 2019). So, wie wir eine innere Begabung haben zu Rhythmus und Singen, haben wir eine Begabung zum Spielen. Hüther schreibt, unser Gehirn sei so angelegt, dass wir dauernd spielen, nicht nur als Kinder. Wir spielen, auch wenn wir denken, wir »spielen mit unseren Gedanken«, das nennen wir dann Gedankenspiele. Auch Tiere spielen, aber wohl nicht alle. Da, wo das Gehirn eine Fähigkeit zur Neuroplastizität hat, z. B. bei Kätzchen und Hundewelpen, da wird gespielt. Spinnen können anscheinend nicht spielen, ebenso Wesen, die nur ein Reptiliengehirn haben, z. B. Eidechsen (Hüther u. Quarch 2018).

Was braucht es, damit gespielt werden kann? Es braucht menschliche bzw. artgerechte Bedingungen. Im Zustand von Angst und Stress, Trauma und Überforderung können wir nicht gut lernen und nicht gut spielen (Hüther u. Quarch 2018). Jedoch erzeugt das Spielen gleichzeitig auch mehr Menschlichkeit und befördert die Fähigkeit zu entspanntem Lernen und Da-Sein.

Stephen Porges, Professor für Psychiatrie und mit Peter Levine (Levine 2011) Entwickler der derzeit viel beachteten Polyvagaltheorie, schreibt über das Spiel im Zusammenhang mit den Phänomenen Schreckstarre und Flucht- bzw. Kampfverhalten: Diese seien zurückzuführen auf eine genetische und neuronale Programmierung, der wir Menschen unterliegen, wenn wir in Stress kommen. Wir können jedoch aus diesem Programm aussteigen, zum Beispiel indem wir spielend unser Nervensystem beruhigen. Spielen sei eine neuronale Übung, so Porges. Spielen

> »schult die Fähigkeit, zwischen verschiedenen physiologischen Zuständen (sozialem Engagement, Mobilisierung und Immobilisierung) zu wechseln und so die Resilienz zu fördern« (Porges 2018, S. 112).

Spielen mit Blicken, Gesten, Bewegungen oder Stimme, so Porges weiter, sei Ausdruck einer evolutionär neuen Dimension des Verhaltens zwischen den Extremen Flucht bzw. Kampf (sympathisches Nervensystem) und Starre (parasympathisches Nervensystem). Letzteres entspringe dem älteren neuronalen Schaltkreis. Spielen hingegen ist bereits Ausdruck eines komplexeren Schaltkreises und wird dem »sozialen Nervensystem« zugeordnet. Porges schreibt diese Entwicklung dem »klugen« Vagusnerv der Säugetiere zu, im Gegensatz zum »alten« Vagusnerv der Reptilien, der für den Totstellreflex sorgt. Die Fähigkeit zu spielerischem Verhalten habe sich mit diesem neuen Vagusnerv bei den Säugetieren – wie auch dem Menschen – zusätzlich zur Fähigkeit der »Immobilisierung« entwickelt. Die Entdeckung, dass es nicht nur einen, sondern mehrere Vagusnerven gibt, führte dann zum Begriff der *Polyvagaltheorie*.

Für musiktherapeutisch Handelnde und Körpermusiker:innen ist die Polyvagaltheorie von höchster Relevanz und gibt uns ein theoretisches Konstrukt für die Bedeutung des Spiels an die Hand (Porges 2018, S. 80 ff., S. 135 ff.).

Besonders im Hinblick auf Trauma und Stress habe das Spielen, speziell das Spielen mit Blicken und Stimme, eine für unser »soziales Nervensystem« zentrale Bedeutung. Dies gilt sowohl in der Prophylaxe als auch bei der Therapie von Menschen mit hoher sozialer Unsicherheit, z. B. infolge traumatischer Erlebnisse oder grenzüberschreitender Erfahrungen. Durch spielerische Aggression, wie Fangen spielen, Wettrennen, schubsen, Kampf-Tanz-Spiele (z. B. das brasilianische Capoeira) oder Spielen mit Imponierverhalten, werden Reaktionen eingeübt, die ebenso spielerisch die Angst vor dem Gegenüber lindern und unserem Gehirn mitteilen, dass wir auf höhere Formen des Verhaltens zurückgreifen können als nur auf die in unserem Stammhirn verankerten Reaktionsmöglichkeiten von Flucht, Kampf oder Starre, Zurückschlagen oder Wegrennen.

Das Spiel fördere, so Porges weiter, höhere Qualitäten des sozialen Miteinanders, es mache uns selbstsicherer, entspannter, resonierfähiger und mitfühlender für unser Gegenüber. Es stelle ein Einüben in Selbstregulation und Co-Regulation dar. Insofern sind jegliche Spiele, zu denen wir in einem sicheren Raum in der Körpermusik mit Stimme, Kontakt, Blicken einladen, gesundheitserregende Impulse und nährende Neuerfahrungen für Menschen bspw. mit sozialen Ängsten aufgrund verletzender Erfahrungen.

Welche Bedingungen braucht es noch, damit wir spielen können? Es braucht eine Balance zwischen Sicherheit und Freiheit, Erlaubnissen und Regeln. In der Musik ist das besonders deutlich. Wenn bspw. die Bassist:in ein stabiles, sicheres Grundmuster vorgibt, kann die Saxofonist:in darüber fliegen und improvisieren. Sie kann mit dem Rein- und Rausfallen spielen oder mit harmonischem und rhythmischem Herausgehen experimentieren, um letztlich wieder in ein gemeinsames Thema zurückzufinden.

Auch im Tanz ist dieses Spiel verschiedener Ordnungen zu beobachten. Diese Prozesse sind im Gehirn ablesbar.

> »Dann verwandelt sich das Gefühl der Irritation in Freude, manchmal sogar in Begeisterung über sich selbst, und im Hirn passt dann alles wieder besser zusammen. Es wird dort alles wieder kohärenter. Dadurch kommt es zur Aktivierung dieses Belohnungszentrum im Mittelhirn [...] und es werden nun einige besondere Botenstoffe freigesetzt« (Hüther u. Quarch 2018, S. 37).

Das heißt, Spielen ist durchaus auch immer ein wenig ein Spiel mit dem Feuer, mit der Unsicherheit, mit dem Austesten von Grenzen und der Freude daran, diese ausdehnen zu können und wieder erfolgreich zurückzufinden.

Spielen kann Gesundheit fördern, gleichzeitig können wir jedoch nicht vermeiden, dass Spielen auch ein »Wolf im Schafspelz« ist. Spielen in der Körpermusik öffnet Räume zu unwillkürlichem Erleben und damit auch zu Angst, Scham, Eifersucht usw. In Bezug auf das Spielen als Zutat der Körpermusik kann zusammengefasst werden:

- Spielen mit Körper, Stimme, Gesten, Blicken knüpft an alte bzw. frühe Beziehungserfahrungen an.
- Spielen in unserem Kontext kann uns mit unserer ursprünglichen, verspielten Musikalität in Verbindung bringen.
- Spielen fördert Resonanz und kann u. a. (Anfangs-)Atmosphären entspannen (Rosa).
- Spielen lädt ein zur Umfokussierung weg von einer einseitigen Ausrichtung nur auf Funktionieren und zweckmäßiges Handeln.

- Spielen ist eine Form von Tranceerleben und ermöglicht es, in einen Flow zu kommen.
- Spielen lädt uns ein, den neuronal verengten Tunnel von »Müssen, Sorge und Angst« zu verlassen.
- Spielen mobilisiert die Achse sozialer Verbundenheit und fördert das »soziale Nervensystem« als Erfahrung von Angesicht zu Angesicht. Dies kann beruhigen, entspannen und Sicherheit im Umgang mit den »Anderen« ermöglichen.
- Spielen mit Körpermusik vermag in traumaferne Netzwerke hineinzuführen – es kann aus der Erstarrung herausleiten und dazu verhelfen, alternative Möglichkeiten zu Flucht oder Kampf auszuprobieren.
- Spielen ist Hingabe an den Augenblick.
- Spielen lockert unser Verhältnis zur »inneren Kritiker:in« – besonders im Hinblick auf unsere Musikalität, unseren Körper, unsere Stimme und auch darüber hinaus.
- Spielen gibt uns Raum, unsere Individualität zu zeigen, und fördert schlummernde Potenziale.
- Spielen dehnt unser Bewusstsein und fördert Lernen.
- Spielen fördert einen Kreislauf von Neugierde – Selbstwirksamkeit – Selbstregulation – Freude.
- Spielen fördert durch neugewonnene Formen der Selbstregulation Zuversicht, dass wir uns von alten, weniger hilfreichen Mustern verabschieden können.
- Spielen fördert Leichtigkeit, Lebenslust, Achtsamkeit und die Erfahrung, beachtet zu werden.
- Spielen fördert Kreativität und Co-Kreativität, Entwicklung und Co-Entwicklung.

Ruhen – *»sound of silence«*

»Die Körpermusik erzeugt in mir eine Stille, die ich hören und fühlen kann.«
Eine Teilnehmerin

Immer wieder nach körpermusikalischen Eingaben laden wir die Teilnehmenden ein, sich auszuruhen. Und nicht nur das, wir laden auch dazu ein, während einer Eingabe aus dem aktiven Geschehen herauszugehen und sich so auf rezeptive Weise zu beteiligen. Ruhen ist musikalisch, denn im Ruhen lassen wir das nachklingen, was war oder was gerade ist, wir können das Erfahrene verstoffwechseln und unserem eigenen Rhythmus folgen. Ruhen, ein Nickerchen machen (Hammer 2019) ist eine der wichtigen Übungen, um zu uns selbst zu finden. Über das Zur-Ruhe-Kommen des Nervensystems *(resting down)* kann sich ein Zugang zu erweitertem Bewusstsein und höheren Einsichten öffnen. In diesem Zustand lassen wir den Organismus in Ruhe seine eigene Arbeit machen. Wir erlauben uns das Nickerchen als Hingabe an uns selbst, als Loslassen, um dann wieder anders hervorzutreten, in Wachheit, mit neuem Reflexionsvermögen oder zu einem nächsten Schritt in das aktive Leben. Ruhen ist ein natürliches Prinzip und über die Praxis des Ruhens erlangen wir ein tieferes Wissen um unsere eigene Natur.

Je nach Kontext, in dem wir die Körpermusik anwenden, braucht es Einladungen und sichere Umgebungsbedingungen für das Ruhen, denn die meisten von uns sind es nicht gewohnt, sich in Anwesenheit anderer ruhen zu lassen, so sehr sie es vielleicht auch wünschen. In der therapeutischen Körpermusik gibt es nicht nur die Erlaubnis dazu, sie führt auch aktiv in die Ruhe hinein, bereitet den Boden für ein genussvolles Ruhen in Gemeinschaft. Diese Erfahrung ist sehr ursprünglich. Teilnehmende in Seminaren und Klient:innen im klinischen Kontext beschreiben sie als nährend, heilsam und wohltuend. So kann Ruhen auch zu einer korrigierenden und regenerierenden Erfahrung werden.

In manchen Kulturen gibt es nächtelange Tancerituale, während derer die Möglichkeit zum Ruhen besteht, gleichzeitig die Musik und der Tanz nicht unterbrochen werden. Das Feuer der Bewegung geht nicht aus, jeder ist Teil der Gemeinschaft und gehört dazu, selbst wenn er oder sie sich zur Ruhe legt. – Es gibt Alltagserfahrungen zum Ruhen in Gemeinschaft: Ich liege am Feuer und ruhe, während die anderen singen und sich unterhalten, ich sitze im Auto und ruhe, während andere reden, und ich schlummere dabei ein. Ich ruhe im Schwimmbad und höre dabei das Lachen plantschender Kinder. Ruhen in der Körpermusik knüpft an diese positiven Erfahrungen an und ermöglicht eine neue, korrigierende Erfahrung, wenn wir in Berührung mit negativen Erinnerungen in Bezug auf eigenes Ruhen kommen. Im Verständnis der hippokratischen Diätetik und anderer Gesundheitsphilosophien gehören Polaritäten wie wachen – schlafen, arbeiten – ruhen, essen – verdauen zur Ausrichtung einer gesunden Lebensbalance. Zusammenfassend zum Ruhen als Zutat der Körpermusik könnte man sagen:

- Ruhen ist ein Prinzip der Natur.
- Ruhen und eine rezeptive Beteiligung stellen ein Prinzip der Musik dar.
- Ruhen führt zur Integration des Erlebens in das eigene innere System.
- Ruhen gibt die Erlaubnis, dem eigenen Rhythmus von Wachen und Ruhen zu folgen, auch angesichts einer aktiven Gruppe – ein Ausdruck von Eigen-Sinn.
- Ruhen ist Urerfahrung und gleichzeitig heilsame Neuerfahrung.
- Ruhen kann süß und wonniglich sein; es braucht Sicherheit, um in diese Süße zu gelangen, und es fördert Süße.
- Ruhen kann eine Herausforderung sein.
- Ruhen kann in einen sakralen Raum der inneren Stille führen, die als heilsam erlebt wird.

Teilen – alles ist willkommen

Wie viel reden über Musik ist hilfreich, zieldienlich für die jeweilige Erfahrung und den jeweiligen Prozess? Je nachdem, ob ich eine musiktherapeutische Gruppe leite, zu einem Selbstfürsorgeangebot einlade oder im Rahmen einer Weiterbildung Phänomene der Körpermusik bespreche, braucht es eine andere Gewichtung zwischen Erfahrungsraum (Musik), Sprechen und Zuhören. Die einen wollen möglichst viel spielen und wenig reden, die anderen haben das Bedürfnis, etwas von ihrem inneren Befinden mitzuteilen. Die Gewichtung hängt von den Beteiligten und dem jeweiligen Kontext ab. Die Einladung zum Teilen inneren Erlebens als Anfangs- und Schlussritual hat sich als sinnvolles Format in allen Kontexten bewährt. Teilen schafft einen sicheren Raum und eine Atmosphäre gelingenden Zusammenspiels. In der im therapeutischen Kontext stattfindenden Körpermusik kann Teilen ein zusätzliches Instrument verbaler therapeutischer Arbeit sein. In Workshops, Seminararbeit und Weiterbildung ist Teilen eine Kultur der Würdigung inneren Erlebens ohne Anspruch auf eine therapeutische Weiterverarbeitung. Zusammenfassend lässt sich zum Teilen als Zutat der Körpermusik sagen:

- Das Teilen ist eine Einladung, freundlich zu sich selbst zu sein, sich zu offenbaren, das eigene Erleben zu respektieren.

- Teilen ist ein Ritual, in dem jeder gesehen und gehört werden kann.
- Teilen ist die Einladung, nicht allein damit zu sein, was auch immer erlebt wird.
- Teilen stellt neben dem Ruhen eine Möglichkeit dar, das in der Körpermusik Erfahrene zu vertiefen, zu integrieren und besser zu verstehen.
- Teilen ist die Einladung, nicht alles zu nehmen, was angeboten wird.
- Teilen ist die Einladung, alles, was sich ereignet, mit der eigenen Realität zu verknüpfen.
- Teilen kann zu mehr Berührung, mehr Resonanz, mehr Intimität führen und die Musik um eine persönliche Note bereichern.
- Beim Teilen werden Teil-nehmende zu Teil-gebenden und die Gruppenleitung wird zu Anteilnehmenden und Gastgebenden.

Der Kreis – die Mischung macht's

»Der Kreis ist eine Jahrtausende alte Tradition kollaborativen Lernens.«
Christina Baldwin u. Ann Linnea (2014, S. 28)

Wenn sich Körpermusik in Gruppen ereignet, beginnt sie im Kreis und endet im Kreis, selbst wenn es zwischendurch Übungen gibt, die zu einer anderen Formation einladen. Dies gilt auch für viele unserer klinisch-therapeutischen Gruppenveranstaltungen. Der Kreis bildet nicht nur in der Körpermusik, sondern auch in anderen Kontexten den Boden für einen tragfähigen Gruppenkörper. Verschiedene gruppentherapeutische Schulen sprechen in diesem Zusammenhang von einer sich nach und nach ereignenden Gruppenmatrix, einem Resonanzraum oder einem Gewächshaus für das Erleben nährender Neuerfahrungen.

Der Kreis ist eine natürliche Form. Es gibt kein oben oder unten und kein Podest. Aus systemischer Sicht ist der Kreis ein zirkulärer Möglichkeitsraum und lädt zu Wahrnehmungsexperimenten einer »bezogenen Individuation« (Stierlin et al. 2002) ein. Im Kreis, als Versammlung Ebenbürtiger, kann jede und jeder gesehen und gehört werden. Jede Stimme zählt.

Der Kreis ermöglicht Synergieprozesse. Was im Kreis sich als Ganzes entwickelt, ist mehr als die Summe seiner Teile. Der Kreis kann als Inkubationsraum für Entwicklung und Entfaltung emotionaler sozialer Intelligenz und von Gemeinsinn betrachtet werden. Überall, wo Menschen lernen, die Augen und Ohren nicht nur vorne, sondern auch hinten und sogar im Körper wahrzunehmen, entwickeln wir »Schwarmintelligenz« bzw. soziale und emotionale Intelligenz. In der Palliativarbeit haben wir hierfür den Begriff »atmosphärische Intelligenz« geprägt (Baumann u. Bünemann 2020). Sie ist da gefragt, wo das Gelingen eines gewünschten Projektes nicht nur von einer Person, sondern von der Kooperation einer Gruppe abhängt. Schwarmintelligenz und Kooperation werden gefördert und eingefordert in Chören, Orchestern, in Mannschaftspielen, im Tanz und vielen anderen Formen künstlerischen und sozialen Zusammenseins. Im Kreis ordne ich mein eigenes Streben in den Zusammenhang eines größeren Ganzen ein und sehe darin die Schönheit und den Sinn und letztlich den Erfolg.

Musik im Kreis befördert ein wahres Feuerwerk an neuronalen Belohnungssystemen, die aufzeigen, wie sehr Kooperation Spaß machen kann. Der promovierte Psychologe und Soziologe Kölsch (2019) beschreibt deren neurobiologischen Zusammenhänge in seinem Buch und spricht von der gesundheitserregenden Wirkung musikalischen Zusammenspiels im Gehirn:

> »Beim gemeinsamen Musikmachen kooperieren wir (sonst würde es ja nicht zusammenklingen). Mit anderen zu kooperieren ist ein menschliches Bedürfnis und ruft neuronale Aktivität im Spaß-Motor des Gehirns (nucleus accumbens) hervor« (Kölsch 2019, S. 133).

Musik fördert Kooperation als kohäsive Kraft und ist für soziale Systeme überlebensrelevant.

Der Kreis ermöglicht Synchronisation, das heißt »Musterbildungen im sozialen Zusammenspiel« (Storch u. Tschacher 2016, S. 62 ff.). Verkörperte, synchronisierende Tätigkeiten, wie bspw. Musik und Tanz im Kreis, können soziale Intelligenz und gute Gefühle fördern und ansteckend wirken.

Der Kreis in der Körpermusik kann folgende Qualitäten befördern:

- ein Erleben von Sicherheit und darauf aufbauend Neugierde und Spielfreude
- Freiheit und Verbundenheit in Gleichzeitigkeit (bezogene Individuation)
- ein ansteckendes Feld (Inkubationsraum) für emotionale, soziale und atmosphärische Intelligenz

- Kontakt – soziale Kognition – Kooperation – soziale Kohäsion
- Gemeinschaftsgefühl und Gemeinsinn
- transpersonales und interpersonelles Aufgehobensein.

Damit wären die Zutaten zusammengestellt.

Und welche Rolle spielt nun der Körper bei dem Ganzen für uns? Ist er eine weitere Zutat oder das energetische Gefäß oder das Resonanzfeld, in dem die Zutaten sich abspielen? Ist er Akteur oder die Bühne, auf der alles stattfindet? Wie eine Begleitmusik tragen uns diese Fragen durch den folgenden Praxisteil. Wir beachten den Organismus Körper als Träger des Unwillkürlichen. Er stellt uns seine Weisheit zur Verfügung und kann uns als freundlicher Partner begegnen, wenn wir neugierig lauschend, forschend mit ihm in Beziehung gehen. Immer wieder werden wir uns diesen Erfahrungswerten aus verschieden Perspektiven annähern, um zu ergründen, was sich an vielfältigen Wechselwirkungen in und zwischen uns als geistigen Körperwesen abspielt, wenn sich verkörperte Musik ereignet.

Teil 2: Praxisfelder

Wie Körpermusik und Bodysongs sich in unseren Praxisfeldern ereignen – und gelingen können

Wir transportieren Facetten der Körpermusik in klinische Kontexte. Dieser Weg führt in der Regel zu der Frage: Was fördert angesichts der gegebenen Bedingungen Gesundheit, Stabilität und Wohlbefinden eines inneren Systems und seines Umfeldes?

Im ambulanten und stationären Setting und in übergreifenden Angeboten erfahren wir, dass die Körpermusik dann gut angenommen wird, wenn Sicherheit, Kontakt, Verbundenheit im Vordergrund stehen und auf künstlerische Ansprüche und hohe Komplexität eher verzichtet wird. Auch lernen wir mehr und mehr, dass die Prozess- und die Beziehungsgestaltung beim Erarbeiten der Inhalte genauso wichtig ist wie die Inhalte selbst. Erst wenn wir unser Gegenüber dort abholen, wo er oder sie ist, können wir mit einer gelingenden Zusammenarbeit rechnen und andere motivieren, etwas Neues zu erproben. Darum ist es bedeutsam, die Art der *einladenden Kommunikation* so genau wie möglich zu beschreiben. Erst die Form der Moderation, die Beziehungsgestaltung beim Tun machen Körpermusik zu einem gesundheitserregenden Zaubertrank. Denn so sehr Musik geliebt wird, so sehr sind damit auch ambivalente Gefühle, negative Glaubenssätze und Schwellenängste verbunden, die kommuniziert werden wollen. Körpermusik in der Psychotherapie und anderen therapeutischen Kontexten ist Pionierarbeit, für die es gute Werbeschleifen braucht, um anschlussfähig zu werden. Wir stoßen bei dieser Pionierarbeit auf Hürden – sogenannte *Checkpoints* – aus der Abteilung »Zoll- und Grenzschutz«, die beachtet und integriert werden wollen.

Sie sehen, es ist ein weites und zumeist noch neues Feld. Unser Wunsch und Anliegen ist es, Ihnen einen lebendigen, authentischen und ungeschminkten Einblick in unsere Arbeit und die Praxisfelder zu geben.

Der Praxisteil enthält dazu:

- die Inhalte selbst – Körpermusikspiele, Bodypercussion, Bodysongs, das Schöpfen von Bodysongs
- die musikalische Prozessentfaltung sowie die Beziehungsgestaltung beim Vermitteln der Inhalte – Schritt für Schritt
- Geschichten von Menschen und deren spezielle Aufträge, Anliegen, Bedürfnisse, Schwellen

- psychologische Phänomene, die beachtenswert sind
- Verknüpfungen mit anderen methodischen Werkzeugen und Haltungen, die als Grundlage für unsere Körpermusik dienen oder unsere Arbeit ergänzen
- Überlegungen zu Transfer und Nachhaltigkeit.

3 Gesundheitserregende Körpermusikspiele

»Das ist ja wie im Kindergarten für Erwachsene bei euch«, sagt eine Teilnehmerin. Darauf wir: »Ja genau, wir fühlen uns verstanden. Warum nach dem Kindergarten warten, bis wir erst wieder im Altenheim und im Hospiz miteinander singen und spielen?«

Spiele gehören zu den sechs Grundzutaten der Körpermusik. Körpermusikspiele dienen als Ausgangspunkt, stellen quasi die Zellkerne, aus denen sich alles Weitere entwickeln kann. Ihre Variationsmöglichkeiten sind unendlich. Wir beschreiben exemplarisch einige Körperstimmspiele, die sich in unseren Feldern bewährt haben. Die meisten dieser Spiele haben wir im Rahmen unserer Ausbildung zur Körpermusik kennengelernt und in unseren Praxisfeldern variiert und weiterentwickelt. Die Spiele anwenden und beschreiben zu dürfen, erfüllt uns immer wieder mit großer Dankbarkeit.

Wir unterscheiden Spiele, die in einen Raum der Leichtigkeit führen, und Spiele, die uns in einen Raum der Tiefe leiten. Erstere könnte man als *Instantspiele* bezeichnen. Sie sind leicht zu erklären und schnell zuzubereiten. Der Fokus liegt auf der auflockernden und gleichzeitig sicherheitsspendenden Wirkung im sozialen Miteinander. Sie dienen dem »Gruppenkörper«, d. h., sie bereiten einen Nährboden für die weitere Entwicklung von Gruppe und Individuum vor.

Andere, sogenannte *vertiefende Körperstimmspiele* entfalten sich erst richtig auf der Basis eines bereits »kultivierten Bodens«. Ihr Fokus ist schwerpunktmäßig auf individuelle Ausdrucks- und Potenzialentfaltung im Zusammenwirken von Ich und Wir und auf vertiefte wechselseitige Zeugenschaft gerichtet.

Wir können jedoch nicht wissen, auf welchen Boden die Spiele fallen. Erst die Resonanz der Teilnehmenden darauf gibt uns einen Einblick in deren Wirkung. Ein Spiel von zunächst leichter Gangart kann tiefe Prozesse auslösen und ein Spiel, das in die sogenannte Tiefe führen soll, kann im weiteren Verlauf einen ganz neuen Raum der Leichtigkeit schaffen. Spiele wären keine Spiele, würden sie nicht immer wieder für Überraschungen sorgen.

Wir beschreiben im Folgenden jeweils die Architektur eines Spiels, Spielvariationen und die jeweilige Spielidee mit dem möglichen Wirkungsraum. Die Spielbeschreibungen mögen dazu anregen, die Spiele im eigenen Kontext auszuprobieren, selbst zu erfahren und sie für den gewünschten Kontext weiterzuentwickeln.

Spiele für einen guten Anfang

Mitmachen

Jede:r im Kreis kann einmal die Führung übernehmen und einen Körperstimmimpuls einbringen, den die anderen ad hoc mitmachen.

Um eine Referenz zu schaffen und den Anfang zu erleichtern, beginne ich als Moderatorin mit dem ersten Impuls. Danach wird jede:r Einzelne, der oder die möchte, eingeladen, einmal Impulsgebende:r zu sein. Die anderen übernehmen die Handlung vom Impulsgebenden, sodass sie jeweils zur gemeinsamen Handlung wird. Wie oft dies geschieht, d. h., wann die kleine Mitmacheinheit beendet wird, bestimmt jeweils der oder die Impulsgebende. Ich beende als Moderatorin das Spiel, wenn alle, die wollten, einmal einen Impuls hineingegeben haben; bei Bedarf kann ich den Kreis zu einer zweiten Runde einladen.

Idee: »Mitmachen« ist eine Einladung, dem momentanen Dasein eine Bühne zu geben und sich im Angesicht von anderen auszudrücken. Es geht nicht darum, etwas Besonderes vorzumachen oder bekannte Patterns (bekannte musikalische Motive) abzurufen. Wir heißen alles neugierig willkommen, was aus Körper und Stimme spontan hervorkommt. Von einer stillen, inniglichen Geste bis hin zum Hundebellen ist alles möglich. Einladungen zu Stimmbewegungen können zu instinktiven Formen des Ausdrucks und der Selbstregulation wie Stampfen, Schütteln, Dehnen, Gähnen führen. Je nach Situation mag sich das Mitmachspiel auch in klangvollere Räume hineinbewegen.

Variationen: Man kann dazu einladen, dass die Initiative reihum geht. Hierbei ist häufig zu beobachten, wie die Teilnehmenden ihrem »Auftritt« entgegenfiebern und schon anfangen, sich innerlich vorzubereiten.

Bei der zweiten Variante von »Mitmachen« bestimmt daher die jeweilige Impulsgebende, von wem der nächste Impuls kommen soll. So gehen die Impulse ohne vorhersehbare Reihenfolge quer durch den Kreis.

Eine weitere Variante von »Mitmachen« beginnt mit der Einladung, als Gruppe frei im Raum umherzugehen. Der erste Impulsgebende beendet seine Phase, indem er jemanden antippt und dieser einen neuen Impuls einbringt. Es dauert einen Moment, bis die neue Information »über Bande« bei allen angekommen ist. – Dieses Setting ist unübersichtlicher und die Teilnehmenden brauchen eine erhöhte Aufmerksamkeit; hierbei wird die bereits erwähnte »Schwarmintelligenz« gefordert und gefördert. Diese Variante kann einen Einzelnen und eine Gruppe stark in Bewegung und auch an seine oder ihre Grenzen bringen. Doch meistens entstehen kreative Unruhe und spielerische Präsenz.

Auch bei diesen Varianten besteht die Freiheit, die Einladung abzulehnen und den Impuls sofort weiterzugeben.

Mögliche Wirkung: Durch das Mitmachspiel entsteht ein Feld stimmlich-körperlicher Aktivitäten, die eher ungewöhnlich sind. Wann brüllen wir schon mal wie ein Löwe und alle brüllen mit? Es entwickelt sich ein Ausdrucks- und Lernraum für neue Möglichkeiten, mit Körper und Stimme zu experimentieren. Sie erfordern Mut und fördern gleichzeitig Vertrauen. Wir lernen spielerisch mit Themen wie Sicherheit und Freiheit, Mut und Schüchternheit oder Verletzlichkeit umzugehen. Jeder, der möchte, wurde einmal gesehen und gehört, und dabei kann sich Unerwartetes und Überraschendes in freundlicher Umgebung zeigen und entfalten.

Das Mitmachspiel ist nicht nur ein Anfangsritual, »um eine Gruppe zu werden«, es kann auch eine Vorübung sein, wenn es um das Schöpfen von eigenen Liedern geht.

»Call and Response« aus dem Atem

Die elementarste Form des Call-and-Response-Spiels ist es, mit nur einem Ton zu beginnen. Die Moderatorin veranschaulicht eine erste Referenz. Der Ton entsteht aus dem Innehalten, dem Atemholen und nicht aus einer Bewegung oder einem Groove.

Beim Echo singt der Impulsgebende nicht mit; so kann er der Response besser lauschen und sie bewusst empfangen.

Nacheinander werden alle eingeladen, und sind wir einmal durch, kann das Ganze wiederholt werden, in derselben Form oder mit Variationen.

Idee: Das Call-and-Response-Spiel ist ein uraltes musikalisches Spiel, das in die Erfahrung von Geben *(call)* und Nehmen bzw. Empfangen *(response)* einlädt. Der Call kann je nach Spielvariation ein einziger Ton, ein Geräusch, etwas Rhythmisches oder ein gesungenes Motiv sein. Es geht darum, einen Resonanzraum aufzuspannen, innerhalb dessen eine Kultur des feinen Hinhörens und stimmigen Resonierens etabliert wird. Der Mut, sich zu zeigen, wird mit einer bestätigenden und bestärkenden Resonanz belohnt und kann als nährende Erfahrung abgespeichert werden. Hilarion Petzold, der Begründer der integrativen Bewegungs- und Leibtherapie, spricht in diesem Zusammenhang vom Fördern intersubjektiver Ko-respondenz (Petzold 1988).

Variation: mehrere Calls

Wir bleiben bei dem einen Ton aus dem Atem heraus, geben jedoch dem Impulsgebenden mehrere Gelegenheiten, seinen Call zu wiederholen. Die Variation ist musikalisch sehr interessant, da der Call sich in seiner Qualität und Präsenz bei ein und derselben Person stark verändern kann. Die Verbindung zur unwillkürlichen Quelle, aus der der Call geschöpft wird, ist von Mal zu Mal intensiver und wird durch die Mehrfachresonanz beflügelt.

Variation: Motiv-Call

Die Call-Sänger:in verlautbart nicht nur einen Ton, sondern ein stimmliches Motiv. Mehrere Motiv-Calls derselben Person ermöglichen eine vertiefende Entfaltung.

Variation: Call mit meinem Namen

Bei der Singleiterin Carijn Weijnen hatten wir die Gelegenheit, ein dreiteiliges Namensspiel kennenzulernen. Beim ersten Call singe ich meinen Namen, beim zweiten meinen Spitznamen und beim dritten Call werde ich eingeladen, ein spontanes Wort oder kleines Motiv zu verlautbaren. Den eigenen Namen zu singen und ihn als Echo zu hören, kann eine sehr persönliche Resonanzerfahrung bieten, ein bisschen wie bei Geburtstagsständchen. Zudem kann eine Gruppe auf diese Weise spielerisch die Namen der Beteiligten lernen.

Mögliche Wirkung: Das Call-and-Response-Spiel führt in einen sanften Rhythmus von Geben und Nehmen, Senden und Empfangen, Tönen und Lauschen. Es entsteht ein klar strukturierter Resonanzraum, in dem jede:r gehört und gesehen wird. Die Übung führt sowohl nach innen als auch nach außen. Gleichzeitig verbindet sie die Kreisteilnehmer:innen wie mit einem unsichtbaren Faden miteinander.

Der Aspekt »soziales Engagement« nach Porges (2018) und das Call-and-Response-Spiel

Was würde der Miterfinder der Polyvagaltheorie zum Call-and-Response-Spiel sagen? Wenn wir lächeln (Call), bekommen wir ein Lächeln zurückgeschenkt (Response). Unser soziales Nervensystem wird unwillkürlich mobilisiert und damit das Gefühl von Sicherheit verstärkt. Dies strahlen wir dann auch aus. Es zeigt sich in unserem Gesicht und schlägt sich auf unseren Stimmklang (Prosodie) nieder, es verändert unseren Herzschlag. Wir werden empathischer für unser Gegenüber, und das Bindungshormon Oxytocin wird ausgeschüttet. Call-and-Response-Spiele mit der Stimme sind Pingpongspiele für das soziale Nervensystem und regen noch dazu die intra- und interpersonale Biochemie an. Porges schreibt dazu:

»Was tun wir, wenn wir singen? Wir atmen aus – und was noch? Wir hören, was die Mittelohrmuskeln übermitteln und außerdem? Wir nutzen die neuronale Regulation der Kehlkopf- und Rachenmuskeln, noch etwas? Indem wir die Muskeln in der Mundhöhle benutzen, entwickeln wir eine bessere Kontrolle über die Gesichtsmuskulatur und den Trigeminus. Beim Singen in einer Gruppe spielt auch der Kontakt zu anderen Menschen eine wichtige Rolle. Deshalb ist insbesondere das Gruppensingen ein sehr gutes Training für das System für soziales Engagement« (Porges 2018, S. 80 ff.).

Mimik, stimmlicher Ausdruck und Sprache erzeugen Sicherheit, hemmen die »sympathische Mobilisierung« (Hyperarousel) oder deren Gegenteil, die Schreckstarre.

»Call and Response« aus dem Beat

Exemplarisch beschreiben wir, wie wir einen Dreiertakt mit Schritten einführen, um darüber mit Call und Response zu spielen.

Wir beginnen mit dem rechten Fuß auf der Zählzeit eins, der linke folgt auf zwei, der rechte auf drei, danach beginnt die symmetrische Spiegelung: also links rechts links. Wenn wir auf der Zählzeit eins mit dem jeweiligen Fuß etwas nach vorne gehen, ist auf diese Weise die eins als Referenz gut markiert und stabilisiert das Geschehen (*Dreierspiegel*, siehe Abb. 27 in Kap. 4). Die Gruppe kommt in eine Art Wiegeschritt.

Während diese Schrittfolge nun anhaltend fortgesetzt wird, singt die Moderatorin als Referenz den ersten Call über den ersten Dreiertakt. Die Response der Gruppe wird über dem zweiten Dreiertakt gesungen. Nun ergeht die

Einladung an den nächsten Teilnehmenden des Kreises, den Call über den folgenden Dreiertakt zu singen. Die Länge des Calls sowie die der Response ist damit definiert und wird durch den Schritt körperlich erfahrbar. Call und Response wandern auf diese Weise reihum durch den Kreis, der durch die gemeinsamen Schritte auf rhythmischer Ebene synchronisiert wird.

Idee: Ein Call-and-Response-Spiel auf der Basis von Schritten ist durch die Implementierung eines gemeinsamen Schrittes strukturiert und synchronisiert den gemeinsamen Prozess. Unser Rhythmusgefühl wird herausgefordert und gefördert. Gleichzeitig kann auf der Basis gemeinsam gegangener Schritte ein lustvoller, weiter musikalischer Raum entstehen. Auch können Schritte als »gemeinsame Plattform« sicherheitsspendend und erdend sein. So behält das Spiel zwar seine ruhige Dynamik, kann jedoch deutlich grooviger werden.

Andreas Gerber betont in diesem Zusammenhang, dass das Call-and-Response-Spiel »aus dem Beat heraus« jedem Teilnehmenden ermöglicht, durch den Schritt körperlich präsent und mitbeteiligt zu sein.

Variationen: Es gibt viele verschiedene rhythmische Schrittmuster, die wir dem Spiel unterlegen können. Wie diese in unterschiedliche Erlebnis- und Musikräume führen können, wird im letzten Abschnitt von Kapitel 4 beschrieben.

Durch den gemeinsamen Schritt fügen wir unserem Spiel des Gebens und Nehmens eine neue Dimension hinzu. Jegliche rhythmische Vorgabe kann einen sicheren Rahmen und Raum erzeugen, kann jedoch auch zum Erleben des Herausfallens aus dem gemeinsamen Schritt führen. Schritt für Schritt synchronisiert sich der Gruppenkörper, und auf eine unwillkürliche Weise wird das Zeit- und Raumerleben des jeweiligen Schrittmusters verinnerlicht. Ist ein Kreis dann rhythmisch aufeinander eingestimmt, kann das rhythmisierte Call-and-Response-Spiel seine tranceinduzierende und zentrierende Wirkung entfalten.

Nahezu alle Bodypercussion- und Schrittformen können als Basis für Call-and-Response-Spiele genutzt werden.

Mögliche Wirkung: Das Call-and-Response-Spiel ist eine Übung, in Kontakt zu gehen und gerade am Anfang eines Gruppenprozesses das Vertrauen in sich und andere zu stärken. Der unmittelbare Genuss beim Spiel des Gebens und Nehmens ist oftmals stärker als die anfängliche Skepsis gegenüber dem Kreis. Bei all diesen

Kreisspielen wird deutlich, wie stark durch den dauernden Face-to-Face-Kontakt unsere neuronalen Netzwerke des Vertrauens und der Sicherheit gestärkt werden. Mögliche Narrative von der eigenen »Sozialunverträglichkeit« oder Glaubenssätze wie »ich bin halt nicht so ein Gruppenmensch« können in der Körpermusik durch neue Erfahrungen überprüft und verändert werden.

Freunde finden

Der Impulsgebende geht in den Kreis, es kommen jeweils 3–4 »Freunde« hinzu, die anderen bleiben im Außenkreis und bezeugen das musikalische Geschehen.

1) Der Impulsgebende geht mit einem einzelnen Ton in den Kreis – zusammen mit den einzelnen Tönen der Beteiligten entsteht ein Klangbild, Akkord oder Klangcluster.

Varianten, die darauf aufbauen können:

2) Der Impulsgebende geht mit einem kleinen melodiösen Motiv in den Kreis – weitere Motive kommen hinzu und ergänzen das erste Motiv.
3) Der Impulsgebende geht mit einem kleinen Motiv, verbunden mit einer Körperbewegung, in den Kreis – Motive und Bewegungen ergänzen und beflügeln sich.

Bei allen Formen beendet der Impulsgebende das Spiel.

Idee: »Freunde finden« lädt in amorphe und musikalische Räume ein. Es spielt mit den Themen Führen, Folgen, Unterstützen, Schweigen und Bezeugen. Es lädt Einzelne ein, eigene Verlautbarungen exklusiv in der Mitte des Kreises auszuprobieren, um von einem kleineren Freundeskreis differenzierte Unterstützung zu bekommen. Unterstützt wird nicht in Form eines Echos, sondern durch anteilnehmendes Ergänzen in Verbundenheit. »Freunde finden« ist eine Möglichkeit, sich selbst und andere näher kennen zulernen und Vertrauen aufzubauen. Das Spiel hat jedoch auch eine sehr musikalische Dimension und wirkt häufig als eine Art »Treibhaus« für originelle Circlesongs.

Folgender Aufbau hat sich bewährt:

Zu 1: Diese Übung ist auch als *Klangcluster-Übung* bekannt. Sie lässt sich mit einem einzigen langen Atemzug gestalten. Dabei können wir uns natürlich erlauben weiterzuatmen, wenn uns als Teilnehmenden die Luft ausgeht während des Klangclusters, bevorzugt als »chorisches Atmen«. Dieses stellt eine Form des unauffälligen, möglichst nicht gleichzeitig stattfindenden Atmens dar, welches den Klangfluss des jeweiligen Chores nicht unterbrechen soll.

Mögliche Variationen entstehen, wenn man die 3–4 Freunde im Innenkreis einlädt, bewusst schräge Töne hinzuzufügen. Die Spannung, die durch die Intervalle entsteht, zu halten und auch auszuhalten, ist eine interessante Erfahrung. Dann könnte die Übung vielleicht heißen: »Es muss nicht immer harmonisch unter Freunden sein.«

Zu 2: Der Impulsgebende schöpft aus dem Atem oder aus einer Bewegung sein Motiv und bringt es in einen *Loop,* eine Wiederholungsschleife. Das Motiv kann amorph und archaisch sein oder auch rhythmisch strukturiert. Es ist hilfreich, die Spielenden daran zu erinnern, dass es bei dem Spiel nicht darum geht, etwas besonders Schönes oder gar Bekanntes von sich zu geben, sondern darum, etwas aus dem Moment heraus entstehen zu lassen, verbunden und im Dienst der Impulsgebenden.

Zu 3: Hier wird explizit dazu eingeladen, eine rhythmische Bewegung oder/und eine Form von Bodypercussion hinzuzunehmen, d. h., noch mehr den Körper ins Spiel zu bringen.

Diese dritte Form kann als Abschluss für das »Freunde finden«-Spiel erweitert werden. Die Einladung ist nun, dass sich drei Impulsgebende finden, die gleichzeitig jeweils ihre Impulse setzen. Alle im Kreis sind eingeladen, sich nach und nach einem der drei Impulse anzuschließen und diesen jeweils imitatorisch zu verstärken. So finden auf diese Weise drei Gruppen zusammen.

Dieses Spiel kann auch als Hinführung zur Praxis des *Circle Singing* genutzt werden, die im letzten Abschnitt dieses Kapitels genauer beschrieben wird.

Als weitere Variation können die einzelnen Gruppen sich als Karawane durch den Raum bewegen und so jeweils begegnen. Aus einer Metaperspektive lässt sich erkennen, wie die Gruppen in eine dynamische Bezogenheit kommen, mal tänzerisch oder auch mal als »Stimmbattle«.

Möglicher Wirkungsraum: Dazu möchten wir eine wahre Geschichte berichten.

Notizen aus der Praxis:

In unserer Gruppe ist ein 12-jähriger Junge mit autistischen Zügen, der mit seiner Pflegemutter zusammen an einem Körpermusikseminar teilnimmt. Er erklärt sich bereit, Impulsgeber des Spiels »Freunde finden« zu sein. Sein Impuls ist von ganz eigener Art. Er legt sich einfach in den Kreis hinein, ohne irgendetwas zu tun oder von sich zu geben. Nach einem Moment des Innehaltens kommen nach und nach 3–4 Gruppenteilnehmende als »Freunde« hinzu und gehen mit dem stumm liegenden Jungen in Resonanz. Daraus entsteht eine Improvisation aus Stimme und Bewegung. Es ist wie ein Tanz. Der Junge hat offensichtlich Gefallen an der Szenerie. Keiner kommt ihm mit zu direkten Beziehungsangeboten zu nahe, er wird jedoch auch nicht alleingelassen. Er ist ein Teil des Tanzes.

Nie werden wir diese Szene vergessen. Sie hat uns gezeigt, dass wir nicht immer etwas bieten müssen, um Freunde zu finden. Wir werden auch so angenommen mit unserer Begrenztheit, unserer Versehrtheit oder gerade deswegen.

Ich erzähle diese Geschichte dann, wenn wir bei dem Spiel »Freunde finden« auf Fragen treffen wie: »Wie gut muss ich sein, um in die Mitte zu gehen?« oder »Ist das ein Solo, das ich machen muss?«.

»Forget the Police«

»Spielen befördert spielen, improvisieren befördert improvisieren, Ausdruck befördert Ausdruck.«

Monadelisa, Sängerin, Stimmbildnerin und Chorleiterin[7]

Jede:r im Kreis hat nacheinander ein kleines »Forget the police«-Solo: Alles darf sein dabei, fabulieren, radebrechen, Stimmquatsch, es gibt kein »Knöllchen« für das Übertreten von musikalischen Verkehrsregeln. Alle Vorformen von Sprache sind erwünscht und erlaubt und es ist gewünscht, aus der Muttersprache heraus in andere Sprach- und Stimmräume hineinzugehen. Die anderen hören einfach zu.

Auch hier ist es günstig, wenn die Moderatorin den »Stimmquatsch« beginnt und das Spiel nach ein oder zwei Runden beendet. In der Anmoderation des Spiels wird betont, dass alles eine Einladung ist, kein Muss.

7 Zu Beginn eines Improvisationsworkshops im Januar 2018 auf der Insel La Gomera.

Idee: Dieses Spiel, das wir bei Monadelisa kennengelernt haben, lebt von seiner Dynamik und Geschwindigkeit. Es geht darum, sich bewusst und gemeinsam die Erlaubnis zu geben, mit der Stimme allen möglichen und unmöglichen »Quatsch« zu machen, um Hemmungen zu überwinden und Vertrauen in die eigene Stimme zu bekommen.

Das Spiel kann in Varianten und aufbauend aufeinander gespielt werden.

Variation 1: Gleicher Ablauf wie die Grundübung. Ein Solo folgt dem anderen mit der Einladung, ein wenig mehr das Fabulieren mit Stimmklang zu füllen, also vom amorphen Brabbeln sich entwickelnd die Stimme mehr erklingen zu lassen. Dies führt uns sanft in das Singen hinein.

Variation 2: Als nächsten Schritt kann man statt Einzelsolos ein wanderndes Stimmduett einführen. A radebrecht mit B und B antwortet A, bis sie sich C zuwendet. B und C führen einen geradebrechten Dialog, bis C sich D zuwendet, usw.

Dieser Schritt aus Variation 2 kann auch ganz an den Anfang der Übung gesetzt werden oder für sich alleine stehen.

Mögliche Wirkung:

> »Wenn wir also zu den Selbstregulationsmechanismen zurückfinden wollen, die uns angeboren sind, aber gesellschaftlich eher unterdrückt, verachtet oder missbilligt, ist es sehr hilfreich, Menschen um sich zu haben, die die gleichen Verhaltensweisen pflegen wie wir« (Hammer 2019, S. 97).

»Forget the police« erlaubt uns, alle möglichen und unmöglichen Laute zu äußern, jenseits einer vernunftgeprägten Sprache oder eines gepflegten Gesangs. Welch befreiende Wirkung es hat, wenn wir dies gemeinsam tun, bringt Cornelia Hammer (2019) in ihrem wunderbaren Buch *Im Körper zu Hause sein* zum Ausdruck.

Die Psychotherapeutin und Lehrerin der Zapchen-Methode[8] zeigt auf, wie schwer es ist, allein zu ungewohnten oder ungewollten For-

---

8 Das tibetische Wort *Zapchen* steht für »über das Gewohnte hinaus« und auch ein bisschen »ungezogen«. Die Begründerin des aus dem tibetischen Buddhismus entwickelten Übungswegs, Wohlsein zu verkörpern *(Zapchen Somatics)*, ist Julie Henderson (USA). Auch im deutschsprachigen Raum wird Zapchen als Übungsweg gelehrt (Näheres unter www.zapchen.de). Die Quellen speisen sich aus verschiedenen Bereichen der Körperpsychotherapie, den Strömungen des tibetischen Vajrayana- und Dzogchen-Buddhismus sowie der Beobachtung alles Lebendigen. Zapchen begreift uns Menschen als Körper-Geist-Seele-Einheit und versteht unseren Körper als eigene Bewusstheit (Hammer 2019, S. 120 ff.). Die differenzierte Herangehensweise an das Summen (Henderson 2007) und die liebevolle und humorvolle Haltung der Lehrenden hat uns ganz besonders aufmerksam auf Zapchen gemacht.

men des stimmlichen Ausdrucks und der stimmlichen oder körperlichen Selbstregulation zurückzufinden. Ein Kreis kann neue Ausdrucksmöglichkeiten befördern. Insofern ist »Forget the police« mehr als eine Einsingübung, es ist eine Einladung, gemeinsam zur eigenen Natur zurückzufinden und die Stimme gegen die »innere Polizei« zu erheben, die uns subtil einflüstert, was gut klingt oder richtig sei. Dann können die Quellen der eigenen Wahrheit und Weisheit sprudeln.

»Betreutes Fluchen«

»Ein ordentlicher Fluch, zeitig gebucht, macht mich munter, holt mich wieder runter, und ich bin wieder cool genug für den Landeanfluch.«

MayBeBop (2015)

Die Moderatorin bittet die Person, die einen »Fluchversuch« unternehmen möchte, in die Mitte des Kreises. Diese Person stellt sich in das Innere des Kreises und wird von nun an bei ihrem Fluchversuch unterstützt.

Sodann lädt die Moderatorin den Kreis zu einem gemeinsamen Groove ein. Die Füße bewegen sich bspw. in langsamen Vierteln: Fu Fu Fu Fu[9]. Wir können mit einem Händeklatschen den Offbeat betonen, sodass ein Rhythmus von Fu Kla Fu Kla Fu Kla Fu Kla entsteht. Der Kreis ist nun mit »Hand und Fuß« bei der Sache. Die Bühne ist bereitet.

Im nächsten Schritt kann die Person in der Mitte des Kreises ihren »Fluchversuch« starten. Die Moderatorin empfiehlt, das Fluchen mit Lauten und Gesten zu beginnen, wie paaa, ggrrrrr, grmpfl, booooo, takh, pakh. Der vorsprachlich-archaische Raum erweitert die Ausdrucksmöglichkeiten, legt weniger fest und beflügelt die Fantasie. Wenn der vorsprachliche Raum ausgeschöpft ist, kann auch nach Bedarf auf jegliche Form von Flüchen und Schimpfworten zurückgegriffen werden. Die Person in der Mitte kann stimmlich, gestisch, körpermusikalisch fluchen und ausdrücken, was einmal ausgedrückt werden will, ohne die Angst, einen anderen zu verletzen oder sozial unverträglich zu sein.

Der Außenkreis bleibt bei seinem Groove. Der Kreis bietet die Bühne und ist gleichzeitig wie eine Leitplanke.

Idee: Dieses rhythmusbasierte Stimmspiel entstand aus der Idee, sozial unangepasste Stimmäußerungen und Körpergesten nicht nur zu erlauben und zu resonieren, wenn sie unwillkürlich geäußert werden, sondern sie in den Bereich des Willkürlichen zu heben und ihnen damit eine Bühne besonderer Art zu bieten.

9 Die Bodypercussionsprache wird in Kapitel 4 erläutert.

Üblicherweise geht diesem Spiel ein therapeutischer Prozess voraus. Die Person wird bspw. eingeladen, sich zu vergegenwärtigen, worüber sie fluchen möchte, welche Bedeutung das Fluchen für sie hat, wofür es gut ist, einen »Fluchversuch« zu unternehmen, oder was »verdammt noch mal« so »befluchenswert« ist. Das heißt, der »Fluchversuch« wird mit Bedeutung und einem »Wofür« aufgeladen.

Variation: Die Moderatorin kann verstärkend Raps, Reime oder Lieder einbringen oder sie aus dem Moment entstehen lassen, wie dieses Beispiel zeigt:

Der Kreis um dich, der geht nicht
nein, er versteht dich
und er ruft dir zu
»Du sagst laut,
deine Kraft ist nicht
auf Sand gebaut«.

Sprechgesänge dieser Art dienen der energetischen Unterstützung der Person im Innenkreis, ähnlich wie die gesungenen Lieder im Capoeira. Der Gesang darf lautstark und anfeuernd sein und wird nicht durchgehend gesungen, sondern immer wieder eingeworfen.

Variation »Fluchduett«: Man kann das Spiel variieren, in dem man eine weitere Person in die Mitte einlädt, sodass zwei Personen einen spielerischen »Fluch-Kampf-Tanz« miteinander aufführen.

Möglicher Wirkungsraum: In unseren Anwendungsfeldern befördern Spielformen des Sprechgesangs (Rap) und des »betreuten Fluchens« Aggressions- und Selbstbehauptungsthemen. Diese Impulse und Themen können so unterhalb des Radars der Tabuisierung zum Ausdruck kommen und Anklang finden. Man mag den Prozess des »betreuten Fluchens« auch als eine Form der Problem-Löse-Verknüpfung verstehen. Wir erleben es äußerst selten, dass wir beim »betreuten Fluchen« im »Problemerleben« bleiben. Gerade dann, wenn die Stimmen, die fluchen wollen, Resonanz erfahren und in eine klare Spielstruktur eingebettet sind, scheint dies ihnen zu ermöglichen, zu ihrer ursprünglichen Kraft zurückzufinden. Sehr häufig erleben wir dabei, wie Teilnehmende in voller Pracht ihr Drama ausbreiten und sich eine Bühne nehmen für ihre zum Teil lange stumm gestellten inneren Flüche. Diese Kairos-Momente erinnern an griechische Tragödien oder an die Dramen Shakespeares und deren reinigende kathartische Wirkung.

»Cogito ergo sum« – ich summe, also bin ich

Was ist Summen? Summen ist eine Art Singen nach innen, mit geschlossenem Mund. Dies ist eine ursprüngliche, in uns wohnende Ausdruckform des Menschseins mit unserer Stimme, die wir intuitiv für uns selbst oder für andere praktizieren. Jeder kennt das und kann das.

Wir praktizieren und begleiten in vielfältiger Form das Summen in der Gruppe.

Das Summen musikalisch begleiten:

Wenn wir eine Gruppe zum gemeinsamen Summen einladen, unterstützen wir dies in der Regel mit Klängen eines Monochords und/oder einer Harfe aus Mali/Westafrika (der *Doussn'Gouni, dt. Jägerharfe*). Auf diesem »Klangteppich« kann sich das Summen der Teilnehmenden niederlassen und ausbreiten. Das Summen in Verbindung mit Ruhe oder auch Bewegung ist ein erster basaler Schritt, um in den eigenen Körper als Musikinstrument hineinzutauchen.

Frei summen:

Wenn Teilnehmende zum ersten Mal gemeinsam summen, kann es hilfreich sein, einfach frei zu summen, um mit der Praxis des Summens vertraut zu werden. Hierbei wird spürbar, dass das Summen ein »Singen nach innen« ist, anders als das Tönen, Chanten oder Verlautbaren von Silben etc. Es ist die Einladung, sich selbst mit der Stimme da abzuholen, wo man gerade ist. Es darf gespielt werden mit der Aufmerksamkeit, wo das Summen gerade hingeht: einmal nach innen, ein anderes Mal mehr zum Summen der anderen im Raum oder auch dem gemeinsamen Klang.

In Körperteile summen:

Im nächsten Schritt kann eingeladen werden, an einen Ort im Körper zu summen, dem man freundliche Aufmerksamkeit schenken möchte (»Wohlwünschen mit Summen«). Man kann dort unterstützend eine Hand auflegen und so der Summwelle ein Ziel geben.

In das innere System summen:

Es kann im weiteren Verlauf eingeladen werden, bestimmte Anteile im inneren System mit dem Summen zu begrüßen und »einzusammeln«. Wir nennen das dann: »das innere Orchester besummen«. Eine weitere Einladung besteht in der Erforschung, ob es für die besummten Teile einen Unterschied macht, dass sie die Präsenz des Summens erfahren. So lässt sich eine internale Beziehung zu inneren Anteilen und eine Rückmeldeschleife zu diesen fördern. Wie geht es bspw. der traurigen Seite, die besummt wird, wie geht es dem Rebellen, wie geht es der skeptischen Seite oder der Frustrierten?

Das Summen beenden:

Das Summen kann in einer Anfangssituation zu Beginn eines Tages die Grundlage sein für eine weiterführende Aktivität, die dem Summen folgt, oder aber es kann in die Stille führen und mit einem Nickerchen beendet werden.

Idee: Summen als Spiel in der Körpermusik kann zart, kurz und leicht sein. Es kann ein Weg sein, sich auf sich selbst oder sich in einer Gruppe aufeinander einzustimmen. Summen hat jedoch auch die Dimension und Tiefenwirkung einer körperorientierten Praxis, wie sie im Zapchen eingehend beforscht wurde. Hier wird es als »summendes Wohlwünschen für einen bestimmten Körperbereich« (Hammer 2019, S. 87 ff.) praktiziert. Zapchen lehrt uns, wie wir bspw. in die Hypophyse summen, in das Herz summen oder eine Summreise durch die verschiedenen Energiezentren im Körper machen. Ziel dabei ist es, durch das Summen oder Besummt werden Prozesse von Wohlbefinden, Stressregulation oder Selbstberuhigung anzuregen, bis hin zur Notfallversorgung durch Besummen irritierter Körperteile bei Schockzuständen.

Mögliche Wirkung: Summen lädt zu innerer Sammlung und Selbstwahrnehmung ein. Gemeinsames Summen synchronisiert eine Gruppe, sorgt für gute Übergänge und ermöglicht den Teilnehmenden, sich sowohl auf sich selbst als auch aufeinander einzustimmen. Summen kann Menschen, die gerade aus verschiedenen Kontexten z. B. zu einer Teambesprechung zusammenkommen in Sekundenschnelle miteinander synchronisieren. Summen wirkt als Regulativ gesundheitserregend im sozialen Raum sowie in unseren körperlichen Mikroprozessen. Es »lädt die Pulsation des Körpers ein, sich auf feinster Ebene einzuregulieren« (Hammer 2019, S. 73). Die Summwelle geht durch den Körper und gelangt in Bereiche, die ansonsten mechanisch nicht erreichbar sind. Wie eine elektrische Welle wirkt sie auf unser Nervensystem als synchronisierende und kohärenzbildende Kraft. Summen geht dorthin, wo es gebraucht wird.

Natürlich kann Summen auch befremden. Für die einen ist Summen ein selbstverständliches Grundnahrungsmittel, andere entdecken die nährende Wirkung des Summens freudig als eine neue Form der Selbstberuhigung wieder.

Vertiefende Stimmspiele

»Der Atem ist der Fluss, der Körper ist das Flussbett.«
Karin Enz Gerber[10]

Verlautbarung in drei Schritten

Für dieses Spiel braucht es einen bereits angelegten »Garten des Miteinanders«. Es ist vom Aufbau und von der Architektur her auf ein längeres Zeitmaß angelegt. Es braucht die Grundsicherheit, dass das, was der Einzelne in den Raum hineingibt, achtsam aufgenommen wird.

1. Schritt:

Die Moderatorin lädt die Gruppe dazu ein, erst einmal in Stille zu sitzen. Anschließend bekommt jede:r Einzelne ein bis zwei Minuten Zeit, sich in eine Art Solo hineinzufinden. Die einzelnen Soli entstehen aus dem stillen Sitzen und führen wieder in die Stille, hierbei wird keine Reihenfolge vorgegeben. Nach einem stillen Abwarten meldet sich irgendwo im Kreis das nächste Solo.

Im Vorfeld der Übung weist die Moderatorin darauf hin, dass die Soli nicht als Darbietungen verstanden werden sollten. Sie sind eher die Einladung zu einer stimmlichen Selbsterforschung, möglichst außerhalb des (mutter) sprachlichen Raumes. Die Solist:innen können ganz in den prä- oder transverbalen Raum gehen, eine Fantasiesprache nutzen oder sich im Bereich des Geräuschhaften bewegen. Nach und nach kann ein Gesang entstehen, ohne dass dies geschehen muss. Wichtig ist, einen Raum zu haben und nirgendwo landen zu müssen. Kein Schönheitsideal, kein Pattern, kein Loop, kein Motiv – absichtslos.

Es folgt keine Antwort der Gruppe nach dem Solo. Die Antwort liegt in der stillen Präsenz und Zeugenschaft.

10 Mündliche Überlieferung der Stimm- und Körpermusiklehrerin Karin Enz Gerber, die uns mit ihrer Praxis und zahlreichen Übungen aus dem immensen Fundus ihrer tiefgründigen Körperstimmarbeit inspiriert hat, die Stimme zu erforschen und ihr im Körper eine Heimat zu geben.

2. Schritt:

Ähnlich wie beim ersten Schritt geht der Einzelne ganz in seine eigene Sprech- und Klangwelt mit der Stimme. Die Idee ist nun, die lautierende Selbsterforschung in einen Loop münden zu lassen.

Sobald ein Loop erkennbar wird, kann es sein, dass sich der Kreis unwillkürlich beteiligen will. Wir haben uns bei der Übung dafür entschieden, in diesem Schritt auf eine Beteiligung des Kreises zu verzichten und die stille Präsenz der Gruppe zu präferieren. So kann die Solist:in länger in ihrer eigenen Forschungsreise bleiben und evtl. einen gefundenen Loop modulieren und weiterformen.

3. Schritt:

Die Moderatorin lädt die Einzelnen ein, in den Körper hinein zu spüren und diesen zu befragen, wohin die Reise mit der Stimme gehen soll. Auch hier ist das Ziel, in einem Loop zu landen, doch dieses Mal körperbasiert in allen Bewegungsformen.

Im Laufe des jeweiligen Solos können sich nun Einzelne oder mehrere beteiligen: mitgrooven, Schritte gehen, reinrufen, ergänzen usw. Die Szenerie kann einem Gospelgottesdienst gleichen oder ganz zart sein. Alles ist erlaubt, um der Solist:in zu dienen.

Idee: Das Spiel lädt dazu ein, in tiefere, transverbale Innenräume zu gelangen und unsere Ausdrucksmöglichkeiten zu erweitern. Das Spiel ist sich selbst genug, es selbst ist das Ziel, und gerade in seiner Absichtslosigkeit liegt der Zauber. Gleichzeitig ist es eine hilfreiche Vorbereitung für das Schöpfen von Bodysongs (siehe Kap. 6). Kreative Prozesse, Lieder, Textbausteine, Melodiesequenzen werden geschöpft und gefunden und dann und wann zu einem Lied.

Insbesondere der dritte Schritt nähert sich einer Übung an, die Karin Enz Gerber und Andreas Gerber »Singbrunnen« nennen. Der »Singbrunnen« ist eine Form des sich selbst organisierenden Circle-Singens. Es gibt keine Dirigent:in, die den Circle-Gesang führt. Die jeweilige Solist:in ist die Initiator:in, die einfach vor sich hinsingt, während der Kreis ihren Gesang ergänzt, unterstützt und anregt. Der »Singbrunnen« in seinen vielfältigen Variationen gleicht einer Geburtsstätte zum Schöpfen von Bodysongs. Wir bewegen uns dabei für längere Zeit im non-, prä- oder transverbalen Raum außerhalb unserer üblichen Sprache und deren impliziten Kontrollmechanismen. Dadurch können wir in veränderte, transrationale Bewusstseinsräume geführt werden, es kann aufwühlend und erhebend zugleich sein. Es ist hilfreich, sich danach Zeit zum Ruhen zu nehmen, das Erleben zu teilen oder durch Schreiben oder Malen zu integrieren.

»Schattensingen«

»Ein Freund ist ein Mensch, der die Melodie deines Herzens kennt und sie dir vorspielt, wenn du sie vergessen hast.«

Albert Einstein

Beim »Schattensingen« geht es darum, die Verlautbarung einer Person durch den gesamten Kreis zu unterstützen.

Das Spiel entsteht aus der Stille heraus. Die Moderatorin lädt dazu ein, dass ein Impulsgebender mit einem klar erkennbaren Ton beginnt und dann summend oder frei improvisierend tönt. Die Gruppe bekommt die Aufgabe, jeder seiner gesungenen Nuancen wie ein Schatten zu folgen.

Der Impulsgebende bleibt gelegentlich auf einem Ton stehen, sodass der Schattenschwarm bei Bedarf aufschließen kann und die implizite Aufregung etwas abkühlt. Wenn er »seine Geschichte zu Ende erzählt hat«, bleibt sie auf einem Ton liegen und er gibt diesen nahtlos wie einen Staffelstab an jemanden im Kreis weiter. Das Spiel endet, wenn alle, die möchten, dran waren.

Bei allen Formen hält sich der Schattenschwarm von der Intensität her leicht hinter dem Impulsgebenden zurück, sodass dessen Stimme hörbar bleibt.

Es ist hilfreich, wenn die musikalische Erzählung nicht allzu kompliziert wird. Das heißt, wir spielen eher »Federball« als »Badminton«, es geht um ein reizvolles Zusammenspiel, nicht darum, die anderen abzuhängen.

Variation 1: Das Spiel wird in mehreren Runden durchlaufen. Es kann so eine tiefere und verbundenere Gruppenpräsenz erzeugt werden und eine entspannte Improvisation wird gefördert.

Variation 2: Die Stimmgestaltung geht über das Summen und Tönen hinaus und entfaltet alle gewünschten Ausdrucksformen.

Variation 3: Der Impulsgebende bezieht den Körper durch Bewegungen oder Bodypercussion mit ein.

Idee: Körpermusikspiele haben grundsätzlich die Eigenschaft, uns stark in den Bann des gemeinsamen »Hier und Jetzt« zu führen. Das Schattensingen erfordert eine besondere, fast magische Aufmerksamkeit und lädt uns ein, »ganz Ohr« zu sein. Sind wir mit unseren Gedanken woanders, können wir nicht wie ein Schatten folgen.

Schattensingen spielt mit den Qualitäten von Führen, Lauschen und Folgen. Es zeigt auf, wie Musik uns in eine gemeinsam erlebte Präsenz führen kann. Wir werden dann auch rein physisch ein Atem, da wir mit der Dynamik der Stimme mitgehen.

Möglicher Wirkungsraum: Schattensingen kann als interessantes, chorisch-musikalisches Spiel erlebt werden und/oder als eine nährende und basale Resonanzerfahrung bis hin zum Erleben von Einheit und spiritueller Verbundenheit. Diese sinnlich-singlich erfahrene Resonanz kann uns mit sehr früh erfahrenem Resonanzerleben oder auch mit Defiziten aus dieser Zeit in Berührung bringen.

Duo-Singspiel in fünf Stufen

Wir spielen mit der Stimme und erweitern deren Möglichkeiten im geschützten Raum der Zweisamkeit.

Die Moderatorin stellt die verschiedenen Stufen des Spiels kurz vor. Der Gesamtablauf wird erklärt, bevor die Duos sich an mehrere Orte zurückziehen oder sich in einem großen Raum verteilen. Das jeweilige Duo vereinbart, wer welche Rolle einnimmt (A oder B). Nach Beendigung einer Etappe wird getauscht, bevor die nächste Stufe kommt.

Stufe 1: Sich Schritt für Schritt tönend vom Grundton entfernen und wieder zurückkehren

B bekommt von A einen Grundton »in den Mund gelegt«. B tönt den von A gewählten Grundton und hält den Raum. A hat nun die Möglichkeit, mit einer von ihm frei gewählten Skala Schritt für Schritt mit beliebigen Abständen vom Grundton in die Höhe aufzusteigen. An der höchsten Stelle angelangt, kehrt A wieder Schritt für Schritt zum Grundton zurück. A lässt sich Zeit und wählt pro Atemzug einen Ton auf der Leiter.

Ergänzender Impuls: Jeweils vor der Übung oder im Nachgespräch im Anschluss an die gesamte Übung können von der Moderatorin z. B. die folgenden Fragen hereingegeben werden:

Was beobachte ich bei der Erforschung der Beziehungsqualitäten der Töne in Relation zum Grundton? Wann erlebe ich Reibung, wann Harmonie? Welches Intervall führt zu Spannung, zu Wohlbefinden, zum Innehalten?

Stufe 2: Fliegen und verbunden sein – wie ein Drache an der Schnur

B hält wie bei Stufe 1 die Stellung mit einem Grundton, der von A ausgewählt wurde. A kann frei mit der Stimme improvisieren, d. h., A darf »fliegen«. Ähnlich wie der Halter einer Drachenschnur geht B mit der Dynamik der Stimme von A mit, je nachdem wie zart oder kraftvoll die

Improvisation von A ist. A spürt in seiner Improvisation, dass B präsent ist und seinen Grundton hält.

Ergänzender Impuls: Spielen mit der Erfahrung von Freiheit und Bindung. Wie ist es, wenn ich fliegen darf, während einer unten die Stellung hält? Gibt es mir Sicherheit oder engt es mich ein?

Stufe 3: Über einen rhythmischen Loop improvisieren

B bekommt ein rhythmisches Motiv von A und loopt dieses Motiv. A hat nun die Möglichkeit, über das von ihm erfundene Motiv frei zu spielen.

Variation: A lässt sich überraschen von einem Motiv, das B für A auswählt.

Stufe 4: Führen – Lauschen – Folgen

Wenn A zu führen beginnt, folgt B: A beginnt mit der Stimme zu improvisieren und B hält erst einmal für einen Moment inne, um zu erlauschen, in welche musikalische Welt A hineingeht. Dann beginnt B, A zu »folgen« – es entsteht ein Tanz von Führen, Lauschen, Folgen. B ergänzt, fügt hinzu, hält inne, unterlegt.

Folgen heißt hier nicht imitieren, sondern ergänzen, das musikalische Salz in der Suppe hinzufügen, ohne durch zu viel eigene Ideen die Kreativität des Führenden zu überlagern.

Es erfordert eine feine Wahrnehmung des Folgenden.

Beobachtungsimpuls: Wie viel Folgen ist von A erwünscht? Wann erlebt A das Folgen als Verfolgt werden? Wann wird achtsames Innehalten des Folgenden als Verlassenwerden erfahren? Wann beginnt sich ein Führender zu wundern, dass ihm nicht mehr gefolgt werden kann, wenn er sich in zu komplizierte Muster hineinsingt?

Variation: Tangotänzer:innen sprechen davon, dass bspw. »er« klassischerweise führt, dabei intuitiv spürt, wohin »sie« möchte. Für unser Duo-Spiel heißt das: A führt und B folgt, und A erspürt dabei, wohin B möchte.

Stufe 5: Miteinander auf Augenhöhe singen

A und B singen, tönen, improvisieren mit der Stimme, frei, wie es ihnen gefällt. Es gibt keine festgelegten Absprachen und Aufgaben und somit auch keinen Rollentausch. Jeder darf alles. Es geht um die Co-Creation eines musikalischen Miteinanders. Wie dieses gelingt, bleibt den beiden überlassen.

Beobachtungsimpuls: Ist noch erkennbar, ob jemand führt oder folgt? Welche Verhaltensmuster in der Kontaktgestaltung aus dem Alltag spiegeln sich wider?

Idee: Dieses Spiel übt ein »Sich-aufeinander-Einstimmen« und ist eine interessante Paarübung. Das Spiel hat, wie jedes andere Körpermusikspiel, zum einen eine rein musikalische Dimension. Wir spielen mit der Stimme und erweitern deren Möglichkeiten im geschützten Raum der Zweisamkeit. Zum anderen können wir dem Spiel eine interpersonale sowie eine intrapsychische Dimension geben. Der Rollentausch ermöglicht es, jede musikalische Handlung auch aus einer anderen Perspektive zu erfahren.

Duo-Singspiel in fünf Stufen für eine Gruppe mit Solist:innen

Obige Duo-Spiele können auch als Gruppenspiele mit Solist:innen eine starke Wirkung entfalten. Es gibt keine Dyade und keinen Rollentausch, die ganze Gruppe dient der Solist:in und unterstützt ihre »Flugversuche«. Jeder, der mag, kann nach und nach Solist:in sein. Die Stufen bauen zwar in gewisser Weise aufeinander auf, können jedoch auch für sich gespielt werden.

Stufe 1: Sich Schritt für Schritt vom Grundton entfernen

Eine Person geht in die Mitte des Kreises. Der Kreis hält einen gemeinsamen Grundton und die Person in der Mitte wandert Schritt für Schritt eine beliebig freie Tonleiter hinauf und hinunter. Der Kreis entwickelt sich zu einer »singenden Klangschale«.

Stufe 2: Fliegen und verbunden sein

Der Kreis hält die Drachenschnur in Form eines Grundtons und die Person in der Mitte kann frei improvisieren. Der Kreis unterstützt mit seiner Präsenz die Improvisation der Person in der Mitte, geht in Lautstärke und Dynamik mit, verändert dabei aber den Grundton nicht.

Stufe 3: Über einen rhythmischen Loop improvisieren

Die Gruppe kann einen rhythmischen Loop singen, mit dem die Person in der Mitte improvisiert, singt, sich bewegt.

Der Loop kann von der Solist:in in die Gruppe gegeben werden oder aber sie überlässt die Wahl des Loops der Gruppe und vertraut sich diesem an.

Stufe 4: Führen – Lauschen – Folgen

Die Gruppe bildet gemeinsam einen unterstützenden musikalischen Klang-Rhythmus-Körper, der der Solist:in dient, ihr folgt und diesen ergänzt. Zu beachten ist, dass die Gruppe in einer feinen Balance die Leise- und Lautstärke der Solist:in unterstützt.

Stufe 5: Miteinander auf Augenhöhe singen

Die Gruppe kann auf Augenhöhe improvisieren. Es gibt keine spezifische Rollenverteilung und keine Solist:innen, es geht lediglich um ein selbstorganisiertes Zusammenspiel.

Beobachtungsimpuls der Moderatorin im Vorfeld oder im Nachgespräch: Ist es förderlich, im Windschatten von vielen freien Stimmen zu improvisieren? Gibt es mir Schutz oder gehe ich unter? Suche ich Kontakt zu ähnlichen Stimmverwandtschaften oder mag ich mich individuell unterscheiden?

Variation: Pyramidenartig kommt eine Stimme nach der anderen dazu. Wenn das Plateau überschritten ist, geht eine Stimme nach der anderen wieder aus dem Spiel.

Idee: Das Spiel in einer Gruppe kann ein auf einen längeren Zeitrahmen angelegtes Ritual sein, in dem die Solist:in durch den anhaltenden musikalischen Ton des Kreises in ihre eigene Körpermusik eintritt. Wenn jeder von bspw. 12 Teilnehmenden in die Mitte geht, kann das Spiel über eine Stunde oder auch länger dauern und die Gruppe wird zu einer »lebenden Klangschale«. Es kommt zu einer langanhaltenden, vertieften, chorischen Atmung im Kreis, in den (bei Stufe 1) immer wieder ein Einzelner hineintritt.

Mögliche Wirkung: Wir befinden uns in einem tranceinduzierenden, obertonreichen Schwingungsraum und lassen die Musik selbst an uns wirken.

Für alle Stufen des Spiels lässt sich sagen, dass neben den musikalisch anregenden Aspekten vielfältige Beziehungsebenen zum Klingen kommen. Spiele in fünf Stufen führen durch elementare, früh angelegte Beziehungserfahrungen von Halten und Gehaltenwerden, Stützen und Gestütztwerden, Spiegeln und Gespiegeltwerden oder Auf-Augenhöhe-Sein. Es sind tiefgehende Resonanzräume, die unseren bisherigen Erfahrungsschatz um neue Perspektiven bereichern.

Die »Rhythm Sound Machine«

Wir bilden einen Kreis. Impulsgeber:in 1 geht mit einem stimmlich-rhythmischen Loop in die Mitte. Impulsgeber:in 2 kommt mit seinem Loop hinzu, und die beiden lernen sich in ihrer Unterschiedlichkeit kennen. Abschnittsweise folgen nacheinander die Impulsgebenden 3 bis 5. Die »Rhythm Sound Machine« ist nun komplett und kann sich aufeinander eingrooven.

Wenn der Höhepunkt überschritten ist, geht Impulsgeber:in 1 als Erstes in den Kreis zurück. Die Impulsgebenden 2 bis 5 lassen die Veränderung auf sich wirken und finden neu zusammen.

Auf entsprechende Weise verlassen nach und nach Impulsgeber:in 2, 3 und 4 den »Maschinenraum«. Impulsgeber:in 5 bleibt zurück und ist explizit eingeladen, diesen Moment noch zu halten, bevor das Spiel zu Ende geht.

Um dem Spiel eine gewisse Transparenz zu verleihen und einen guten Auf- und Abbau zu ermöglichen, ist es hilfreich, die Anzahl auf etwa fünf Personen zu beschränken.

Idee: Es geht darum, etwas Gemeinsames mit den Mitteln von geloopten, rhythmisierten Stimmmotiven zu konstruieren und wieder zu dekonstruieren. Es geht um die Erfahrung, dass man in aller Unterschiedlichkeit ein gemeinsames Projekt auf die Beine stellen kann. Es geht um soziale und musikalische Koexistenz, auch um Polyrhythmik, Polymetrik und Klänge, die sich wie von Zauberhand synchronisieren können.

Bei diesem Spiel geht es nicht darum (im Gegensatz zu »Freunde finden«), die Impulsgeber zu begleiten und zu unterstützen, sondern um die eigenwillige Entwicklung einer Gesamtgestalt. Je unterschiedlicher die einzelnen Impulse sind, desto spannender ist der Prozess. Gleichzeitig sind die Impulsgeber darin gefordert, evtl. Spannungen auszuhalten und im Wesentlichen bei ihrem Loop zu bleiben.

Mögliche Wirkung: Die »Rhythm Sound Machine« zeigt uns, wie schnell eine Gruppe zu einem musikalischen Wesen werden kann, und ist deshalb sehr geeignet, einen Gruppenbildungsprozess zu unterstützen. Die Rhythmisierung bringt Leichtigkeit in eine Gruppe oder in ein Team und befördert die Freude, dass es so einfach und so gut funktioniert, zusammen zu grooven.

Das Tempo von Auf- und Abbau kann sehr variieren. Wie schnell hintereinander die Personen hinzukommen, hängt von der Dynamik der Gruppe oder dem Mut bzw. der Schüchternheit Einzelner ab. Manche Gruppen nehmen sich viel Zeit beim Aufbau, andere nehmen sich kaum Zeit beim Abbau der Maschine und rennen quasi aus dem Kreis heraus, als würden sie von einem sinkenden Schiff flüchten. Manche Personen sind irritiert, zum Schluss ganz allein im Kreis zu stehen, und erleben dies als ein »Übrigbleiben«. Für andere ist es eine willkommene Bühne, am Schluss den Kreis für sich allein auszukosten.

Auch bei der festgelegten Reihenfolge des Abbaus kann es immer wieder zu Missverständnissen und Irritationen kommen. Einer geht, obwohl es noch nicht seine Zeit ist. Wie reagieren die anderen auf Irritation, Musterveränderungen, Regelbrechungen? Die »Rhythm-Sound-Machine« bildet Themen lebender Systeme ab (Familien, Gruppen, Teams) und zeigt spielerisch auf, wie z. B. Zusammenspiel gelingen kann oder auch nicht, auf welche Weise wir uns in ein Projekt einbringen, wie wir mit Abschied umgehen, wie wir mit Regeln umgehen und Beziehungen auflösen. All das kann in dem einfachen Spiel zum Ausdruck kommen und reflektiert werden.

»Circle Singing«

Alle vorangegangenen Körperstimmspiele können für sich alleine stehen. Gleichzeitig bereiten sie auf erweiterte Kunstspielformen wie das Circle Singing vor.

Den Begriff *Circle Singing* kennen wir vor allem durch den Jazzsänger und Improvisationskünstler Bobby McFerrin, der uns einen Prototyp nahegebracht und ein regelrechtes Circle-Singing-Fieber in so manchem Kontext entfacht hat.

Im klassischen »Bobby McFerrin Style« wird der Impulsgebende *Conductor* (dt. Dirigent:in) genannt. Dieser steht im Kreis und verteilt Stimmmotive an Teilgruppen, sogenannte *Sections*. Die Motive werden spontan aus der inneren musikalischen Quelle geschöpft und von den Stimmsections anhaltend wiederholt.

Auf dieser Grundlage kann der Conductor improvisieren und auf vielfältige Weise gestalterisch wirksam werden. Er kann bspw. eine Section stummstellen, ein neues Motiv finden oder zur Mehrstimmigkeit einladen. Der Circle Song entwickelt sich unaufhörlich lebendig weiter. Er wird geboren und vergeht jedes Mal wieder auf eine einzigartige, unnachahmliche Weise.

In der Körpermusik haben wir verschiedene Spielarten kennengelernt, Motive zu schöpfen.

Ein Motiv aus der Stille und dem Atem schöpfen: Der Conductor kann seine Stimmmotive aus dem Atem schöpfen, wie wir es vor allem bei Karin Enz Gerber gelernt haben: Innehalten, zentriert sein, etwas unwillkürlich geschehen lassen und sich von dem finden lassen, was aus dem Moment herauskommen möchte – ein inniglicher Prozess von lauschen, atmen, schöpfen, verteilen.

Ein Motiv aus dem Beat schöpfen: Der Conductor lauscht auf die innere Bewegung, geht Schritte, lässt sich einen Groove finden und stellt sich dann in den Strom seiner eigenen konfabulierenden Silben und Laute. Dabei sind die Motive häufig mit einer Bewegung und/ oder einem Schrittmuster verbunden.

Das ist sehr vereinfacht ausgedrückt der Weg, wie wir ihn von Bobby McFerrin kennen und bei Andreas Gerber gelernt haben.

Die Jazzsängerin und Workshopleiterin Ingrid Seseto hat uns darauf aufmerksam werden lassen, wie wir mit Worten und Silben, mit deren Melodien und Rhythmisierungsmöglichkeiten spielen können:

Stimmen nach und nach an jeden Einzelnen verteilen: Der Conductor geht von Person zu Person im Kreis und »füttert« jeden Einzelnen bspw. mit einem längeren Wort, das spielerisch betont, gedehnt und melodiös gestaltet wird.

Ein zweiter Conductor geht in den Kreis und beginnt jeden Einzelnen mit einem neuen Motiv zu »füttern«, sodass es nach und nach zur Überschreibung des ersten Motives kommt. Hierbei entsteht eine Zweistimmigkeit, die wieder vergeht, wenn alle Stimmen im Kreis mit dem zweiten Motiv überschrieben wurden.

Ein Dritter kommt in den Kreis, bevor der Zweite fertig ist, sodass nun zeitweise eine Dreistimmigkeit erklingt. Es ist ein Spiel vom Werden und Vergehen von Motiven, mit dem auf vielfältige Weise weitergespielt werden kann.

Variation: Eine weitere Möglichkeit besteht darin, ein immer gleiches Wort – z. B. »Regenbogenfarben« – in den Kreis zu geben. Es wird wie oben einzeln übertragen, bis es der ganze Kreis spricht oder singt. Dann kommt eine neue, gerne auch verfremdete Rhythmisierung des gleichen Wortes in den Kreis. Auf diese Weise lernen wir niederschwellig, rhythmisiert-melodiöse Worte in den Kreis zu geben.

Mögliche Wirkung: Diese Spielformen sind besonders dafür geeignet, die Scheu davor zu verlieren, »Conductor« zu sein, da die Aufgabe überschaubar und handhabbar ist. Der Schöpfungsprozess eignet sich insbesondere für therapeutische Kontexte.

Die Art, an einen Circle Song heranzugehen, kann sehr unterschiedlich sein. Dem Improvisationsniveau sind keine Grenzen gesetzt und gleichzeitig ist ein Circle Song eine »Musik für alle«.

All diese künstlerischen Spielformen des Circle-Singens stehen in einer langen Tradition des Song Sourcing und der Musik als Gestalterin sozialen Zusammenlebens. Es wirkt enorm lebendig und anziehend, an einer »Circle-Song-Zeremonie« teilhaben zu dürfen oder gar selbst Schöpfer:in eines Circle Songs zu werden. Es ist ein Raum, in dem etwas Neues geboren wird und in dem sich Teilhaben und Teilgeben ereignen: Musik ganz im Jetzt, in dem der Kreis zu einem Gruppenkörper wird. Der Song entsteht und vergeht, doch er klingt nach und verkörpert sich in unserer Erinnerung oder wird gar zu einem neuen Lied.

Momente des Circle Singing sind verkörperte intra- und interpersonale Kommunikation, klingendes, schwingendes musikalisches Embodiment. Die Prozesse sind getragen von einer Form der Achtsamkeit, die nicht im Stillsitzen besteht, sondern verbunden ist mit Bewegung und Aktion. Sie übt sich im Tanz, darin, bei sich und beim anderen zu sein, und spielt mit dieser Dynamik. Mit »spielerischer Achtsamkeit« bezeichnen wir diesen Tanz im Hier und Jetzt, bei sich und beim anderen, beim Lauschen und beim Verlautbaren. Spielen, und ganz besonders das Circle Singing, erfordert und ermöglicht Hingabe an den Zauber des Augenblicks und belohnt uns mit der Schönheit, die durch das Spiel hervorgebracht wird.

Körpermusik-Künstler wie Ben Schütz oder Pedro Consorte fokussieren in diesem Zusammenhang auf ein anhaltendes musikalisches Flowerleben, das nicht durch Reden unterbrochen wird. Sie leiten alles musikalisch und mit Gesten an. Dadurch entsteht ein Raum von Anmut, Leichtigkeit und Achtsamkeit sowie auch eine Qualität des Fließenlassens. Oft führt dies zu einem ausgelassenen, verspielten Zusammensein. Es gibt keine Gewinner:in und keine Verlierer:in, stattdessen Spielfreude und Verbundenheit.

In Kapitel 6 über das Arbeiten mit selbstkreierten Bodysongs werden wir in einigen Fallbeispielen auf Elemente des Circle Singing treffen und aufzeigen, wie uns diese Spielform in Therapie und Seminararbeit dienen kann. An dieser Stelle können wir die Möglichkeiten von Körpermusikspielen noch einmal wie folgt zusammenfassen:

- Körpermusikspiele ermöglichen einen gelingenden Gruppenanfang.
- Durch Spiele werden wir Schöpfer:innen unserer eigenen Musik.
- Wir entwickeln eine Kultur, die unsere einzigartige, kreative Musiknatur ermutigt und lebendig werden lässt.

- Körpermusikspiele fördern unsere individuellen und gemeinsamen Ausdruckspotenziale.
- Wir lernen spielerisch Achtsamkeit.
- Wir lernen, uns für die Möglichkeit zu öffnen, in einen Flow zu kommen.
- Wir erfahren und erlernen musikalisches Embodiment.

4 Die Universen der Bodypercussion und ihre Verknüpfung mit Liedern

In diesem Kapitel wollen wir Ihnen nach einer Einführung in die Bodypercussion verschiedene Spielformen vorstellen. Wir zeigen auf, aus welchen Quellen wir sie abgeleitet haben und wie wir sie mit dem Singen von Liedern verbinden – eine Zwischenbilanz unserer Arbeit im laufenden Weiterentwicklungsprozess. In Kapitel 5 und 6 erfahren Sie dann mehr darüber, wofür diese Spielformen in der Praxis der Psychotherapie einsetzbar sind.

Für die einen mögen die konkreten Beschreibungen der Spielformen und die ungewohnte Bodypercussionsprache ein wenig wie böhmische Dörfer klingen. Hier empfehlen wir, sich zuerst einmal mit einer Tasse Tee die entsprechenden Videos anzusehen. Zur Bodypercussionsprache selbst erfahren Sie mehr im zweiten Abschnitt dieses Kapitels.

Für die anderen ist das Kapitel eine erfreuliche Dokumentation des in der Praxis bereits Erfahrenen und Erlernten. Bodypercussion lässt sich natürlich zwangloser und einfacher erlernen, wenn wir sie miteinander live erleben und praktizieren.

Einführung in die Bodypercussion

Was ist Bodypercussion?

Auf und mit dem Körper werden in perkussiver und rhythmischer Form Klänge erzeugt: Das bezeichnen wir als *Bodypercussion*. Unser Körper wird also zu einem eigenen Instrument. Mit Hand und Fuß erzeugen wir vielfältige Klänge, die wir *Bodysounds* nennen. Mit diesen können wir frei experimentieren und improvisieren oder wir können die Körperklänge in eine bestimmte Abfolge bringen, die wir anhaltend rhythmisch wiederholen. Dadurch kommen sogenannte *Styles* zustande – eine festgelegte rhythmische Abfolge von Bodysounds. Wir beschreiben im Folgenden als Erstes ein klein wenig die Geschichte der Bodypercussion, als Zweites schildern wir unsere anfänglichen Experimente mit Bodypercussion und Liedern und last, but not least geht es darum, welche Wirkungen uns dabei besonders aufgefallen sind.

Bodypercussion – eine alte Sprache des Körpers

Wie schon in Kapitel 1 im dritten Abschnitt beschrieben, hat Bodypercussion eine lange Geschichte und ist in vielen Kulturen zu Hause. Sie ist eine Sprache des Körpers, die auf spielerische Weise den Möglichkeitsraum für Ausdruck und Gestaltung erweitert. Richard Filz beschreibt sie an der Nahtstelle von Tanzen und Perkussion (Filz u. Moritz 2014). Das Besondere daran ist, dass wir keinerlei Materialien oder Instrumente dafür benötigen, um loszulegen. Es hat etwas sehr Ursprüngliches und Archaisches, wenn wir uns aus dem Moment heraus mit unserem Körper ausdrücken und ihm eine Stimme geben. Unser Körper ist eine kostbare Ressource mit vielen verborgenen Schätzen, die sich erforschen und entdecken lassen. Er lässt uns Rhythmus wortwörtlich begreifen.

In den ursprünglichen ethnischen Kontexten der Bodypercussion entwickelt sich vieles aus der Imitation und dem Zusammenspiel von Mensch und Natur. Primaten trommeln auf ihre Brust, um ihr Brüllen und ihre Drohgebärden zu verstärken. Alltagsgeräusche von Arbeitsprozessen wie das Stampfen von Mais werden auf Bodysounds übertragen. In Ghana haben wir Lieder der Fischer kennengelernt, in denen bspw. die synchronisierenden Arbeitsbewegungen und Geräusche beim Fischfang sich in Liedern mit Bodysounds wiederfinden. Wir sprechen hier von einer Tradition der mündlichen Weitergabe und der Nachahmung, für die es keine Noten braucht.

Bodypercussion und Lieder – unsere ersten Experimente

Wir haben Bodypercussion vor etwa zwölf Jahren im Rahmen unserer Weiterbildung in Körpermusik kennengelernt – einerseits als eigene Kunstform und andererseits als Spielform der Rhythmuspädagogik. Als Musiker:in und Musiktherapeut:in hatten wir schon immer ein inniges Verhältnis zu Liedern, und so begann ein Forschungsprozess darüber, wie sich unsere Freude an der Beseeltheit von Liedern mit der Körperlichkeit von Bodypercussion verbinden lässt.

Auf einer Bildungsreise 2014 nach Ghana hat es »klick« gemacht: Baar, Professor für Percussion an der Uni Accra, und Alicia, Sängerin und Tänzerin aus der Hauptstadt, haben uns ghanaische Lieder gelehrt, und wir konnten am eigenen Leib spüren, wie es ist, wenn es keine Trennung von Liedern, Bodypercussion und Tanz gibt.

> »Im südlich der Sahara gelegenen Afrika ist Musik weitgehend eine Körperbewegungsaktivität, die fast untrennbar mit Tanz verbunden ist […].

> Musikhören bedeutet dort oft automatisch Körperbewegung [...]. Viele zentral- und westafrikanische Sprachen haben für Musik gar kein eigenes Wort und wenige betrachten Rhythmus als eine abtrennbare, abstrakte Komponente von Musik. Rhythmus wird als Stimulierung zu Körperbewegung verstanden und mit dem Namen des Tanzes bezeichnet« (Iyer 1998, S. 24).

Nach unserer Rückkehr konnten wir im Zusammenspiel mit dem erfahrenen Rhythmuspädagogen und Autor Rolf Grillo (Gerber u. Grillo 2021) eine Vertiefung und Weiterentwicklung dieser Inspirationen erfahren. Wir begannen, Lieder mit Bodypercussion zu verbinden, und aus diesen Experimenten entstand etwas, das wir »Lieder schmücken« nennen.

Wie Bodypercussion Wirkung zeigt

Wir bemerken eine Vielfalt von positiven Wirkungen beim Singen in Bewegung. Die Verkörperung verleiht den Liedern eine ganz eigene Frische und Dynamik, selbst bei einfachsten Bewegungsformen.

Sie ermöglicht den Liedern, sich auf zusätzliche Weise mehrdimensional zu entfalten. Die Lieder profitieren von der Bodypercussion und werden energetisch aufgeladen. Das Singen wird zu einer Erfahrung mit Hand und Fuß, die dadurch im Körper mehrfach abgespeichert wird und auch nicht so schnell »aus dem Sinn« kommt. Dieses Phänomen bildet sich neurobiologisch ab, wie von Studien der Hirnforschung bestätigt wird (Hüther 2008; Kölsch 2019; Storch et al. 2017). Wie wir in Kapitel 5 näher beschreiben werden, hat Singen das Potenzial, unseren inneren Zustand *(State)* unmittelbar zu wandeln und zu verändern. Bodypercussion und Bewegung verstärken dieses Potenzial. Die Musikpädagogin Isabella Hölzl hat die gesundheitserregenden Auswirkungen in ihrer Facharbeit über Bodypercussion so zusammengefasst (Hölzl 2016):

- Aufmerksamkeit wird gefördert und gelenkt.
- Unser schöpferischer Ausdruck kann sich entfalten.
- Mut und Spontaneität werden gefördert.
- Unser Selbstbewusstsein und unsere Kommunikationsfähigkeit werden gestärkt.

Ähnliche Phänomene kennen wir, wenn wir bspw. einen Gospelgottesdienst erleben. Neben einem inniglich gesungenen Gebet kommt

Bewegung hinzu, auch wenn es vielleicht nur kleine Schritte sind und die Hände die Offbeats klatschen. Wir können unseren Körper nicht mehr im Zaum halten. Ein Funke springt über, unser Körper möchte mitsingen und mitgrooven.

Joachim E. Berendt hat es so beschrieben, dass Offbeat-Betonungen beim Hörer das Bedürfnis nach rhythmischer Bewegung wecken, weil das Unterbewusstsein durch eine Bewegung vom verschobenen Akzent hin zum unbetonten Beat beide miteinander verbinden will, um so das Auseinanderfallen von Beat und Akzent »zu heilen« (Berendt 2005).

Diese rhythmische Spannung hat eine psychisch und körperlich anregende Wirkung. Wir bemerken es u. a., wenn wir beim Zuhören unwillkürlich anfangen zu wippen oder die Zehen und Finger sich mitbewegen. Wenn wir Bodypercussion in Verbindung mit Liedern verwenden, geben wir unserem Organismus die Möglichkeit, seinen ursprünglich angelegten Bewegungsdrang auszuleben. Wir nutzen die unwillkürlichen Prozesse als eine attraktive Form der Aufmerksamkeitsfokussierung und kommen dem Körper entgegen, der sich per se gerne beteiligen möchte. Sowohl in der Beschreibung von Bewegungsspielen wie »Mitmachen« (siehe Kap. 3) als auch in der Beschreibung von »selbstgeschöpften Bodysongs« (siehe Kap. 6) gehen wir näher darauf ein.

Diese natürliche Bewegungslust geht vielen Menschen im Laufe des Lebens verloren. Kleine Kinder sind meist noch unbefangen. In der Pubertät wird es oft schwieriger und Schamgefühle verhindern zunehmend den freien Ausdruck. Aufgrund von Bewegungsmangel und kontrollierten Körperselbstbildern scheinen viele Erwachsene mehr und mehr das Vertrauen in den eigenen Bewegungskörper verloren zu haben. Doch letztlich hat nahezu jeder Mensch Freude an Bewegung, und wenn sie noch so klein ist. Es fühlt sich befreiend an, wenn der Körper die Erlaubnis bekommt, auf seine ganz einzigartige Weise in Schwingung und Bewegung zu sein.

Ein überzeugendes Beispiel dafür zeigt der Dokumentarfilm *Queen: Rock the World* (2017) des Regisseurs Christoffer Bird über die legendäre Band um Freddy Mercury. Hier wird die Geschichte erzählt, wie der Song »We will rock you« entstanden ist. Die Band war auf einer sehr erfolgreichen Tournee und verspürte das starke Verlangen, mit dem Publikum in einen noch dichteren, energetischen Kontakt zu kommen. Zweimal Stampfen, einmal Klatschen: Tausende von Menschen synchronisieren sich mithilfe dieser Bodypercussion mit der Band und dem Augenblick und werden selbst zu verkörperter Musik – der Rest ist Geschichte und wurde zur kollektiven Erfahrung eines Bodysongs.[11]

Anhand dieses Beispiels können wir erahnen, welches Potenzial verkörperten Liedern innewohnt. Die energetische Komponente ist dabei nur eine von vielen.

Wenn wir unserem Körper und seinen willkürlichen und unwillkürlichen Impulsen Aufmerksamkeit schenken, dann merken wir: Unser Körper *will* »im Spiel« sein – natürlich nicht immer, aber immer wieder und in ganz bestimmten Kontexten.

- Unser Körper möchte wahrgenommen werden und sich zeigen.
- Unser Körper möchte sich bewegen, fließen, schwingen und grooven.
- Unser Körper möchte sprechen, erzählen und auf seine Weise singen.
- Unser Körper möchte sich beteiligen, mitklatschen und Sounds erzeugen.
- Unsere Verbundenheit mit unserem Körper kann uns Körperglück und eine Erfahrung von »Einssein« mit uns selbst und anderen schenken.

Interessanterweise sind die Begriffe Bodypercussion und Bodysong noch relativ neu und bei uns eher unbekannt. Es gibt kaum Referenzen, an denen man sich orientieren kann. So vermochten wir allerdings auch unbefangener an das Thema heranzugehen, konnten selbst entdecken, neu zusammensetzen und Pioniere unserer Körpersprache werden.

Wir verzichten im therapeutischen Kontext bewusst darauf, Bodypercussion als Kunstform zu verwenden. Im therapeutischen Setting treffen wir auf Bedingungen, für die eine machbare Vorgehensweise geboten ist. Die Zeit ist begrenzt, wir haben eine komplexe Auftragslage, die Beteiligten haben sich häufig nicht explizit für ein Musikangebot entschieden, die Vorerfahrungen und evtl. Belastungen mit Musik sind sehr verschieden.

Es macht einen großen Unterschied, ob wir fortlaufende Seminare oder »Playshops«[12] anbieten oder ob wir mit einer therapeutischen Bezugsgruppe arbeiten. Wesentlich ist, was wir aus dem Moment

11 Für Neugierige, die das Lied mit der eindrucksvollen Bodypercussion noch nicht kennen: Sie finden es ganz sicher in den einschlägigen Medienkanälen – es lohnt sich!

12 In Musikerkreisen wird der Anglizismus »Workshop« gerne abgewandelt in »Playshop«, da die spielerischen (engl. *play*) und erfahrungsbasierten Komponenten im Vordergrund stehen – weniger die »Arbeit« (engl. *work*).

heraus entwickeln können und was für den therapeutischen Verlauf dienlich ist. Dabei geht es um eine Balance von Herausforderung und Machbarkeit.

Ermutigende erste Erfahrungen und eine stimmige Verknüpfung mit unserem vorhandenen Methodenkoffer haben dazu geführt, Bodypercussion in unser musiktherapeutisches Repertoire mit einzubeziehen und mit unterschiedlichen Interventionen, aber vor allem mit dem Singen zu verbinden. Zusammenfassend lässt sich hierzu sagen:

- Bodypercussion kann uns in verschiedene Körpererfahrungen führen: Bodysounds – Berührung – Bewegung – Begleitung, die *4 B* der Bodypercussion.
- Unser Körper kann durch Bodypercussion zum rhythmischen Begleitorchester für Lieder und Stimmarbeit werden.
- Bodypercussion bietet eine große Spielwiese unerschöpflicher Möglichkeiten, mit Bodysounds zu experimentieren.
- Bodypercussion führt in Bewegungs- und Berührungsräume mit vielfältigen Qualitäten für den therapeutischen Prozess.
- Bodypercussion lädt dazu ein, unseren Körper als Musikinstrument zu erfahren – eine körpernahe Verbindung von Tanz und Perkussion.

Spielformen der Bodypercussion

In diesem Abschnitt stellen wir Ihnen Spielformen der Bodypercussion vor, mit denen wir regelmäßig arbeiten und die sich in der therapeutischen Praxis bewährt haben. Wir verstehen darunter strukturierte Muster, die wir zumeist als *Styles* bezeichnen. Kleinteilige Elemente davon nennen wir *Patterns*.

Wir unterscheiden drei Spielformen:

1) »Kaskadien«
2) »Das Bruniversum«
3) »Q Pa«.

Die Styles sind für unseren speziellen Kontext zumeist einfach gehalten. Gerade die Einfachheit zieht die Menschen in die Musik hinein. Ebenso freuen wir uns, dass musikaffine Kolleg:innen sich davon anstecken lassen, dass die gesundheitsfördernden Effekte sie motivieren, diese in ihre Arbeitskontexte zu integrieren.

Keine der Spielformen verstehen wir als etwas Feststehendes. Vielmehr repräsentieren sie ein mögliches Muster, das jederzeit wandelbar und kombinierbar ist und den jeweiligen Gestaltungsbedürfnissen und gewünschten Zielrichtungen dienen soll.

Die jeweiligen Styles werden von Videobeispielen begleitet, die Sie bei der entsprechenden Spielform finden. Die Aufnahmen mögen Ihnen einen Geschmack davon geben und Lust machen auf mehr.

Bevor wir jedoch die einzelnen Styles vorstellen, wollen wir eine Sprache definieren, in der wir sie vermitteln können.

Die Bodypercussion-Sprache

Die unterschiedlichen Körperklänge, die wir auch Bodysounds nennen, werden in einer »Bodypercussion-Sprache« in kurzen Silben, sogenannten »Codes«, veranschaulicht. Es gibt in der Welt der Bodypercussion eine Vielfalt an Sprachvarianten. Wir haben uns hier auf eine gemeinsame Sprache mit unseren Kollegen Andreas Gerber und Rolf Grillo eingestimmt, die Sie in Abbildung 1 dargestellt finden.

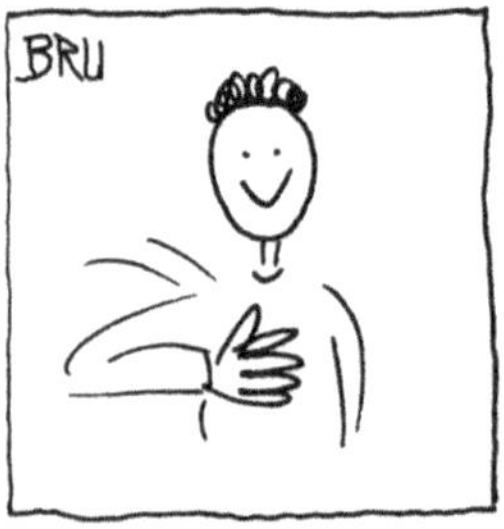

Auf den Brustkorb patschen

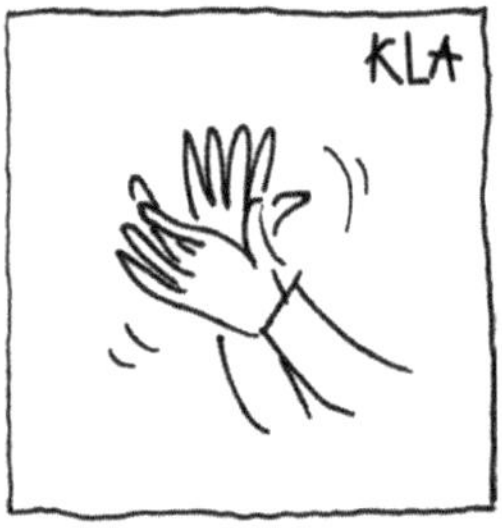

Klatschen

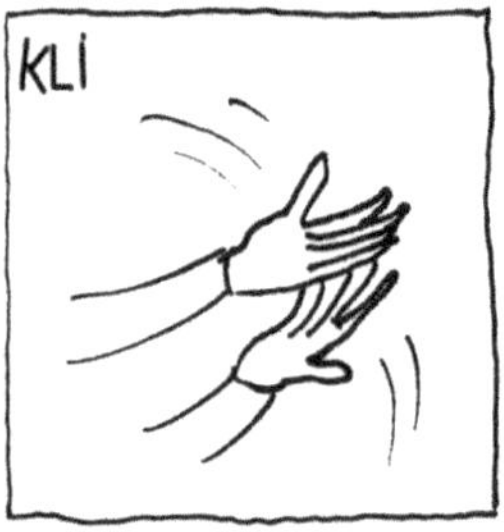

Handrücken in Handteller klatschen

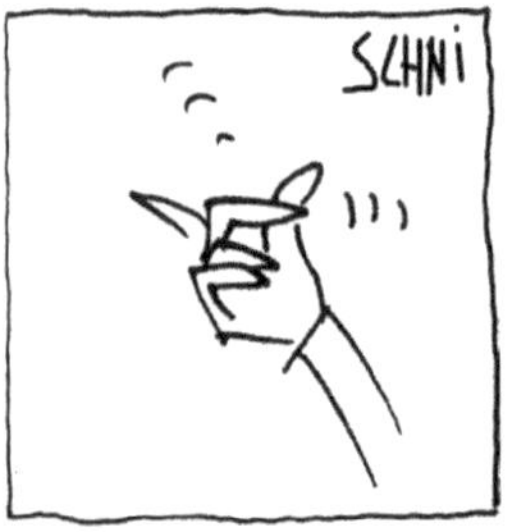

Schnipsen

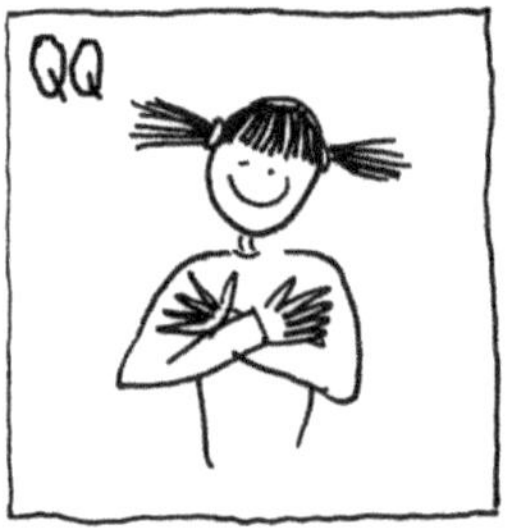

Schmetterlingsklopfen

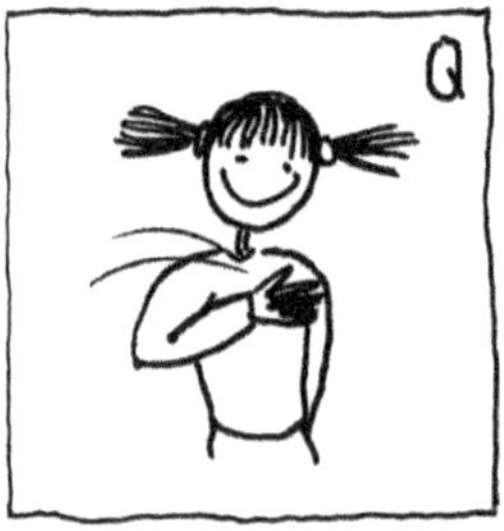

Hand quer über den Brustkorb

Abb. 1: Die Codes der Bodypercussion mit ihren Bedeutungen

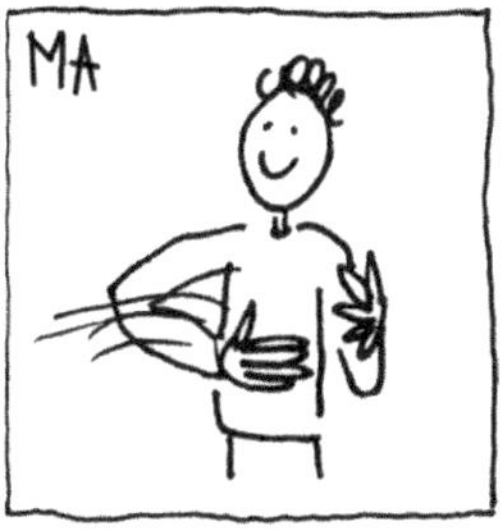

Auf den Bauch patschen

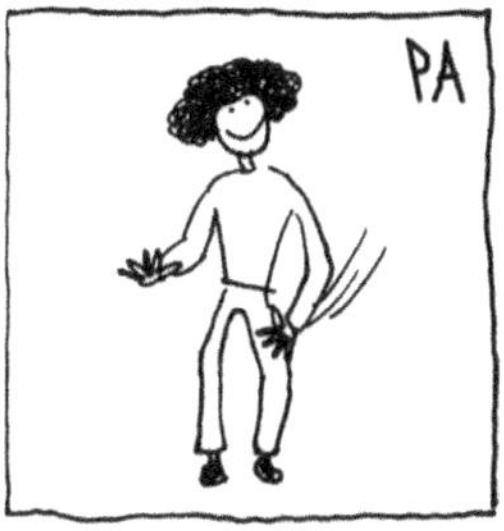

Auf den Oberschenkel patschen

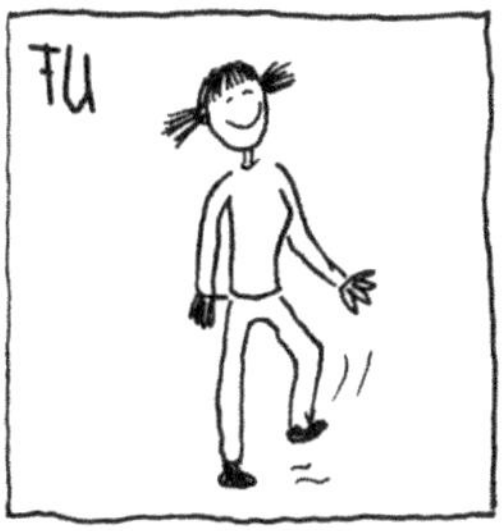

Mit dem Fuß stampfen

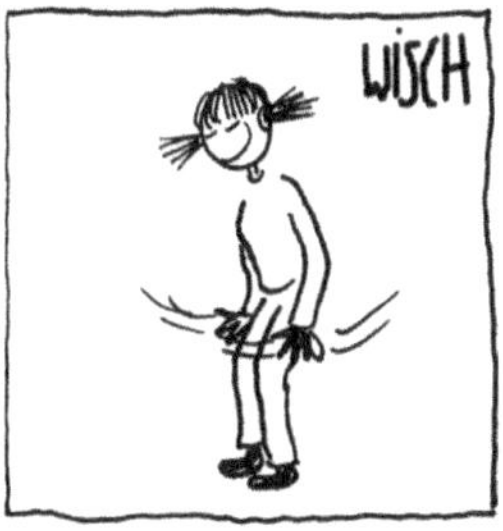

Oberschenkel seitlich wischen

Abb. 1 (Fortsetzung)

Damit haben wir die Voraussetzung geschaffen, dass wir Ihnen die drei genannten Spielformen vorstellen können.

Die Spielform »Kaskadien« – ein Hauch von Keith Terry

Im Rahmen unserer Körpermusikausbildung haben wir Choreografien des Altmeisters der Bodypercussion Keith Terry kennengelernt, von denen wir eine Variante vorstellen und auf die Vielzahl von Ableitungsmöglichkeiten aufmerksam machen möchten. Wir nennen diese von Terry inspirierten Styles und deren Ableitungen »Kaskadien«, da sie zu Bewegungen führen, die wie eine Kaskade von unserem Körper abtropfen. Wir dürfen uns das so vorstellen, dass die Bewegung mit einem Klatschimpuls auf Kopfhöhe beginnt und nachfolgend jeweils zwei Impulse (rechts, links oder umgekehrt) körperabwärts auf Brust, Bauch oder Beine folgen.

Kaskadien lädt ein, ins Fließen zu kommen. Die Bodysounds tropfen ab wie ein sanfter Wasserfall. Aus dem willkürlichen Tun entsteht ein unwillkürlicher Flow. Ungerade Rhythmen entfalten eine körperlich erfahrbare Symmetrie, die stabilisiert. Gerade Rhythmen finden bspw. durch ein Schni als Auftakt ihren Platz.

Die ungeraden Rhythmen in Kaskadien

>> Video Kaskadien (0:37)

In dem Clip sehen Sie, wie sich Kaskadien in den ausgewählten Spielformen als Dreier-, Fünfer- und Siebenerrhythmus ereignet. Wir nennen diese rhythmischen Figuren auch rhythmische *Räume* (Dreierraum, Fünferraum usw.), weil sie je nach Zählart in verschiedene körperliche und atmosphärische Erfahrungsräume hineinführen. Das Kla liegt dabei auf der Zählzeit 1, was zumeist als sicher und stabil empfunden wird.

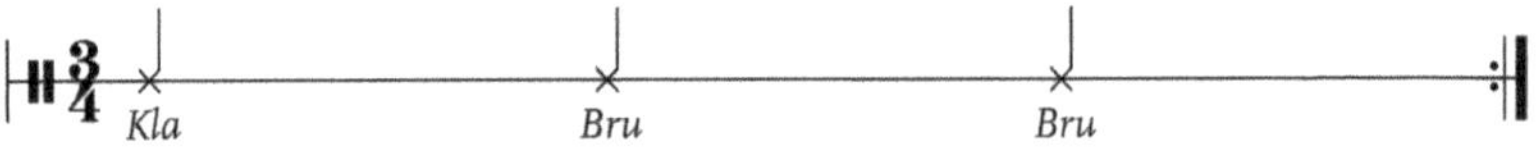

Abb. 2: Der Dreierraum

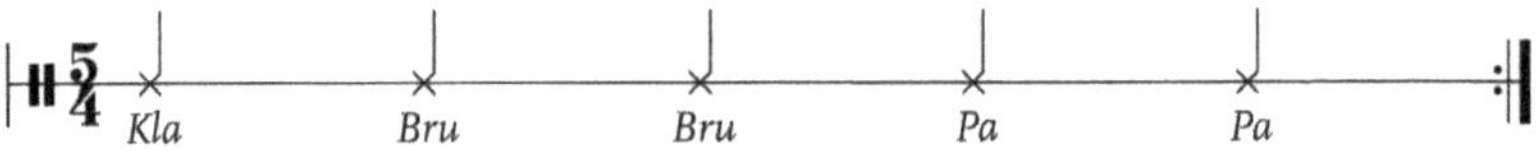

Abb. 3: Der Fünferraum

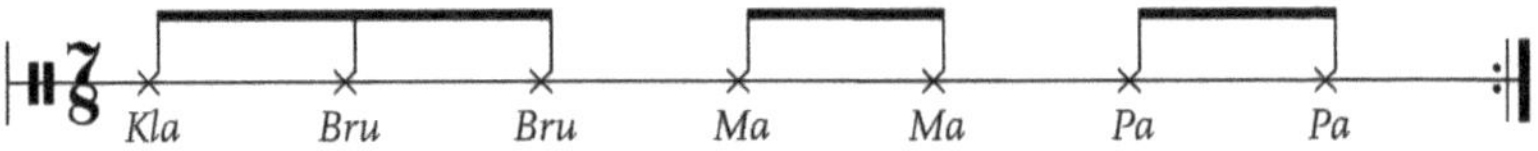

Abb. 4: Der Siebenerraum

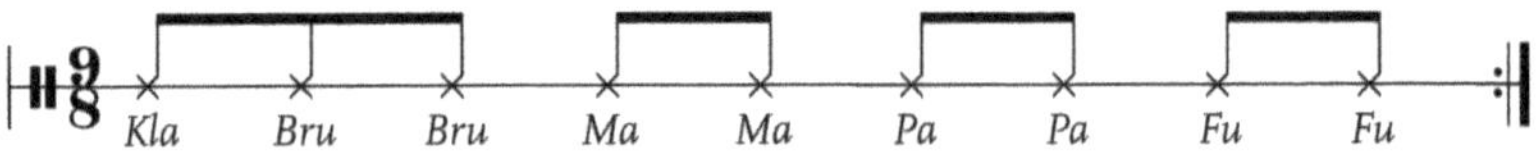

Abb. 5: Der Neunerraum

Die Kaskadentechnik bringt große Wirkungsmöglichkeiten für die therapeutische Arbeit mit:

Der Rhythmus pulsiert gleichmäßig und sorgt für eine solide Stabilität, denn auf jedes musikalische Viertel oder Achtel erfolgt ein Bodypercussionimpuls. Das merken wir spätestens, wenn wir eine Fünferfigur wie Kla Bru Bru Pa Pa für Lieder im 5/4-Takt nutzen. Selbst für Musikerfahrene ist es durchaus herausfordernd, sich in einem 5/4-Takt ausreichend sicher zu fühlen. Abgesehen vom Dreiertakt und vom Zwiefachen (einem bayrischen Volkstanz im 5/4-Takt) sind wir im mitteleuropäischen Raum wenig mit ungeraden Rhythmen vertraut und kennen daher kaum Lieder im 5/4-Takt. Anders ist das bspw. in der osteuropäischen Musik. Dort existieren viele Volkslieder und Tänze mit ungeraden Rhythmen. Auch das berühmte Jazzstück »Take Five« des Dave-Brubeck-Quartetts ist im Fünfertakt komponiert. Wie wir in späteren Fallbeispielen sehen werden, gelingt es auch Menschen mit wenig Vorerfahrung, sich mithilfe dieser symmetrischen Bodypercussion in einem ungewöhnlichen Takt alsbald zu Hause zu fühlen.

Das Gleiche gilt für Lieder im 7/8-Takt oder im 9/8-Takt. Insbesondere diese ausgefallenen, viel seltener genutzten Taktarten bekommen in Kaskadien eine Bühne und eine Brücke in die Alltagstauglichkeit.

Wofür ist es überhaupt wichtig, dass diese ungewohnten Taktarten unsere Aufmerksamkeit bekommen? Erst die Bodypercussion ermöglicht uns einen Zugang in rhythmische Erfahrungen, die den Teilnehmenden in diesen Handlungskontexten ansonsten kaum möglich wären. Wenn wir ungewohnte Taktarten quasi mit Hand und Fuß erfahren oder gar begehen, beschreiten wir neue Räume, erweitern unseren Horizont auch körperlich und entdecken dabei neue musikalische »Kontinente«. Ungerade Rhythmen lassen uns in Erfahrungen eintauchen, die neue Qualitäten und damit weitere Möglichkeiten für eine therapeutische Verknüpfung ermöglichen. Bspw. werden Fünferräume zumeist als ausgleichend und integrierend erlebt. Siebenerräume haben dagegen eine energetisierende und vitalisierende Wirkung.

Die endlosen Wiederholungsschleifen lassen uns die *Unterteilungspulsation*[13] und die jeweilige energetische Aufladung dieser Rhythmusräume körperlich erfahren und im wahrsten Sinne des Wortes begreifen.

Wir stellen Ihnen nun exemplarisch einen Bodysong von Keith Terry vor, der den musikalischen Charme von Kaskadien repräsentiert. Im nachfolgenden Video finden Sie den von Keith Terry entwickelten Bodysong »Gong Gong Hey«, der Ihnen zeigt, wie wir einen 9/8-Takt in den Körper bringen.

---

13 Eine *Unterteilungspulsation* ist eine rhythmische Aufteilung unterhalb der Grundpulsation bspw. einer musikalischen Viertel- oder halben Note.

»Gong Gong Hey«

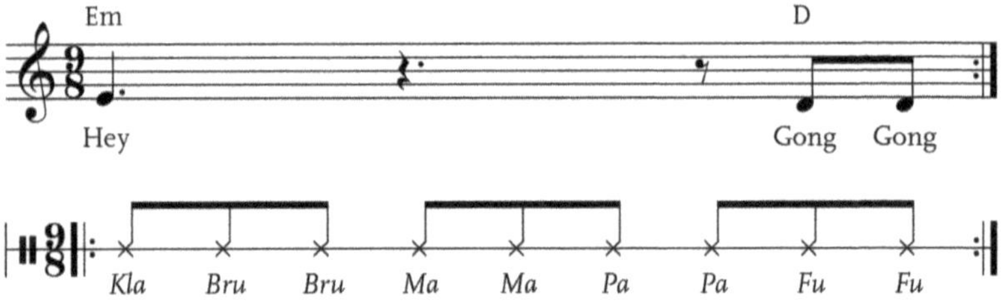

Abb. 6: »Gong Gong Hey«

>> Video »Gong Gong Hey«

Eine Bodypercussion im 9/8-Takt lässt uns einen fließenden, harmonischen und symmetrischen Kreislauf erleben. Durch die sprachliche Akzentuierung des Auftakts (»Gong Gong«) wird der gesamte Bewegungsablauf immer wieder aufs Neue aufgeladen. Das »Hey« kann wie die Explosion eines Feuerwerkkörpers erlebt werden, der dann seine farbenfrohen Funken über den Körper verteilt und über das »Gong Gong« eine erneute Zündung erfährt. Die körperliche Stimulation und die vielfältigen Selbstberührungen verlaufen organisch und verfügen über eine einfache, aber feine Ästhetik.

Nun kommen wir wieder zurück zu Kaskadien als Liedbegleitung. Mit Kaskadien Lieder zu begleiten, ist meist sehr einfach. Die Seminarteilnehmer:innen oder die Klient:innen müssen das vom Kopf her nicht verstehen. Es kann einfach geschehen, gelingt überraschend schnell und wirkt intensiv.

Die geraden Rhythmen in Kaskadien

>> Video Kaskadien – Kaskadienentfaltung (1:58)

Auch die geraden Rhythmen haben ihren Platz im Kaskadien, wie Sie in diesem Clip erfahren können. Wenn wir gerade Rhythmen klopfen möchten, können wir ein SCHNI in der letzten Zählzeit einfügen. Das KLA erfolgt auf der Zählzeit 1, das SCHNI bekommt den Charakter eines Auftaktes, wenn es auf die letzte Zählzeit des Taktes gesetzt wird.

Die geraden Kaskadienräume sind in den Abbildungen 7 bis 9 verbildlicht.

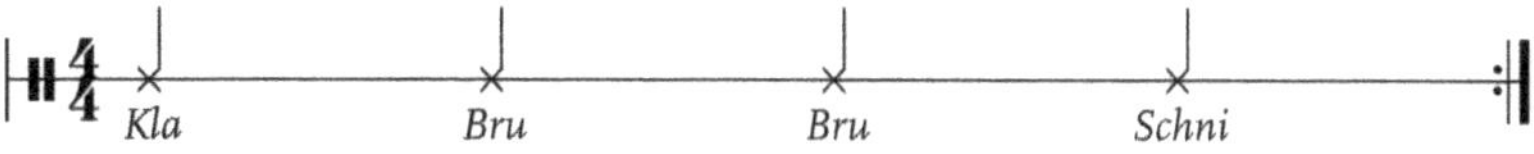

Abb. 7: Der Viererraum

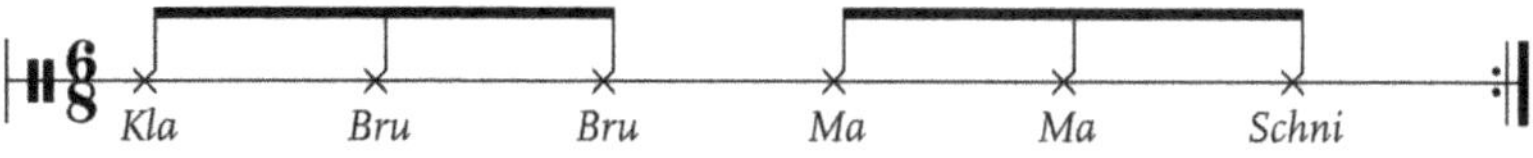

Abb. 8: Der Sechserraum

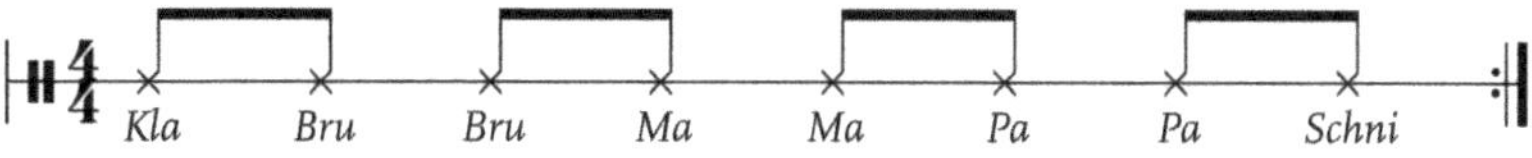

Abb. 9: Der Achterraum

In der Videosammlung (siehe Kap. 5) finden Sie zwei Liedbeispiele für den Achterraum abgebildet: »Spirit of the Wind« und »Mach das Jetzt zum roten Faden«. In beiden Liedern finden wir Grundformen von Kaskadien sowie auch Variationen und Erweiterungen.

Im Videobeispiel »Mach das Jetzt zum roten Faden« haben wir eine Variante eingebaut, die das Schni nicht als Auftakt nutzt, sondern es auf die Zählzeit 1 setzt. So entsteht eine interessante Verschiebung, die im ersten Moment irritiert, weil wir es zumeist als sicherheitsgebend erleben, wenn das Kla die 1 repräsentiert. Diese kleine Bodenwelle haben wir bewusst eingebaut, da es in dem Lied um das Thema Stolpern geht. Diese Variante ist für jene geeignet, die Lust auf Musterunterbrechungen haben und mit dem Herausfallen aus gewohnten Sicherheiten experimentieren möchten.

Zusammenfassung: Kaskadien

Kaskadien öffnet unterschiedliche Erlebnisräume. Wie so oft in der Körpermusik bewegen wir uns im Spannungsfeld von Sicherheit und Abenteuer. In welche Erlebnisräume wir durch die gewählten Styles gelangen, hängt von der Geschwindigkeit der Bewegungen, von eingebauten Varianten und natürlich von den Teilnehmenden selbst ab. Die Choreografie von »Spirit of the Wind« hat z. B. einen quirligen Bewegungsablauf körperabwärts, während das Stück »In mir klopft es« ein langsames Strömen über den Körper fließen lässt. Gemeinsam ist beiden das gleichmäßige Abperlen von oben nach unten. Ob erfrischendes Flussbad oder Eintauchen in einen ruhigen Strom, der

Kaskadien-Style betont die Abwärtsbewegung. Sie führt in einen anderen körpermusikalischen Raum als bspw. die groovige Kraft eines BruSchniKla-Styles (siehe nachfolgender Abschnitt).

Ruhige Kaskadien-Styles passen, wenn eine langsame Gangart angesagt ist. Sie können sich an die Bedürfnisse der Menschen anpassen, sie sind leicht erlernbar, leicht umsetzbar und fließen mit dem, was ist. Dies kann bspw. im Gerontobereich, im Palliativbereich oder in heilpädagogischen Einrichtungen hilfreich sein. Es passt in Kontexte, in denen es darum geht, die Menschen mit einem musikalischen Angebot niederschwellig abzuholen, ohne sie zu überfordern. Menschen mit hohem Sicherheitsbedürfnis, mit geistiger oder körperlicher Beeinträchtigung können wir einladen, den Körper in Schwingung zu versetzen und sich dabei vom Rhythmus der sanften Bewegungsabläufe tragen zu lassen. Langsame Kaskadien-Styles fördern die Heiterkeit der »Lassenskraft«[14] und lassen Selbstwirksamkeitserleben und Funktionsfreude gedeihen.

Man könnte Kaskadien mit dem Element Wasser in Verbindung bringen. Kaskadien fließt und ist anpassungsfähig. Der Kaskadien-Flow entsteht aus der Hingabe an die jeweiligen Bedingungen, in die der Strom des Lebens uns hineinführt. So ist Kaskadien wie der Strom des Lebens manchmal schnell, manchmal ruhig, manchmal gibt es Stromschnellen, doch auch die gehen vorbei. Kaskadien und der Fluss des Lebens fließen stromabwärts durch verschiedene Landschaften und münden schließlich im großen Meer.

Das Bruniversum[15]

»Am Anfang war das Bru.«

Uwe Loda

Wir wollen an dieser Stelle beispielhaft zwei Styles aus dem Bruniversum vorstellen. Wir nennen sie BruKli- und BruSchniKla-Styles. Beide bieten ein Grundgerüst, von dem sich bildhaft gesprochen ein ganzes Universum an Erweiterungen und Variationen ableiten lassen. Sie führen in unterschiedliche Erfahrungsräume, wie wir später sehen werden.

---

14 Auf die Wortschöpfung »Lassenskraft« sind wir durch die Zeitschrift *Oya* aufmerksam geworden (Glossar in Heft 41/2016, S. 51).

15 Wie Kaskadien ist auch das *Bruniversum* eine eigene Wortschöpfung. Dieses Fantasiewort möchte bildhaft ausdrücken, dass wir uns nun in einem kleinen Bodypercussion-Universum befinden. Alles beginnt beim Bru – und von da aus leiten sich unendlich viele Variationen ab.

Der BruKli-Style

Der BruKli-Style bildet eine Familie mit den Varianten Bru, Bru Kli, Bru Kli Schni und Bru Kli Schni Schni. Dies sind die basalsten Formen, mit denen wir arbeiten. Sie sind einfach und für nahezu jede Klientel anschlussfähig. Auf unserer Entdeckungsreise, wie Lieder durch Bodypercussion bereichert werden, haben wir immer wieder beobachten können, wie diese Einfachheit die Teilnehmenden in die Musik hineinzieht. Sie bietet sich gleichermaßen für musikaffine Kolleg:innen als Einstiegsform an, die sich darin versuchen wollen, in ihrer Arbeit mit Bodysongs zu experimentieren.

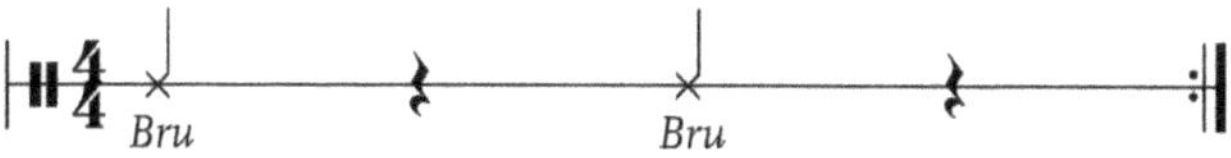

Abb. 10: Bru

>> BruKli-Video Teil 1 (0:00)

Der Videoclip zeigt, wie das Bruniversum mit Bru beginnt und sich dann nach und nach ausbreitet.

Das Bru (siehe Abb. 10) hat durch seinen Bassklang einen erdigen Charakter. Im Video wird aufgezeigt, wie sich auf dem Boden dieses Metrums verschiedene Unterteilungen entfalten können. Wir können gerade in dieser basalen Form erfahren, wie vielschichtig und multidimensional das Wesen von Rhythmus sich gestalten lässt. Dieses einfache, gleichsam schwebende Bru stellt den Nukleus dar. Es ist einerseits die schlichteste Form einer rhythmischen Liedbegleitung. Das anhaltende Klopfen des Bru kann andererseits zum Tor in veränderte Bewusstseinszustände werden, wie es bspw. bei tranceinduzierten Rhythmusreisen, beim sogenannten Pulsationstrommeln oder in schamanistischen Ritualen praktiziert wird (Strobel 1988; Rittner u. Hess 1994). Im Bru verbirgt sich also ein ganzes »Bruniversum« an Erfahrungsräumen, deshalb ist es so wertvoll. Alle Potenzialität ist darin enthalten.

Sehr interessant wird es, wenn wir damit beginnen, auf die Zwischenräume zwischen den Bru-Impulsen zu lauschen. Hier liegen zwischen den hörbaren Bodysounds die verborgenen Ladungen und Schätze. Sie bergen eine tieferliegende Magie in sich. Wenn wir zunächst ein gleichmäßiges Bru Bru hören, wissen wir noch nicht, ob sich darin bspw. ein Zweier- oder ein Dreierrhythmus (triolisch) verbirgt. So bekommen wir eine Ahnung davon, wie ein scheinbar schlichtes Metrum schon einen fühlbaren Groove in sich tragen kann.

Im ersten Abschnitt des clips können wir sowohl Aspekte der gleichmäßigen Unterteilungspulsation – hier ein Zweier- und ein Dreierpattern – hören als auch rhythmisch differenzierte Figuren.

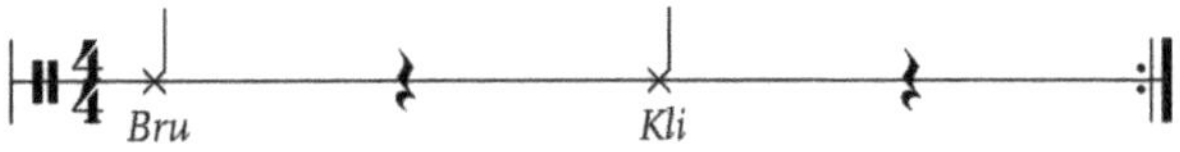

Abb. 11: Bru Kli

>> BruKli-Video Teil 2 (1:30)

Auch das einfache Bru Kli (siehe Abb. 11) kann in jeder Situation ohne Anlaufzeit unmittelbar eingesetzt werden und hat eine attraktive Anziehungskraft. Das ist für unseren therapeutischen Kontext hochrelevant, wenn wir bspw. mit Menschen arbeiten, die sich als unmusikalisch bezeichnen oder vielleicht wenig mit dem Musizieren vertraut sind. Dies gilt ebenso, wenn wir wenig Zeit für längere Aufbauphasen haben.

Eine Erweiterung finden wir in der Figur Bru Kli Schni (siehe Abb. 12). Sie knüpft an das bereits Bekannte an und stellt eine neue Variation dar, die gleichzeitig dem Grundpuls treu bleibt und damit die basale Einfachheit und Abrufbarkeit selbst in schwierigen Stresssituationen gewährleisten kann. Dies gilt bspw., wenn wir die Figur als Re-Orientierungswerkzeug im Zusammenhang mit Angsterleben einsetzen wollen.

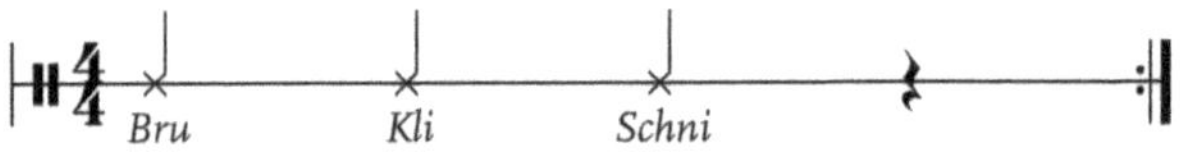

Abb. 12: Bru Kli Schni *Pause*

>> BruKli-Video Teil 3 (2:06)

Die sanfte Anhebung der Komplexität erfordert etwas mehr Aufmerksamkeit. Dies dient uns, wenn wir zu einer gezielten Umfokussierung einladen möchten. Die Umsetzung der Figur ist nicht möglich ohne konzentrierte geistige Aktivität.

Die Pause am Ende der Figur lässt eine Lücke entstehen, die eine gewisse Spannung erzeugt. Sie ist rein musikalisch gesehen sehr reizvoll, wie so oft, wenn wir mit dem Wechsel von Impulsgebung und Auslassung oder von Akzent und unbetonten Elementen arbeiten.

Im Video »Nur Mut, singen tut gut« (siehe Kap. 5) sehen wir die Anwendung der BruKliSchni-Figur innerhalb eines Liedes.

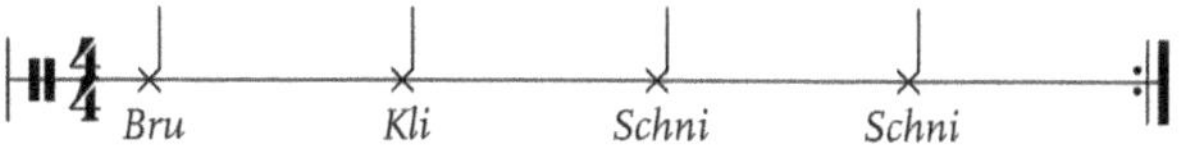

Abb. 13: Bru Kli Schni Schni

>> BruKli-Video Teil 4 (2:53)

Beim Bru Kli Schni Schni (in Abb. 13) können wir sehen, wie dem vorangegangenen Style ein weiteres Schni hinzugefügt wird. Die Figur lässt sich unmittelbar umsetzen und führt zu einer hohen Stabilität, da auf jede Zählzeit ein Impuls erfolgt, sodass sich schon nach kurzer Zeit ein flüssiger Bewegungsablauf einstellt. Gleichzeitig wohnt diesem erweiterten Style eine zusätzliche Dynamik inne: Wir beobachten, dass die leichte Umsetzung eine Funktionsfreude bewirkt und die Teilnehmenden häufig eine Lust auf weitere tänzerische Bewegungen verspüren.

Zum Abschluss der BruKli-Styles möchten wir Ihnen eine Kombination aus BruKli- und abtropfenden Kaskadien-Elementen vorstellen. Wir nennen diesen Style BruKli-Swing.

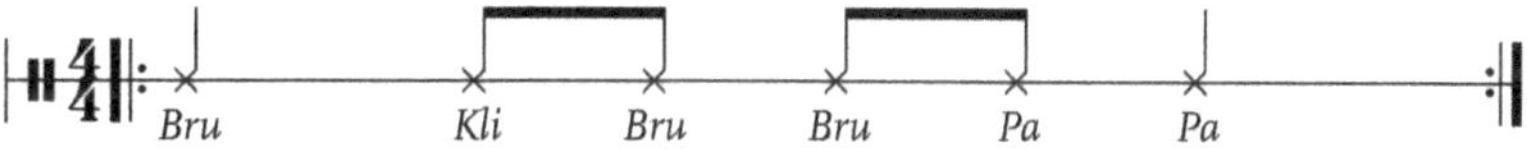

Abb. 14: BruKli-Swing

>> Video Herzensweite

In dem Lied »Herzensweite« erfahren Sie eine Variation von Kaskadien in Verbindung mit einem BruKli-Style. Diese Variation eignet sich für Lieder, die einen Swingcharakter haben. Wir beginnen mit dem Bru Kli auf den Zählzeiten 1 und 2 und dann tropfen wir mit Bru Bru Pa Pa ab.

In der Welt von Bru Kli und seinen Variationen können wir immer wieder beobachten, dass Teilnehmende sich leichter auf das Singen einlassen können, wenn eine attraktive, aber nicht überfordernde körperliche Bewegung hinzukommt. Die Eintrittsschwelle ist sanft und einladend. Die für die meisten Menschen ungewöhnliche Verbindung von Lied und Bodypercussion als Begleitorchester fühlt sich in kürzester Zeit sicher an. Es hat den Anschein einer natürlichen Bewegung, wie sie von selbst entsteht, wenn wir uns der Musik hingeben und uns unwillkürlich dazu bewegen. Gleichzeitig haben die Gedanken Pause und es entsteht ein Raum für Präsenz in Verbundenheit.

Wenn wir die Möglichkeit haben, uns mit den Teilnehmenden Zeit zu nehmen, diese Spielformen zu erforschen, entsteht ein buntes Mosaik aus »Wahrgebungen«.[16]

Das Bru lädt dazu ein, bei sich zu sein, bei sich zu beginnen. Es ließe sich sagen: Bru entspricht einem »Hier bin ich« und von da aus gehe ich über das Kli mit der Welt in Kontakt und zeige mich. Das Schni wird oft als eine »luftige« Energie beschrieben – ich lasse etwas los, gebe etwas ab, es löst sich etwas in Luft auf. Leichtigkeit und eine Brise Lässigkeit sind andere typische Zuschreibungen der »Teilgeber:innen«. Das Tempo der Lieder, die sich gerne in diese Spielformen einfügen, ist zumeist »gechillt« und bewegt sich zwischen langsam und medium. Die rhythmische Aufladung kann gleichzeitig sehr dynamisch und lebendig sein, wie bspw. in einem langsamen Blues oder einem Gospel in mittlerem Tempo.

Der BruSchniKla-Style

> *»Bru Schni Kla ist ein rhythmisches Begleitorchester im 4/4-Takt, das groovt. Kinderlieder, Songs aus aller Welt, heilsame Lieder, ›Dubidubidus‹ und Loops kannst du groovig machen mit solchen BruSchniKla-Sachen.«*
>
> Rap von Martina Baumann (aus dem Video »Die Entfaltung von BruSchniKla«)

Andreas Gerber hat aus dem BruSchniKla-Style heraus eine besondere Art der rhythmuspädagogischen Herangehensweise entwickelt. Er nennt dieses Konzept das *Bruschniklatein* (Gerber u. Grillo 2021, S. 22). Mit dem Begriff will er bildhaft ausdrücken, dass BruSchniKla eine Rhythmussprache ist. Jeder Silbe ist ein Bodysound zugeordnet: »Alles, was man spielt, kann man also sprechen, und umgekehrt das, was man spricht […] in Bodysounds übertragen« (ebd., S. 22). Und wie eine Sprache lässt sich diese Rhythmussprache auch variieren.

Ähnlich wie bei den Spielformen aus Kaskadien lässt sich auch aus der BruSchniKla-Grundform ein rhythmisches Universum entfalten und erfahren.

16 Im hypnosystemischen Kontext sprechen wir im Sinne der Autopoiese von *Wahrgebungen*. Es wird mit dieser Wortschöpfung von Gunther Schmidt ausgedrückt, dass der Wahrnehmende seine Wirklichkeit permanent selbst und neu erzeugt und die Wahrnehmung mit einer Bedeutungsgebung verknüpft (vgl. Schmidt 2021).

Das BruSchniKla-Video zeigt neben der allgemeinen Einführung zu Beginn den Basic Style und zwei BruSchniKla-Varianten mit Liedbeispielen:

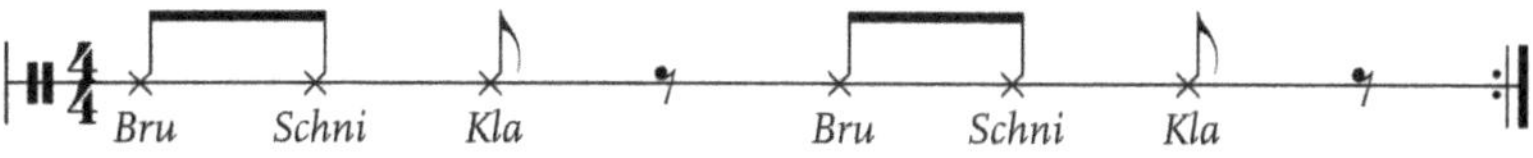

Abb. 15: Bru Schni Kla Basic Style

>> BruSchniKla-Video Teil 1 (0:40 –1:33)

Die Figur im Basic Style (siehe Abb. 15) ist sowohl einfach als auch dynamisch.

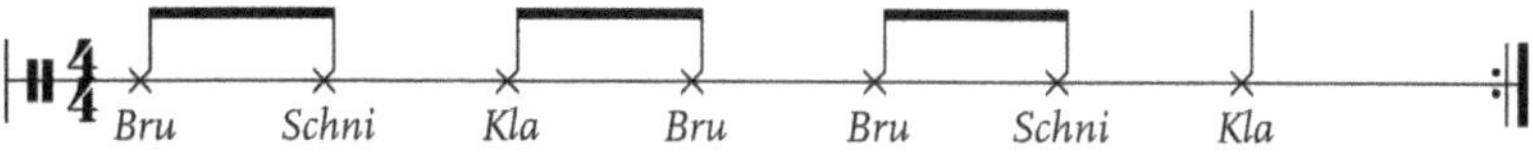

Abb. 16: Bru Schni Kla Variation 1

>> BruSchniKla-Video Teil 2 (1:35–2:38)

In der ersten Variation des BruSchniKla-Styles (siehe Abb. 16) wird die Energie durch das doppelte Bru treibender. Dabei wird auf die Zählzeit der vierten Achtelnote ein weiteres Bru hinzugefügt. Am Ende des Taktes kommt diese Variation dann wieder zur Ruhe.

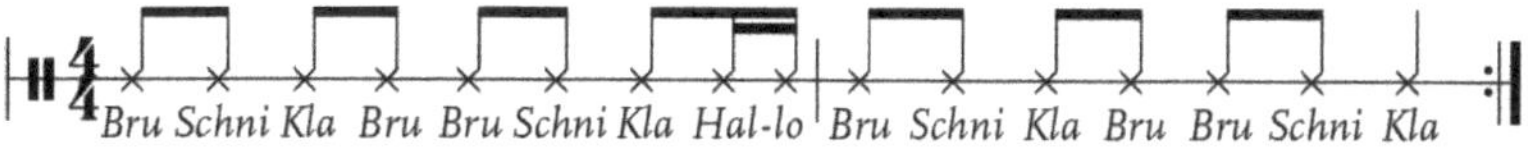

Abb. 17: Bru Schni Kla Variation 2

>> BruSchniKla-Video Teil 3 (2:38–3:54)

Variation 2 der BruSchniKla-Figur (siehe Abb. 17) entwickelt sich nun zweitaktig. Die Dynamik wird in dieser Variante noch dichter und treibender.

Zusammenfassung: BruSchniKla-Styles

BruSchniKla als Basic Style mit seinen Variationen führt uns in gänzlich andere Räume hinein als Kaskadien. Die Figur lässt uns das Grundmuster eines Rock-Pop-Groove erkennen und kann mit vielen populären Liedern im 4/4-Takt verbunden werden. Allen BruSchni-

Kla-Styles gemeinsam ist die freche, groovige, treibende Kraft der Rhythmen durch die spezielle Färbung bei Betonung auf der musikalischen 1. Wir beobachten in der Praxis, dass Bru Schni Kla ein Style ist, der »nach vorne« geht und vom ersten Takt an zu guter Laune einlädt. Das sonore Klopfen auf die Brust auf der Zählzeit 1, das freche Schni und der Klatscher, der die Sache rundmacht, fördert und fordert ein Erleben von »Hier bin ich – was kostet die Welt«. Der BruSchniKla-Style fordert Tatkraft ein, fordert und fördert eine punktgenaue Präsenz im Jetzt. Bru Schni Kla passt zur Energie des Rap, zum Hip-Hop, zu Rock-Pop. Der Style passt zu Protest, zu Spaß und zu Statement. Man könnte sagen, er entspricht dem Selbstbewusstsein eines jungen Menschen, der sich ausdehnen will und seine Kräfte zeigen möchte. Es ist wenig verwunderlich, dass Bru Schni Kla bei jungen Menschen so beliebt ist. Bru Schni Kla befördert die Schaffenslust, stampft auf oder beginnt zu lodern. Mit Bru Schni Kla kann man beeindrucken und auf sich aufmerksam machen.

Der QPa-Style

Eine weitere Spielform, mit der wir arbeiten, ist der sogenannte QPa-Style. Das Gemeinsame am QPa-Style und seinen Variationen ist, dass einer unserer Arme mit einer Bewegung quer über dem Oberkörper einen Bodysound erzeugt. Der Buchstabe Q steht hier also für »quer«.

>> Video Q Pa Teil 1

Wir unterscheiden bei dieser Spielform drei Gruppen:

- den QPa-Style und die additiven Kombinationen Q Pa und Q Pa Pa
- das »Schmetterlingsklopfen« Q Q
- den African Style Kla Kla Q Q.

Neben den bei diesen Styles charakteristischen »queren« Armbewegungen haben diese Figuren gemeinsam, dass sie sich auf zwei Bodysounds begrenzen, nämlich auf Q und Pa oder auf Q und Kla.

In zweiten Teil des nachfolgenden QPa-Videos stellen wir Ihnen zunächst die Figur Q Pa Pa vor.

Diese basale Figur QPaPa (siehe Abb. 18) gibt uns eine weitere Möglichkeit, wie wir Dreiertakte oder eine triolische Unterteilungspulsation gestalten können. Sie beinhaltet eine sanfte Komplexität, die bereits in kurzer Zeit eine flüssige Bewegung ermöglicht und für die unterschiedlichste Klientel auf einfache Weise anschlussfähig ist.

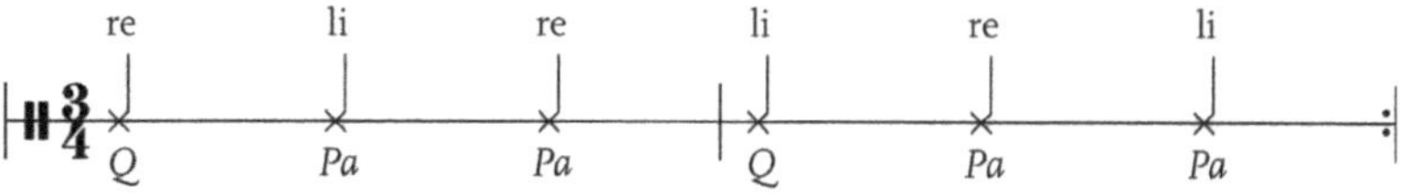

Abb. 18: Q Pa Pa. Musikzitat aus »Ja, hier ist mein Ja« (Adamek 2009)[17]

\>> QPa-Video Teil 2 (0:37)

Die Bewegung ist tendenziell großräumig und dynamisch. Sie eignet sich bspw. für therapeutische Interventionen mit einer aktivierenden und mobilisierenden Absicht. Sie kann relativ einfach erinnert werden.

Die additiven Komponenten des QPa-Styles

Der QPa-Style ist eine reichhaltige Fundgrube für additive Rhythmen.[18] Es lassen sich unzählige Varianten von Zweier- (Q Pa) und Dreierrhythmen (Q Pa Pa) miteinander kombinieren, aneinanderhängen und in den Körper bringen.

Die Komponenten Q Pa Pa und Q Pa bilden ein eigenständiges Gerüst, ähnlich wie wir es bei Kaskadien und im Bruniversum kennengelernt haben.

Als ersten additiven Rhythmus stellen wir Ihnen den Style Q Pa Pa Q Pa (siehe Abb. 19) vor.

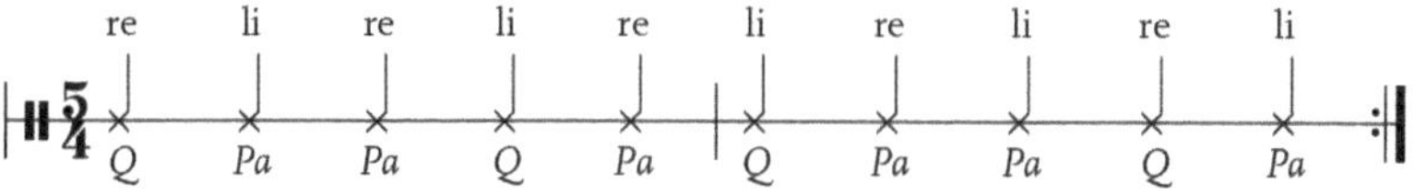

Abb. 19: Q Pa Pa Q Pa. Musikzitat *aus »Feuer, Wasser, Luft und Erde« (Adamek u. Eckes 2011)*[19]

Im nachfolgenden Video bekommen Sie einen Geschmack dieses Style, den wir mit einem Liedausschnitt von Karl Adamek verknüpft haben.

---

17 Musikzitat mit freundlicher Genehmigung des Komponisten Dr. Karl Adamek.

18 Bei *additiven Rhythmen* werden kleinere Rhythmen unterschiedlicher Länge aneinandergehängt, zumeist Zweier- und Dreierrhythmen.

19 Musikzitat mit freundlicher Genehmigung des Komponisten Dr. Karl Adamek.

>> QPa-Video Teil 3 (1:46)

Die beiden Q-Impulse (siehe Abb. 19) markieren sehr deutlich den Beginn der Dreier- und Zweierrhythmusfigur und lassen uns das Additive sinnlich erfahren. Über die Körperstimulation nehmen wir die Zeit- und Raumdimension des 5/4-Taktes auf und werden auf unwillkürliche Weise damit vertraut. Wie auch bei der Architektur von Kaskadien oder Bru Schni Kla finden neuronale Bahnungen statt, die sich durch die endlosen Wiederholungen nach und nach etablieren. Wenn wir dann mit anderen additiven QPa-Verknüpfungen arbeiten, hat sich bereits ein Körperwissen eingestellt, auf dem wir aufbauen können.

Lieder in einem langsamen oder einem mittleren Tempo eignen sich besonders für die additiven Kombinationen des QPa-Styles. Schnellere Tempi würden die Figur alsbald unkomfortabel erscheinen lassen.

Mit den ungeraden Spielformen von Kaskadien haben wir bereits Zugangsmöglichkeiten für ungerade und bislang unvertraute Taktarten wie 5/4-Takt oder 9/8-Takt bekommen. Mit den additiven Komponenten des QPa-Styles haben wir nun ein weiteres Eingangstor zur Verfügung, um die Qualitäten dieser Rhythmusräume zu erforschen und in den Körper zu bringen.

Auf unserer CD »Kusafiri«[20] (Baumann, Köninger u. Loda-Baumann 2015) entwickeln wir eine musikalische Reise in einem 9/8-Takt sowie eine Reise in einem 5/4-Takt. Die Musik lädt zum »Mitreisen« ein. Sie eignet sich gut dazu, eine Bodypercussion im 9/8-Takt oder 5/4-Takt aus Kaskadien oder Q Pa auszuwählen und mit den beiden Reisen auf der CD zu verknüpfen.

Mit Q Pa eine Achterfigur in den Körper bringen

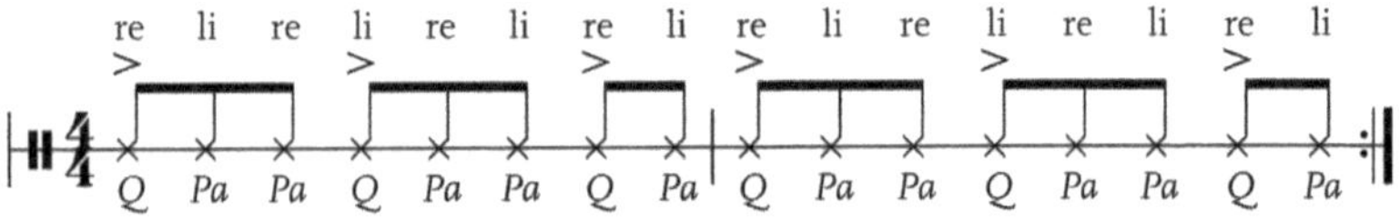

Abb. 20: Q Pa Achter

Die additive Figur in Abbildung 20 setzt sich aus acht Achteln zusammen und wird in Gruppen zu drei, drei und zwei Achteln aufgeteilt.

20 Das Wort *Kusafiri* stammt aus dem Suaheli und bedeutet »reisen«.

Diese Gruppierung finden wir u. a. in Teilen der Son[21] Clave[22], einem afrokubanischen Rhythmus, wieder. Viele Lieder aus dem lateinamerikanischen Kulturkreis lassen sich mit dieser Bodypercussion begleiten. Clave-Figuren dienen als rhythmisches Gerüst, das die besondere Charakteristik eines Styles kennzeichnet und anhaltend im Lied präsent ist. Alle Musizierenden beziehen sich darauf und man kann unzählige weitere Rhythmen einweben.

Das »Schmetterlingsklopfen« Q Q

Die Figur Q Q (siehe Abb. 1) dürfen wir uns so vorstellen, dass wir die Bewegung mit auf dem Brustkorb überkreuzten Armen ausführen.

Diese Schmetterlingsbewegung mit den überkreuzten Armen knüpft in vielfältiger Weise an Erkenntnisse im Bereich der körperorientierten Psychotherapieformen an. Sie lässt sich einerseits als bilaterale Stimulation ohne rhythmische Verknüpfung anwenden, andererseits können wir sie mit jeder beliebigen Taktform und Unterteilungspulsation verbinden. Die Rhythmisierung lässt die Bewegung zu Musik werden und die Verknüpfung mit einem Lied wird dann zur »Kirsche auf der Torte«.

Ein Beispiel dazu finden Sie in Kapitel 5 (»Nach und nach kommen alle Dinge zur Ruhe«), in dem wir auch ausführlich auf die Qualitäten und Wirkungsmöglichkeiten der bilateralen Stimulation eingehen. Wir beobachten, dass viele Klient:innen diese sanfte Berührung auf der Brust und im Herzbereich mögen. Sie verbindet sich häufig mit einem Wunsch nach Geborgenheit, nach Schutz oder nach Selbstannahme.

Der African Style Kla Kla Q Q

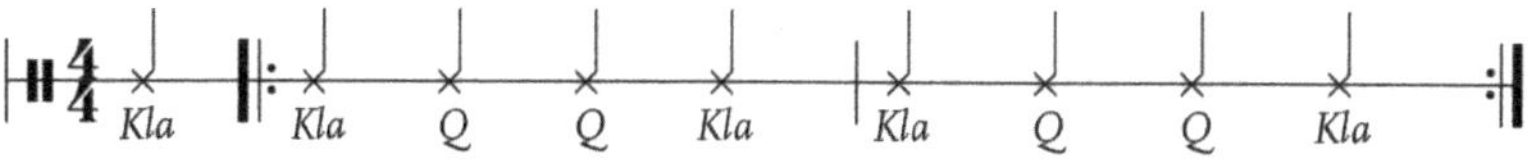

Abb. 21: African Style

Die Spielfigur in Abbildung 21 ist besonders in Westafrika verbreitet, daher bezeichnen wir sie als »African Style«. Sie ist einerseits einfach und andererseits doch auch ein bisschen trickreich, da wir mit

21 Das Wort *Son* ist eine Abkürzung des spanischen Wortes *sonido* und bedeutet »Klang, Ton«. Es bezeichnet einen Musikstil aus Kuba.

22 Das Wort *Clave* stammt aus dem Spanischen und bedeutet »Schlüssel«.

dem Kla-Impuls nicht auf der musikalischen 1 beginnen, sondern auf der 4, also Kla Kla auf den Zählzeiten 4 und 1. In unserem Kulturkreis sind wir es eher gewohnt, die beiden Klatschimpulse auf 1 und 2 zu setzen. Meist fällt die Umsetzung den Teilnehmenden unserer Beobachtung nach dennoch leicht, sofern sie es mit anderen zusammen einfach tun. Sobald sie anfangen, darüber nachzudenken und es verstehen wollen, fallen sie eher heraus, da es sich um eine Verschiebung der gewohnten Kulturpraxis handelt, die noch nicht verinnerlicht ist.

Die auftaktige Bodypercussion hat eine dynamische und zirkuläre Wirkung. Wenn sie im Körper implementiert ist, fühlt sie sich zumeist sehr stabil und energetisierend an.

Mit dieser Bodypercussion lassen sich viele afrikanische Lieder lebendig gestalten. Im Videobeispiel »Salaleo« sehen wir den Basic Style und Variationen davon.

>> Video Salaleo

Der African Style Kla Kla Q Q ist innerhalb der afrikanischen Musik- und Tanzkultur Teil eines ganzheitlichen Spektrums von Bodypercussion, Tanz, Lied und Trommeln. Die Variationen und Spielarten sind so reichhaltig und bunt wie der ganze Kontinent.

Rhythmische Schrittmuster als Basis für Bodysongs und Körperstimmspiele

Als Pendant zur Bodypercussion dienen rhythmische Schrittmuster, die wir Ihnen hier vorstellen möchten. Wir nutzen in der Praxis einfache Basisschritte, die für unsere Kontexte anschlussfähig sind.

Es gibt hier ein großartiges Spektrum mit vielfältigen Spielarten, auf die wir gerne zurückgreifen, wenn wir bspw. in einem Ausbildungscurriculum oder einer fortlaufenden Jahresgruppe einen längeren Entwicklungsprozess begleiten. Eine reichhaltige Quelle sind die unterschiedlichen Tänze aus aller Welt. Manchmal sind die Schrittfiguren zu den Liedern einfach, ein andermal künstlerisch differenziert und komplex.

Inspiriert von der Prozessgestaltung der rhythmuspädagogischen Methode des TaKeTiNa® (Flatischler 2006) nutzen wir deren Verständnis der inneren Architektur wie eine Art Mathematik als Unterstützerin für unsere angrenzenden Handlungsfelder.

Die verschiedenen Basisschritte können wir einerseits für unterschiedliche Spielformen wie »Call and Response« oder einen »Circle Song« nutzen. Andererseits dienen sie uns als rhythmische Grundlage für einen Bodysong. Unabhängig von irgendwelchen Vorerfahrungen ermöglicht die Einfachheit dieser Strukturen es den Teilnehmenden, sich unmittelbar zu beteiligen.

In den begleitenden Abbildungen sehen Sie Fußsymbole, die Ihnen aufzeigen, ob wir einen Schritt mit dem rechten oder linken Fuß gehen. Wenn Zahlen in eine Abbildung eingefügt sind, wird damit die Reihenfolge der Schritte markiert. Alle Abbildungen, die mit Füßen und Zahlen versehen sind, beschreiben Schrittfolgen, bei denen auf jede Zählzeit ein Schritt erfolgt, weshalb wir auf eine Rhythmusgrafik verzichtet haben. Schrittmuster, bei denen Pausen zwischen den Schritten entstehen, werden durch eine zusätzliche rhythmische Grafik ergänzt. Wenn die Schrittfolge mit einer Richtungsbewegung verbunden ist, wird dies mit Pfeilen nach rechts oder links angezeigt.

Einfache Schrittmuster auf einer Vierermetrik

Wir gehen auf der Stelle in einer abwechselnden Rechts-links-Bewegung (siehe Abb. 22). Dies ist ein ganz natürlicher Ablauf, der basalste Schritt, der zu allen Vierer- oder auch Zweierrhythmen passt. Wir können mit jedem metrischen Puls eine musikalische Viertel gehen oder mit jeweils zwei Pulsen eine musikalische Halbe.

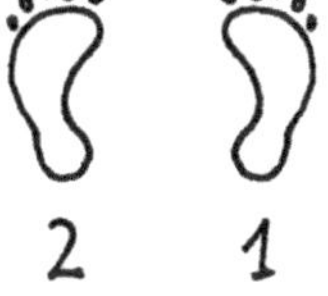

Abb. 22: Gehen auf der Stelle

Beim Fächerschritt (siehe Abb. 23, S. 98) erfolgt auf jede Zählzeit ein Schritt. Die Vorwärtsbewegung auf die musikalische 1 gibt dem Schrittmuster eine enorme Stabilität. Gleichzeitig gibt uns die Figur eine implizite Information über die Länge einer Takteinheit, ein bedeutsames Element, auf das wir später zurückkommen werden.

Bei den Pendelschritten oder »side to side«-Bewegungen bewegen wir uns jeweils leicht nach rechts und anschließend leicht nach links. Dadurch entsteht ein spiegelbildlicher Raum, dessen Wirkung

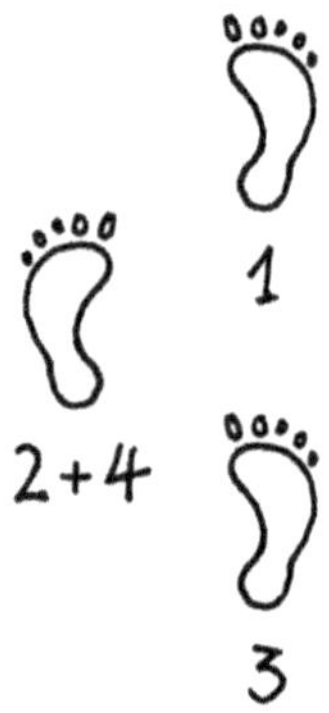

Abb. 23: Fächerschritt

wir für unsere therapeutische Arbeit nutzen können. Für die Pendelschritte 1 und 2 (siehe Abb. 24 und 25) erfolgt auf jede Zählzeit ein Schritt.

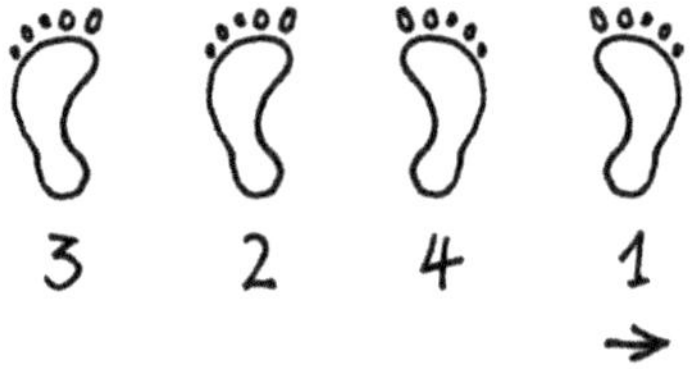

Abb. 24: Pendelschritt 1 – nach außen beginnend

Beim Pendelschritt 1 gehen wir aus dem Stand mit dem ersten Schritt nach rechts, d. h. wir beginnen »nach außen«. Die Schrittform von Pendelschritt 1 stabilisiert die Zählzeiten 1 und 3. Sie strebt dynamisch mit den Schwerpunktschritten auf die Zählzeit 1 und 3 nach außen (von der eigenen Körpermitte weg) und eignet sich sehr gut für mittlere oder schnelle Tempi.

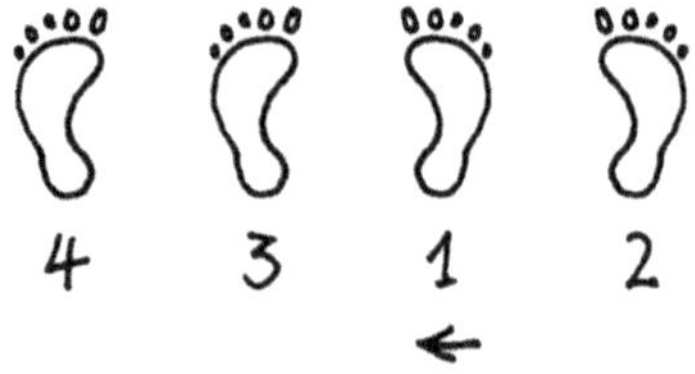

Abb. 25: Pendelschritt 2 – nach innen beginnend

»Nach innen beginnend« bezieht sich darauf, dass wir aus dem Stand mit dem ersten Schritt, dem rechten Fuß, nach links zur Körpermitte hingehen. Die Schritte von Pendelschritt 2 sind im Unterschied zu Pendelschritt 1 tendenziell etwas kleiner. Die Variation von Pendelschritt 2 wirkt zentrierend. Sie eignet sich für langsame Tempi.

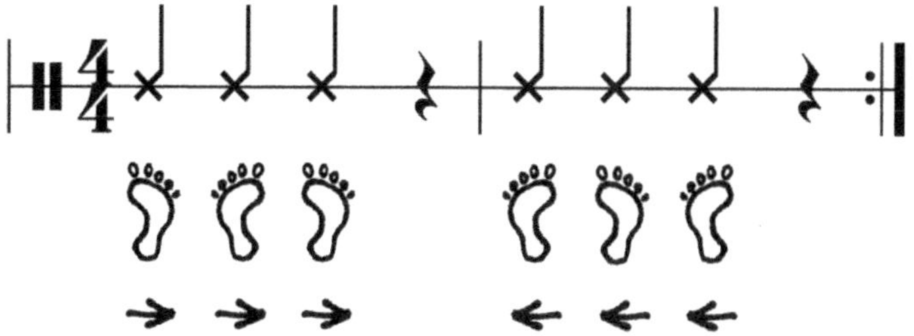

Abb. 26: Pendelschritt 3 – mit Pause

Im Pendelschritt 3 (s. Abb. 26) gehen wir 3 Schritte nach rechts – Pause, dann gehen wir 3 Schritte nach links – Pause.

Diese Schrittfolge erzeugt einen gewissen Reiz durch die Pause auf der vierten Zählzeit. Solange ein zugehöriges Lied oder eine Bodypercussion entsprechend einfach sind, fügen sie sich relativ schnell zusammen; wenn die Komplexität höher ist, kann es sehr aufregend werden.

Einfache Schrittmuster auf einer Dreiermetrik

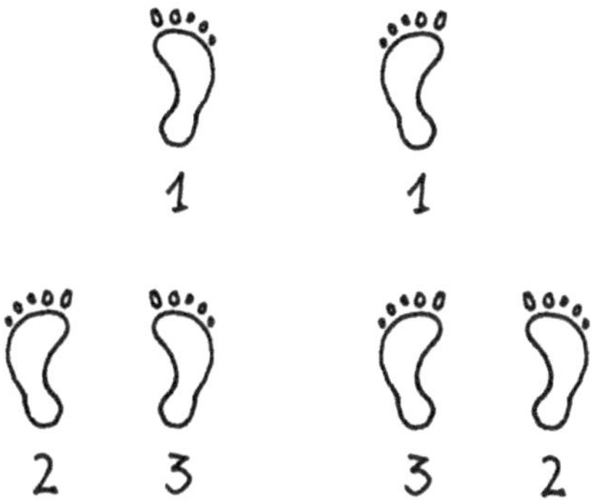

Abb. 27: Dreierspiegel

Die in Abbildung 27 dargestellte Schrittfolge (Dreierspiegel) erzeugt mit dem Schritt nach vorne eine enorme Stabilität, enthält eine Zeit-

Raum-Orientierung und unterstützt den Prozess des Musikembodiments durch die spiegelbildliche Symmetrie der Schritte.

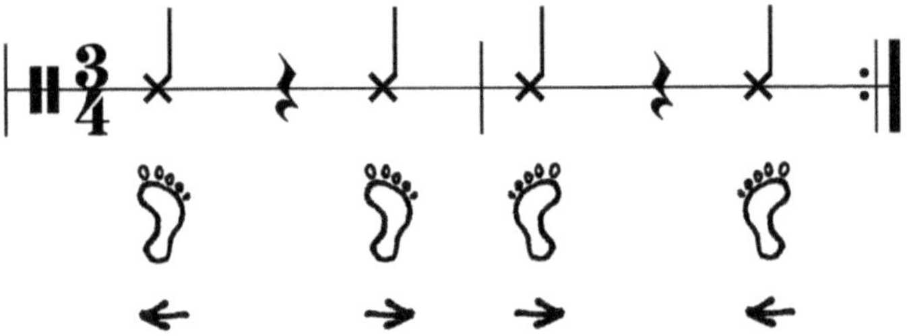

Abb. 28: Dreieraufbruch

Beim »Dreieraufbruch« (siehe Abb. 28) streben die Auftaktschritte auf die dritte Zählzeit jeweils leicht nach rechts und dann nach links. Der Dreieraufbruch verfügt ebenfalls über eine hohe Stabilität. Der Schritt lässt sich auf der musikalischen 1 für zwei Zählzeiten nieder, was ihm einerseits eine gewisse Ruhe gibt, der Schritt auf der Zählzeit 3 wirkt andererseits wie ein Auftakt, sodass eine fortwährende erfrischende Aufbruchstimmung erzeugt wird.

Rhythmische Schrittmuster für ungerade, additive Taktarten

Wie bei den Pendelschritten bewegen wir uns bei ungeraden, additiven Taktarten für die Länge eines Taktes nach rechts und anschließend spiegelbildlich nach links, mit den oben beschriebenen Wirkungsräumen. Im Unterschied zu den vorausgegangenen Schrittfolgen bringen additive Taktarten wie bspw. ein 5/4-Takt, ein 9/8-Takt oder ein 7/4-Takt größere Herausforderungen mit sich. Exemplarisch stellen wir Ihnen einen 5/4-Takt vor.

Einen Fünfertakt (vgl. Abb. 29) über die Schritte nach und nach in den Körper zu bringen, kann eine erhebende Erfahrung sein. Es

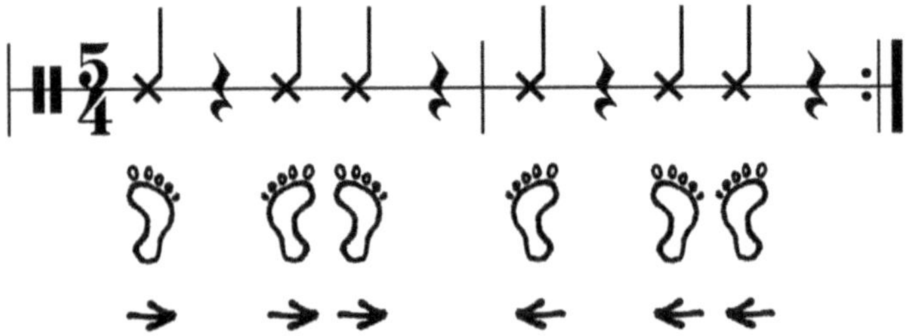

Abb. 29: Fünferschritt

ist einerseits herausfordernd, doch wenn er einmal verinnerlicht wird und der Körper sich in den Schritten niederlässt, werden wir mit einer ausgleichenden und balancierenden Wirkung belohnt.

Einige Aspekte zur Prozessgestaltung

Ein wesentliches Merkmal der Arbeit mit Körpermusik ist, dass wir uns Zeit nehmen, die verschiedenen Räume zu erforschen, und sie so lange praktizieren, dass wir mit ihnen auf eine innigliche Weise vertraut werden.

Rhythmische Schrittfolgen bauen wir nach und nach auf. Wir beginnen damit, die jeweilige Schrittfolge zunächst in einer Rhythmussprache zu verbalisieren. Dabei wird jedem Schritt eine abstrakte Silbe, bspw. TA oder KA, zugeordnet. Dies lehnt sich an die uralte Tradition der indischen Rhythmussprache »Konnakol« an, die schon seit über 2.000 Jahren dafür genutzt wird, rhythmische Figuren zu lernen und zu memorieren (vgl. Filz und Moritz 2014, S. 11). Rhythmische Schrittfolgen lassen sich auf diese Wiese körperlich und intuitiv aufnehmen, ohne dass wir dabei zählen müssen.

Während wir weiter die entsprechenden Silben im Rhythmus sprechen, kommen nun die jeweiligen Schritte hinzu. Irgendwann hat der Körper über die Schrittfolge die Information ausreichend aufgenommen und das Schrittmuster etabliert, sodass wir uns mit der Stimme wieder anderen Prozessen zuwenden können.

Ein weiterer Aspekt ist der Raum, den wir mit den jeweiligen Schrittfolgen betreten. Bei den Call-and-Response-Spielen (siehe Kap. 3) wurde anhand eines langsamen Dreierrhythmus beschrieben, auf welche Weise sich die Form und die Größe eines rhythmischen Raumes erfahren und nutzen lässt.

Die symmetrische Spiegelung der Schrittfolgen hat eine starke, unterstützende Wirkung. Auf unwillkürliche Weise werden die Schritte verinnerlicht und die Formgebung und Größe des jeweiligen Raumes aufgenommen. So entstehen auf dieser Basis neue Möglichkeiten, mit Stimme und Bodypercussion zu experimentieren.

Wir dürfen uns das so vorstellen, dass wir auf einer Ebene Schritte gehen, auf einer zweiten Ebene eine rhythmische Figur mit den Händen hinzufügen und schließlich mit der Stimme darüber singen oder tönen. So bekommen wir Zugänge zu erweiterten, multidimensionalen Musikräumen.

Das Wesen der Schritte

Schritte und Schrittmuster sind der Boden, auf dem wir uns bewegen. Wir betreten auf diese Weise den Raum und die Erde. Wann immer wir durchs Leben gehen, sind es unsere Füße, die den Boden berühren und uns mit der Materie in Verbindung bringen. Unsere Schrittmuster können zu einem Zauber werden, der jedem Anfang innewohnt. Hesse beschreibt dies wunderbar in seinem Gedicht »Stufen«, und auch dort finden wir die Schritte, wenn er schreibt: »Wir sollen heiter Raum um Raum durchschreiten ...« (Hesse 1961). Sie werden zum Eingangstor in neue Räume. Wir können uns vorstellen, wie die Schrittfolgen ein Muster auf den Boden zeichnen, in dem der Code enthalten ist, der uns die jeweilige Türe öffnet.

Mit jedem Schritt gelangt eine neue Information in unseren Organismus. Mit jedem Berührungsimpuls auf dem Boden wird eine intensive, rhythmische Welle durch den ganzen Körper und seine Leitungsbahnen geschickt. Gleichzeitig hat die basale Rechts-links-Bewegung eine bilaterale Wirkung auf neuronaler Ebene.

Mit jedem Schritt geben wir eine Information und einen Impuls sowohl an die Materie als auch in den Kreis der Beteiligten. Wenn wir mit den Füßen im Gras unsere Figuren gehen, hinterlassen wir einen Fußabdruck: ein Prägeprozess, wie ihn auf andere Weise das Priming in der neuronalen Verarbeitung darstellt. Wenn wir uns vorstellen, wir hätten Farbe auf unseren Fußsohlen, könnten wir unsere Spuren direkt nachverfolgen. Vielfältige Botschaften sind mit diesem »Auftreten« verbunden.

Wir nutzen diese Schrittmuster, um darauf die Bodypercussion und ein Lied aufzubauen. Einen anderen Weg beschreiten wir, wenn wir einfach unsere vorhandene Gangart beachten und ihr ablauschen, wie sie sich gerade »vertritt«. Im absichtslosen Gehen erzeugen wir unwillkürlich regelmäßige Bewegungen und perkussive Klänge. Für einen selbstgeschöpften Bodysong nutzen wir diese natürlichen Vorgehensweise, wenn wir vom fortlaufenden Gehen ins »Gehen auf der Stelle« übergehen und diesen Puls für weitere Bewegungsformen in der Liedentfaltung nutzen.

Insofern sind unsere Füße, unsere Gangart und die gewählten Schrittmuster der Boden, in den wir unsere weiteren Zutaten der Körpermusik einpflanzen und auf dem wir sie zum Gedeihen bringen möchten.

5 Bodysongs

Lieder als Blumen im Garten der Musik

Bodysongs sind verkörperte Lieder.
Wenn wir die Musik als einen natürlichen Garten ansehen, dann betrachten wir Lieder als die verschiedenen Blumen im Garten und uns als diejenigen, die durch den Liedergarten führen. Wir laden ein, an bestimmten Blumen stehen zu bleiben und innezuhalten, sodass sie auf uns wirken können. Wir gehen davon aus, dass jedes Lied, dem wir begegnen, einen Wesenskern, eine Stimmung, eine Botschaft sendet. Diese Botschaft kann sehr einzigartig sein für den Menschen, der mit ihr in Resonanz geht, und gleichzeitig kann sie etwas Archetypisches vermitteln. Lieder können *ergotrop* (aufheiternd, aufhellend, aktivierend) oder aber *trophotrop* (beruhigend) wirken. Lieder können mit Bedeutung aufgeladen sein. So haben Lieder ähnlich wie pflanzliche Substanzen typische Wirkungsweisen – und gleichzeitig wirken sie nur in Verbindung mit dem, der sie in einem bestimmten Kontext in sich aufnimmt.

In therapeutischen Prozessen oder z. B. auch in der Begleitung von Menschen in Trauer, Krankheit und Verlust erleben wir sehr oft eine große Bereitschaft, sich etwas Neuem zu zuwenden. So kann die Konfrontation mit der Zerbrechlichkeit des Lebens zum Tor und Motor für Suchbewegungen nach Nährendem und Heilsamen außerhalb von Werten der Kategorie »Höher, weiter, schneller« werden. Wenn wir in diesen Momenten des Kairos mit Menschen durch den Garten der Musik gehen und an verschiedenen Liedern halt machen, spüren wir eine besonders große Resonanz zwischen den Liedern und den Menschen. Eine Seelsorgerin und Singleiterin in dem Allgäuer Kurort Scheidegg hat dies an einem offenen, klinikübergreifenden Singabend für onkologisch erkrankte Patient:innen sehr einfach und treffend formuliert: »Wir laden ein zum Singen aus dem Herzen zum eigenen Wohle.« Lieder für solche Lied-Mensch-Begegnungen und wie sie in Bodysongs verkörpert werden, beschreiben wir nun in den nächsten Abschnitten. So hat jeder Abschnitt einen Liedtitel als Überschrift und einen Hinweis darauf, mit welchen Themen wir diese Lieder verknüpfen.

Wie Lieder eine sich neu bildende Gruppe auf frische Weise anfeuern, zur Aktivität einladen und ermutigen, wie Lieder innere Zustände verändern, provokativ oder auf die sanfte Tour, wie sie erden oder beflügeln, Tiefgefrorenes verflüssigen oder Amorphes manifest werden lassen, wie Lieder Mitgefühl transportieren, wie Bodysongs Inseln der Heimat werden, stabilisieren und reorientieren: Davon handeln die Geschichten über Bodysongs als große Künstler der Verwandlung. Es geht uns nicht um objektivierbare Wahrheiten, sondern um eine transparente Subjektivität, die den interessierten Lesenden ermöglicht, weiter neugierig zu forschen, wie diese oder andere Bodysongs in ihren eigenen Kontexten hilfreich sein können. So ist die Auswahl der Lieder eine exemplarische und Ausdruck dessen, welche Lieder uns in den letzten Jahren begleitet, welche sich bewährt haben oder aus der Arbeit heraus entstanden sind. An diesen von uns ausgesuchten Liedern entlang beleuchten wir nun verschiedene Facetten, denen wir in der Körpermusik und beim Singen von Bodysongs begegnen. Wir beschreiben:

- wo, wie und wofür wir sie anwenden
- wie wir sie vermitteln und mit welcher Art der Beziehungsgestaltung
- auf welche Themen wir dabei stoßen oder für welche therapeutischen Inhalte wir sie nutzen
- mit welchen Phänomenen wir dabei in Berührung kommen
- mit welchen anderen Methoden wir die Arbeit mit Liedern verknüpfen
- wie wir Lieder für Transfer und Nachhaltigkeit nutzen.

Und jetzt viel Freude bei der Reise durch die Lieder.

»Nur Mut« – Wie Bodysongs einladen, ermutigen und anstecken

Der Bodysong »Nur Mut« (siehe Lied 1) ist ein gutes Einstiegslied zu Beginn einer Veranstaltung in einem unserer Anwendungsfelder, bspw. zum Einstieg in ein Seminar. Er erklärt das »Wofür«: Wozu dient uns ein Bodysong?

Nur Mut

Musik und Text: Martina Baumann

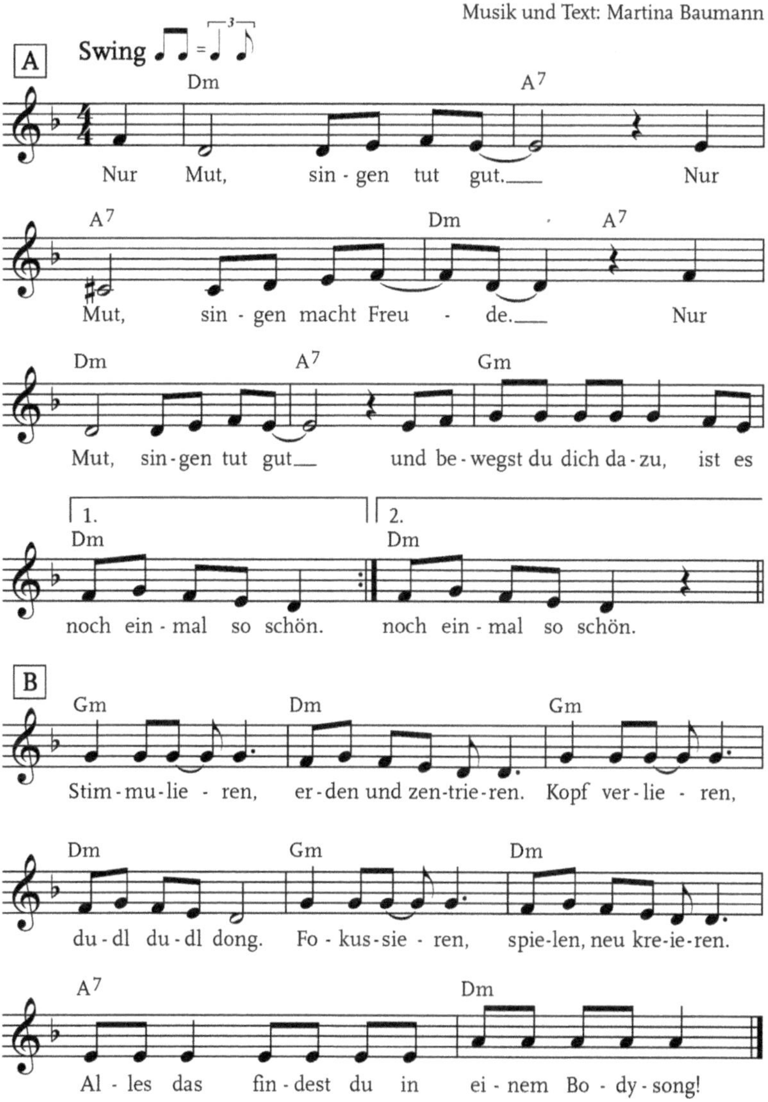
A
Swing
Dm A7
Nur Mut, sin - gen tut gut. Nur
A7 Dm A7
Mut, sin - gen macht Freu - de. Nur
Dm A7 Gm
Mut, sin-gen tut gut und be-wegst du dich da-zu, ist es
1. Dm
noch ein - mal so schön.
2. Dm
noch ein - mal so schön.
B
Gm Dm Gm
Stim-mu-lie - ren, er-den und zen-trie-ren. Kopf ver-lie - ren,
Dm Gm Dm
du-dl du-dl dong. Fo - kus-sie - ren, spie-len, neu kre-ie-ren.
A7 Dm
Al - les das fin-dest du in ei - nem Bo - dy - song!

Lied 1: »Nur Mut«

Bodypercussion Teil A: Bru Kli Schni

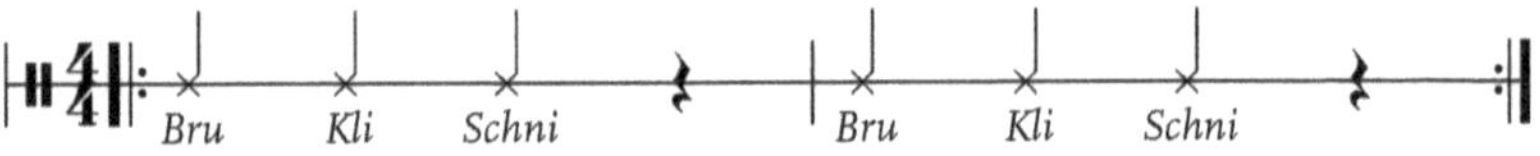

Bodypercussion Variation Teil A: Bru Kli Swing

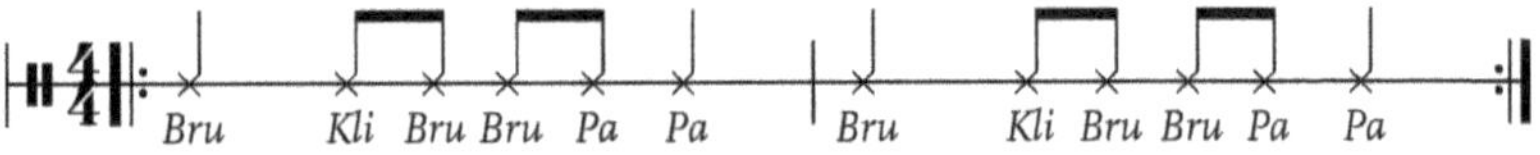

Bewegungschoreografie in Teil B siehe Video »Nur Mut«

Lied 1 (Fortsetzung)

>> Video »Nur Mut«

Zum Ablauf: Bevor wir das Lied einführen, laden wir zu dem Bodypercussionstyle Bru Kli Schni ein. Damit installieren wir den gemeinsamen Rhythmus und unsere Körper haben die Möglichkeit, sich aufeinander einzustimmen. Wie bei anderen Liedern auch, wird das Lied im Call-and-Response-Format der Gruppe nahegebracht. Wir »füttern« die Gruppe häppchenweise mit der Neuinformation von Liedtext, Melodie und Bewegungsabläufen. Dies erleichtert das Aufnehmen neuer Information, kann das Erfolgserlebnis und die Freude am Lernen fördern. Die Herangehensweise macht in der Regel viel Spaß und – so würde es Prof. Kölsch ausdrücken – aktiviert unser neuronales Motivationssystem in unserem Zwischenhirn (Kölsch 2019, S. 173 ff.).

Teil B des Liedes führt aus dem BruKliSchni-Bodystyle heraus. In diesem Teil wird dazu eingeladen, Bewegungen parallel zum gesungenen Text auszuführen: Stimulieren (Kopfhaut sanft mit Fingerkuppen stimulieren), erden (Hände nach unten) und zentrieren (Hände über der Brust verschränkt), Kopf verlieren, dudl dudl dong (Kopf schütteln), fokussieren (mit dem Finger auf jemanden oder etwas im Raum zeigen), spielen (eine lebendige Bewegung machen), neu kreieren, all das findest du in einem Bodysong (hüpfen).

Die Synchronisierung von Sprache und dazu passenden Bewegungen machen es möglich, den Text leichter aufzunehmen. Dieses Prinzip ist in der elementaren Musikpädagogik, besonders in der Arbeit mit Kindern eine Selbstverständlichkeit. Rolf Grillo und Andreas Gerber sprechen von »körperlich erlebter Gleichzeitigkeit«. Der Körper wird zum Musikinstrument und »die Verbindung von

Stimme und Bewegung wird genutzt, um die Musik zuerst mit dem Körper zu begreifen« (Gerber u. Grillo 2021, S. 14).

Haben wir das Lied »begriffen« und verkörpern es nun, hat sich die Atmosphäre im Raum – sprich das »Betriebsklima« – verändert: Es herrscht meist eine Freude und eine gewisse Befriedigung darüber, dass ein komplexes Lied gelernt wurde, das auch noch eine Art Betriebsanleitung enthält, wie Bodysongs funktionieren. Des Weiteren sorgt die spielerische Herangehensweise für einen Gruppenanfang, bei dem man Spaß hat und sich sicher und aufgehoben fühlen kann.

Insbesondere die Bedeutung des Nervensystems »Soziales Engagement« in der Polyvagalforschung (siehe Kap. 3) zeigt deutlich auf, wie wichtig und elementar Gesang, Tanz, Spiel, rhythmisches Musizieren in Gemeinschaft für die Entwicklung von uns Menschen sind und wie sinnvoll es ist, dies früh zu fördern und zu unterrichten. Es gilt in der Traumaforschung als wichtiger Aspekt der Emotionsregulation und wird längst nicht mehr abgetan als »Ringelpiez mit Anfassen« oder Kindergartenspiele.

> »Aufgrund des Einflusses der Polyvagal-Theorie wurden wir aufgeschlossener für den Wert anderer uralter, nicht pharmakologischer Behandlungsansätze, die man außerhalb der westlichen Medizin seit langem nutzt, beginnend mit Atemübungen (Pranayama) und Gesang (Mantra-Rezitation) über Kampfkünste wie Qigong bis hin zum Trommeln, zum Gruppengesang und zum Tanz. Bei all diesen Praktiken spielen interpersonale Rhythmen, Gewahrsein der eigenen somatischen Reaktionen und Kommunikation mit Hilfe von Stimme und Mimik eine Rolle, die alle uns Menschen helfen, den Kampf-/Flucht-Zustand zu verlassen, unsere Gefahrenwahrnehmung zu reorganisieren und unsere Fähigkeit zu einem für uns erfreulichen Leben in Beziehungen zu verbessern.
>
> […] ist andererseits die Kommunikation zwischen Geist, Gehirn und Körper der Königsweg zur Emotionsregulation, so müssen wir die Voraussetzungen unseres therapeutischen Handelns radikal überdenken und verändern« (van der Kolk 2016, S. 106).

»Ein kleines Lied«

Viele Lieder eignen sich für einen Einstieg, auch bspw. »Ein kleines Lied« von Katharina Bossinger (siehe Lied 2). Im gleichnamigen Videoclip wird gezeigt, wie man das Lied mit einer einfachen, aber wirkungsvollen Bodypercussion verkörpern kann. Lieder dieser Art sind echte Herzheber, sie laden ein, verhelfen zu einem guten Anfang, informieren uns in einfacher Sprache darüber, was uns erwarten könnte, und beschäftigen uns von Kopf bis Fuß. Mithilfe solcher Lieder müssen wir als Gruppenleitende nicht mehr viel erklären, die Teilnehmenden begreifen ziemlich schnell, was passiert.

Ein kleines Lied

Musik und Text: Katharina Bossinger

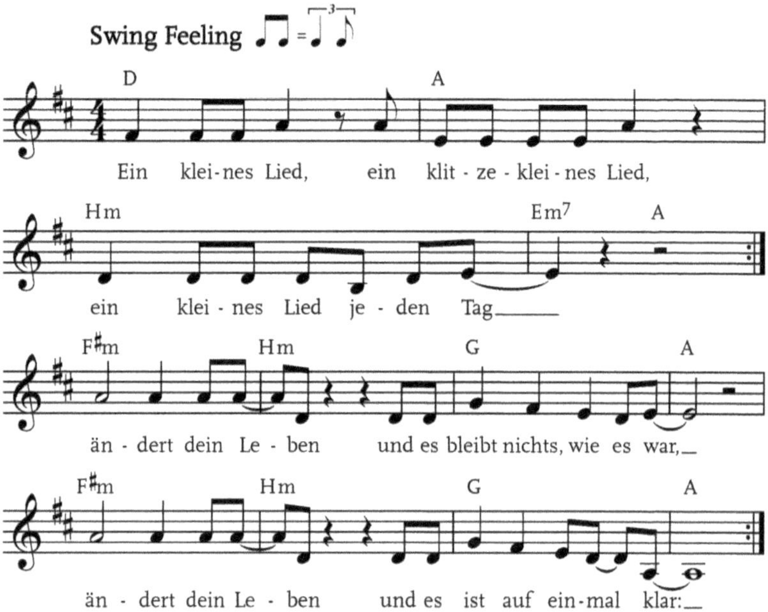
Swing Feeling
D A
Ein klei-nes Lied, ein klit - ze - klei - nes Lied,
Hm Em7 A
ein klei - nes Lied je - den Tag
F♯m Hm G A
än - dert dein Le - ben und es bleibt nichts, wie es war,
F♯m Hm G A
än - dert dein Le - ben und es ist auf ein-mal klar:

Bodypercussion: Fu Wisch Swing

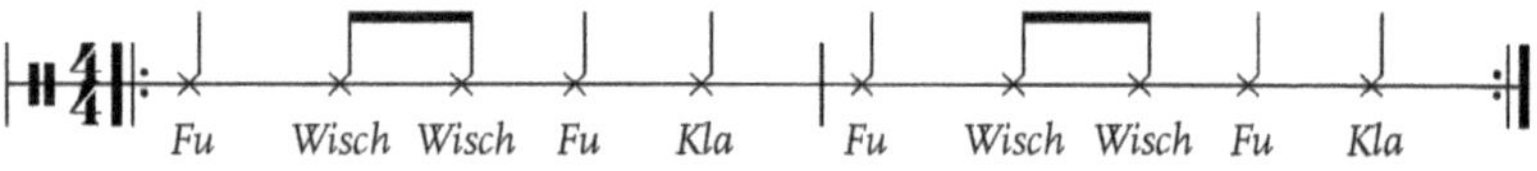

Lied 2: »Ein kleines Lied«

>> Video »Ein kleines Lied«

»Spirit of the Wind« – Checkpoints und wie ein Bodysong seinen Weg in ein therapeutisches Setting findet

Nicht jeder Einstieg mit einem Lied kann leicht sein, im Gegenteil, oftmals braucht es einen langen Vorlauf und viel Fingerspitzengefühl, um ein Lied »ins Spiel zu bringen«. Im Folgenden sprechen wir über Körpermusik im Kontext einer Musiktherapiegruppe, die fester Bestandteil eines multidisziplinären therapeutischen Konzeptes ist. Die Klient:innen haben keine Wahlmöglichkeit, ob sie an der Gruppe teilnehmen oder nicht.

Zunächst befassen wir uns damit, dass Erfahrungen mit Musik bei vielen Menschen schwer belastet sein können und was das für unsere Zusammenarbeit in der Musiktherapie bedeutet. In sogenannten *Checkpoints* (engl. für »Kontrollpunkt«) begegnen wir diesen Phänomenen, und das kann zunächst viel Raum einnehmen. In dieser Phase braucht es entsprechend seine Zeit, bis die Musik in Form des Bodysongs »Spirit of the Wind« auf die Bühne treten kann.

Wenn der Vorhang für das Lied dann aufgegangen ist, können wir weitergehen: Wir beschreiben in drei Prozessschritten exemplarisch, wie wir einen Bodypercussion-Style mit einem Lied verknüpfen. Zum Abschluss stellen wir ergänzend noch eine Verbindung mit der inneren Vorstellungskraft her, eine hypnosystemische Methode.

Wie wir Bedenken und Ängsten vor aktiver Musikbeteiligung begegnen

In der gruppenmusiktherapeutischen Arbeit gibt es Zeiten, in denen es gelingt, musikalische Elemente so anzubieten, dass die Musik ihr Potenzial entfalten kann. Oftmals sind Klient:innen, die neu in eine offene und fortlaufende Gruppe kommen, neugierig. Sie nehmen wahr, dass andere in der Gruppe bereits Vertrauen in das Medium gefasst haben, und staunen darüber, wie Mitklient:innen davon profitieren, sich auszudrücken oder sich auf tiefgehende Erfahrungen einzulassen. Den wenigsten muss man erklären, dass Musik Freude und Glück bringen kann.

In anderen Phasen gibt es einige Herausforderungen auf diesem Weg: Anfangsschwierigkeiten, Ängste, Vorbehalte gegenüber Musik im Allgemeinen und oftmals noch stärker gegenüber dem Singen und der Berührung des eigenen Körpers. Wir fassen diese Vorbehalte und wie wir ihnen begegnen unter dem Begriff »Checkpoints« zusammen. Wir begegnen diesem Phänomen im Verlauf des Buches immer wieder. In diesem Abschnitt wollen wir es näher beleuchten.

Checkpoints sind Momente im Prozess, in denen wir auf Vorbehalte treffen. Wir beachten sie, gehen wertschätzend mit ihnen in Beziehung und versuchen die dahinterliegenden Bedürfnisse zu erfassen.

Checkpoints sind von entscheidender Bedeutung dafür, ob und in welcher Qualität Bodysongs im therapeutischen Setting einen Platz einnehmen können. Im besten Falle werden die Checkpoints zu Toren für eine neue, korrigierende menschliche und musikalische Erfahrung.

Bedenken und Vorbehalte äußern sich in Sätzen wie: »Ich kann das nicht«, »Ich bin unmusikalisch«, »Ich habe kein Rhythmusgefühl«, »Der Lehrer hat im Schulchor gesagt, ich solle nur den Mund auf- und zumachen«. – Zitate dieser Art ließen sich über viele Seiten notieren. Was liegt hinter diesen Aussagen? Häufig sind es Selbstbilder, die in unterschiedlichen lebensgeschichtlichen Phasen geprägt wurden, Erfahrungen aus Kindheit und Jugend, die im Kontext von Schule und/oder Musikunterricht gemacht wurden. Dabei werden innere Anteile berührt, die besonders empfindsam reagieren, wenn es um Bewertungen von Körper und Stimme geht.

Den Auswirkungen solch internalisierter Sätze begegnen wir dann in der Musiktherapie. Das Klientel ist häufig identifiziert mit inneren Anteilen, die glauben, etwas nicht zu können, und/oder sie sind davon überzeugt, dass es Autoritäten gibt, die beurteilen dürfen, was richtig und was falsch ist. Eine Wiederholung solcher Erfahrungen, mit denen häufig Schamerleben und Selbstwertthemen einhergehen, möchte von diesen inneren Anteilen vermieden werden. Der Preis dafür ist, dass auf die gesundheitserregenden und freudvollen Eigenschaften der aktiven Musikpartizipation verzichtet wird.

Auch für erfahrene Musiker:innen ist es nicht unbedingt leicht, den Einladungen musikalischer Angebote zu folgen. Ein besonderes Beispiel möchten wir hier erwähnen, in dem Leistung, Kategorisierung und drastische Bewertungsformen zum Ausdruck kommen.

Notizen aus der Praxis:

Vor einiger Zeit habe ich [U. L.] ein »gefallenes Wunderkind« therapeutisch begleitet. Der junge Mann war auf dem Weg zum »Wundergeiger« gewesen. Die hochmusikalische Herkunftsfamilie, die Lehrer:innen und Professor:innen sahen sich als Begleiter:innen und Wegbereiter:innen für eine große Solokarriere.

Als 20-Jähriger war der Klient jedoch an den Anforderungen zerbrochen und hatte eine schwere Depression entwickelt, begleitet von der schmerzlichen Zuschreibung des Scheiterns und Versagens. In seinem Weltbild gab es nur Solist:innen, die die einzig wahren Musiker:innen und die Besten sind. Ein Orchestermusiker gilt als »Tuttischwein« – und wer auch das nicht schafft, wird Musiklehrer:in. Bei mir als Musiktherapeuten war er sich noch nicht klar darüber, ob ich auf der untersten Stufe eines Lehrers sei oder ob er eine noch tiefere Kategorie erschaffen müsste.

Dies konnte er mir nach ca. acht Wochen anvertrauen, nachdem eine tragfähige Beziehung entstanden war, und es wurde der Beginn einer Neuverortung seines musikalischen Weltbildes.

Wie geht das, Menschen in einen musikalischen Raum einzuladen, der potenziell als Ort des Unbehagens oder gar der Bedrohung wahrgenommen werden kann? Wir möchten im Folgenden einige Erfahrungen, die zu einem gelingenden Umgang damit beitragen mögen, zur Verfügung stellen.

Zunächst bieten wir neuen Klient:innen eine Art »Produktinformation« an in Verbindung mit dem Versuch, sie passgenau abzuholen in ihrer jeweiligen speziellen Situation. Wir informieren darüber, dass niemand ein Instrument spielen oder singen muss. Alles, was wir miteinander tun werden, verstehen wir als ein Mittel zu dem Zweck, die Klient:innen in ihren persönlichen Prozessen zu unterstützen. Wir zeigen unser Verständnis für die Vorbehalte und laden dazu ein, diese auszudrücken und bei Bedarf näher zu erforschen. Das ist für viele Neuankömmlinge sehr hilfreich und entlastend.

Notizen aus der Praxis:

In einer neu konstellierten Gruppe treffen Klient:innen mit sehr unterschiedlichen Bedürfnissen aufeinander. Einige Teilnehmer:innen würden gerne an das Lied »Spirit of the Wind« als Bodysong anknüpfen, das sie zwei Wochen zuvor kennengelernt haben, während einigen neuen Gruppenmitgliedern allein die Vorstellung widerstrebt, sich aktiv zu beteiligen.

Gerne bieten wir in solchen Situationen eine Reflexion zu persönlichen Musikerfahrungen an. Mit Frageimpulsen tauschen sich die Teilnehmer:innen in kleinen Gruppen aus: »Was ist gut daran, sich von aktiver Musik mit Körper und Stimme fernzuhalten?«, »Auf was verzichte ich dabei?«, »Welche Parallelen zu anderen Lebensbereichen kann ich bemerken?«. Die Frageimpulse geben den Beteiligten Gelegenheit, mit den eigenen Erfahrungen in Kontakt zu gehen und diese zu kontextualisieren.

Im Laufe der Jahre haben wir viele Menschen begleitet, die während eines mehrwöchigen Aufenthalts keinen Ton gespielt oder gesungen haben. Es ist jedoch gelungen, all die Wahrnehmungen, Bedenken und Sorgen, die sich im Zusammenhang mit Musik gezeigt haben, auf eine wertschätzende Weise in den Therapieprozess miteinzubeziehen. Wenn sich bspw. Ängste oder Scham melden, melden sich diese meist gleichermaßen in anderen Lebenskontexten. Sie bilden stellvertretend innere Prozesse ab, die sich auch im täglichen Leben abspielen. Klient:innen bekommen so einen Zugang zu verschiedenen Anteilen und Protagonist:innen, die ihre Lebensgestaltung prägen und moderieren. Die vordergründige Abwehr kann kommuniziert, biografisch kontextualisiert und für den therapeutischen Prozesse genutzt werden. Klient:innen sind nicht selten überrascht, wie viel ihnen Musiktherapie auf diese Weise geben kann.

So werden aus musikalischen Angeboten Möglichkeitsräume, in denen wir auf unsere gelernten Bewertungssysteme treffen. Aus Handlungserfahrungen und einer wertschätzenden, integrierenden Reflexion darüber können neue Haltungen werden. Wir arbeiten an einer neuen Kultur, einem bewussten Umgang mit Werten und ihren Auswirkungen sowie einer Neuverortung dieses Wertesystems. Im therapeutischen Kontext braucht es diese Feinheit, wenn die aktiven Musikerfahrungen von schwierigen Erlebnissen geprägt und teilweise toxisch überlagert sind.

Zusammenfassend lässt sich zu den Vorbehalten vor einer aktiven Musikbeteiligung in einer therapeutischen Musikgruppe sagen:

- Wir kommen regelmäßig im Zusammenhang mit Musikangeboten an sogenannte Checkpoints, die es zu beachten gilt.
- Selbst- und Fremdbewertung bzgl. Leistung, Scham und andere Zuschreibungen aus lebensgeschichtlichen Erfahrungen mit Musik liefern häufig Hintergründe für die aktuellen Vorbehalte, sich aktiv zu beteiligen.
- Hinter den vielfältigen Vorbehalten liegen meist unbeachtete, verletzte oder beschützende innere Anteile.
- Es geht in der Therapie darum, diese als innere Anteile zu beachten, die Identifikation damit zu erkennen und deren dahinter liegende Bedürfnisse im therapeutischen Prozess zu integrieren.
- Hilfreiche Elemente sind u. a. Wertschätzung, das Eingehen auf den Einzelnen und Freiwilligkeit.
- Als hilfreiche »Produktinformation« für die Klient:innen dienen allgemeine Informationen, wofür ein Angebot sinnvoll sein kann; alle Einladungen sind ein Mittel zu dem Zweck, Klient:innen in ihrer spezifischen Situation zu unterstützen; alle Anteile, die sich im Zusammenhang mit diesen Einladungen skeptisch zeigen, sind willkommen.
- Werden die Checkpoints beachtet und gewürdigt, können sich die gesundheitserregenden Potenziale der Musik entfalten.

Der Vorhang geht auf für »Spirit of the Wind« – Wie wir einen Bodysong lernen können

Wie gerade beschrieben, haben uns die Begegnungen an den Checkpoints zu Umwegen eingeladen, und Umwege erhöhen bekanntermaßen die Ortskenntnis, in unserem therapeutischen Kontext die »inneren Landkarten«. Doch nun kann unser Lied »auf die Bühne kommen«, in den therapeutischen Raum eintreten. Wir zeigen bei der Vermittlung dieses Bodysongs exemplarisch den dreischrittigen Prozess auf, wie ein Bodypercussion-Style mit einem Lied verknüpft wird.

Schritt 1 – Wir lernen die Bausteine der Bodypercussion kennen

In einer ersten Phase lernen die Teilnehmer:innen zunächst die Bodypercussion (siehe Lied 3) und ihre sprachlichen Abkürzungen kennen (siehe Abb. 1). Dann fügen wir die einzelnen Bausteine zu einem Style zusammen. Dieses Lied wird von einer Achterfigur aus Kaskadien begleitet. Hinzukommt eine Bewegung mit den Füßen, die einer musikalischen Halben entspricht und die als rhythmische Konstante dem Lied durchgehend unterlegt ist.

Spirit of the Wind

Musik und Text: traditionell

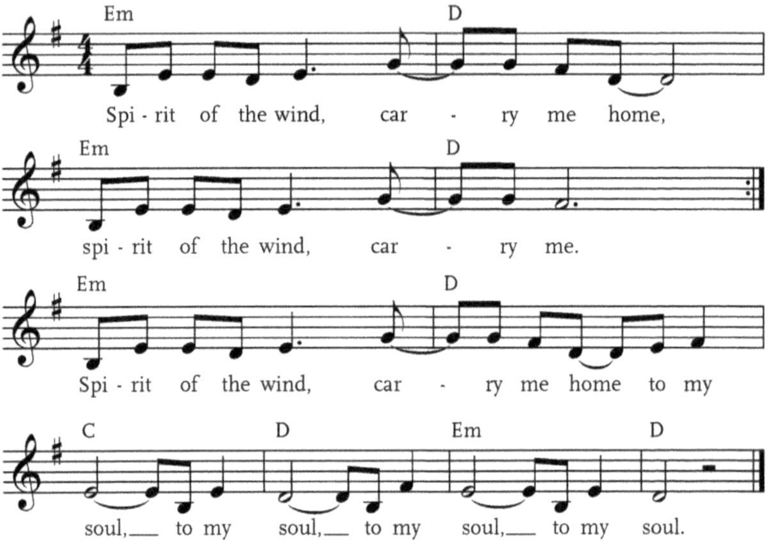

Bodypercussion: Kaskadien

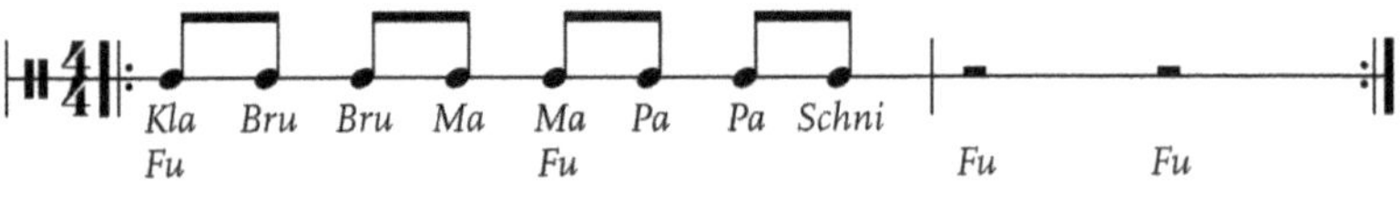

Lied 3: »Spirit of the Wind«

>> Video »Spirit of the Wind«

Nun folgt der Aufbau eines Bodypercussion-Styles Schritt für Schritt. Im Video können Sie in der ersten Minute (0:00–1:00) eine komprimierte Form des Aufbaus sehen. Als Moderator [U. L.] stelle ich jeden kleinen Baustein zunächst vor und die Teilnehmenden wiederholen diesen anschließend.

- Noch ohne Bewegung werden die Bodypercussion-Silben Fu Fu gesprochen. Die Sprache bereitet den Rhythmus vor und

gibt unwillkürlich eine Information über die Metrik.
- Die Teilnehmenden werden eingeladen, die Silben mitzusprechen, und eine erste Phase der Synchronisierung entsteht.
- Die Füße bewegen sich im Rhythmus der Sprache in einer einfachen Gehbewegung. Es ist wie ein Teig, der ausgerollt wird und den wir nun nach und nach belegen. D. h., die Füße bilden die Grundlage, auf der wir dann die Bausteine aus Kaskadien hinzufügen und im weiteren Verlauf das Lied ergänzen werden.

Nun wird der Kaskadien-Style auf der Basis von vier Schritten, zwei Takten entsprechend, in kleinen Häppchen eingeführt.

- Es beginnt mit einem Kla auf die Zählzeit 1 des ersten Taktes (siehe Bodypercussion in Lied 3), dann erfolgt eine Pause.
- Zwei Impulse mit Bru Bru kommen hinzu.
- Zwei Impulse mit Ma Ma kommen hinzu.
- Zwei Impulse mit Pa Pa kommen hinzu.
- Abschließend erfolgt auf der letzten Achtel des ersten Taktes ein Schni. Der zweite Takt bleibt mit den Händen unbelegt.

Unser Bodypercussion-Style ist damit komplett. Wenn die Hände auf Kopfhöhe mit der Kaskade beginnen, können wir eine lange Weile damit sein, ohne dass es langweilig wird. Den Sounds lauschen, den verschiedenen Klangfarben dieser Bodypercussion nachspüren – wo klingen sie hell, wo dunkel, wo bedeckt oder offen? Was passiert in meinem Körper? Welche Wirkung entfaltet die Selbststimulation, wenn ich anhaltend in repetitive Musiksequenzen eintauche?

Kleine Geschichten und von den Therapeut:innen eingestreute Aufmerksamkeitsimpulse sind dafür dienlich, dass wir nicht permanent auf unsere Handlung fokussieren und der Übergang vom Willkürlichen ins Unwillkürliche fließend geschehen kann. Gleichzeitig hat der Organismus genug Zeit, sich en passant in diesem Style niederzulassen.

In Gruppen begegnen wir Teilnehmenden mit einem unterschiedlichen Lerntempo. So wählen wir ein langsames Tempo für alle, um keinen unnötigen Stress zu erzeugen oder Einzelne abzuhängen.

Nun lassen wir die Bodypercussion wieder ruhen wie einen Teig, der noch ein bisschen gehen muss.

Schritt 2 – Das Lied wird Stück für Stück vermittelt

Wir stellen das ausgewählte Lied vor und lernen es Stück für Stück im Call-and-Response-Prinzip. Bei diesem Lied bietet es sich an, die ersten beiden Zeilen (siehe Lied 3) zweitaktig vorzusingen, und die Gruppe wiederholt diese. Die letzten beiden Zeilen bilden ein zusammenhängendes Motiv, sodass Call und Response viertaktig erfolgen. Dies ist sehr eingängig, sodass es zumeist recht zügig von den Teilnehmenden aufgenommen wird.

Für dieses Lied gibt es viele Strophen. Es bietet sich an, zunächst nur eine Strophe zu lernen, um die Komplexität nicht zu sehr zu erhöhen. Diese eine Strophe singen wir so lange, bis sich die Gruppe damit ausreichend vertraut gemacht hat. Später können weitere Strophen ergänzt werden.

Schritt 3 – Lied trifft Bodypercussion

Nun können wir unsere Zutaten zusammenfügen. Nachfolgend ist stichwortartig ein möglicher Aufbau präsentiert, wie Bodypercussion und Lied verbunden werden können:

- den Bodypercussion-Style in Erinnerung bringen; den Style in einem langsamen Tempo so lange wiederholen, bis alles rundläuft
- Stück für Stück schneller werden, bis das Tempo des Liedes erreicht ist
- die Moderation summt zunächst allein das Lied zur Bodypercussion und lädt die Beteiligten dann ein, es mitzusummen
- die Moderation singt das Lied zunächst allein und lädt die Beteiligten dann ein, es mitzusingen
- im Folgenden Impulse an die Beteiligten geben, sich immer wieder erlauben, Lied oder Bodypercussion zu wählen, um phasenweise die Komplexität zu reduzieren
- sich für das Lied oder die Bodypercussion entscheiden und dabei bleiben, wenn es sich damit wohliger anfühlt.

Es ist ein besonderer Moment, wenn sich die Bodypercussion ausreichend etabliert hat und dann zum ersten Mal auf das ausgewählte Lied trifft. Wie bei der Zubereitung einer leckeren Mahlzeit werden wir nun belohnt mit dem Ergebnis der Vereinigung unserer Zutaten, die wir mit viel Zuwendung entwickelt haben. Lied und Bodypercussion finden zusammen und entfalten ihr gemeinsames Potenzial, das weit über die Addition der Einzelteile hinausgeht.

Die Klient:innen staunen häufig darüber, dass es ihnen gelingt, in diese durchaus komplexen Spielweisen einzutauchen und trotz aller Herausforderungen eine tiefe Zufriedenheit zu empfinden. Es ist auch für uns beeindruckend, dass es mit Teilnehmenden gelingt, die keinerlei Vorkenntnisse haben. Die Loops tragen dazu bei, dass selbst Menschen mit wenig Musikerfahrung sich im Prozess laufend immer sicherer fühlen können. Dieses Erleben von Sicherheit und Zugehörigkeit ist die Basis, dass Bodysongs und Körpermusik ihre Wirkmöglichkeiten im therapeutischen Kontext entfalten können.

Die scheinbar endlosen Wiederholungen träufeln die Information von Rhythmus, Lied und Bodypercussion Stück für Stück ins Bewusstsein und können den Nährboden für das Erleben von Sicherheit bilden.

Die drei beschriebenen Phasen sind die Hauptbausteine für die Verknüpfung von Bodypercussion und Lied. Sie können als Blaupause auf die Gestaltung von anderen Bodysongs übertragen werden. Die Reihenfolge, ob wir zunächst mit der Bodypercussion oder dem Lied beginnen, ist variabel und orientiert sich daran, was für den Gruppenprozess dienlich erscheint.

Abschließend möchten wir Ihnen noch eine spezielle Verbindung eines Bodysongs mit einer hypnosystemischen Methode vorstellen. Diese nachfolgende Phase fügen wir, wenn es passt, sozusagen *on top* hinzu.

Die Verknüpfung von Vorstellung und Handlung

In diesem Schritt laden wir die Gruppe ein, abwechselnd je eine der drei Bodysong-Ebenen nun innerlich fortzusetzen – das Lied, die Bodypercussion oder die Fußbewegungen bzw. Schritte. Das heißt zum Beispiel: Ich singe das Lied weiter, die Füße machen den Basisbeat und ich stelle mir vor, wie die Hände die Bodypercussion ausführen; oder aber: Ich singe das Lied innerlich und führe den Basisbeat mit den Füßen sowie die Bodypercussion aus; oder aber: Ich singe das Lied und führe die Bodypercussion aus und stelle mir vor, wie die Füße sich dazu bewegen. Alle Kombinationen der drei Bodysong-Ebenen können zum Üben genutzt werden, um nach und nach mit der Verknüpfung von Vorstellung und Handlung vertrauter zu werden.

Diese Verknüpfung stellt ein wesentliches hypnosystemisches Werkzeug dar, das wir in der Körpermusik einsetzen. Stück für Stück bringen wir die erlernten Bausteine in unsere Vorstellungskraft, bis wir schließlich bspw. durch den Raum gehen, aus dem Fenster schauen und innerlich unseren Bodysong weiter praktizieren. Wann immer wir wollen, begeben wir uns wieder in eine hörbare und sichtbare Phase, danach wandern wir erneut in den »Innenraum«.

Auf diese Weise laden wir uns mit einem Bodysong auf und üben uns in der weiteren Folge darin, dass wir verschiedene Unterbrechungen und Verstörungen einfach geschehen lassen und dennoch wieder relativ einfach in Verbindung mit dem Lied treten können.

> Wir kommen zu ca. 60–70 % in das gleiche Erleben, wenn wir uns vorstellen, etwas Bestimmtes zu tun, wie wenn wir es wirklich tun – das sind Forschungsergebnisse aus Hypnotherapie und Neurobiologie, die vor allem durch die Entdeckung der Spiegelneuronen bekannt wurden (Bauer 2006). Das heißt, wenn wir uns etwas vorstellen, sind die gleichen Hirnareale aktiv, wie wenn wir die Handlung wirklich ausführen. Ein nachvollziehbares Beispiel ist das Experiment mit der Zitrone: Ich stelle sie mir vor – und schon läuft mir das Wasser im Mund zusammen.

Ein geübter und verinnerlichter Bodysong gibt uns die Möglichkeit, intensiver und fokussierter mit uns selbst in Verbindung zu sein. Wenn ich meiner Umwelt begegne und meine Umwelt mir und ich gleichzeitig mit einem Bodysong verbunden bin, verändert das meine Verortung in der Welt und meine Wahlmöglichkeiten, aus welchem Raum heraus ich in Kontakt gehe. Dieser wesentliche Aspekt der gezielten Aufmerksamkeitsfokussierung wird in Kapitel 6 im Abschnitt »Musik, die in uns wohnt« näher beschrieben, wenn wir in einer Kontaktübung dazu einladen, einen Bodysong zunächst zu etablieren, ihn innerlich ablaufen zu lassen und dann mit anderen Menschen in Kontakt zu gehen. Die Arbeit mit der inneren Vorstellung nutzen wir ebenso im Zusammenhang mit Transfer und Nachhaltigkeit (siehe Kap. 6 im Abschnitt »Bodysongs auf Schritt und Tritt«).

»Ich nehme mir die Zeit« – Bodysongs und Ordnungszustände *(States)*

Ich nehme mir die Zeit

Musik und Text: Iria Schärer

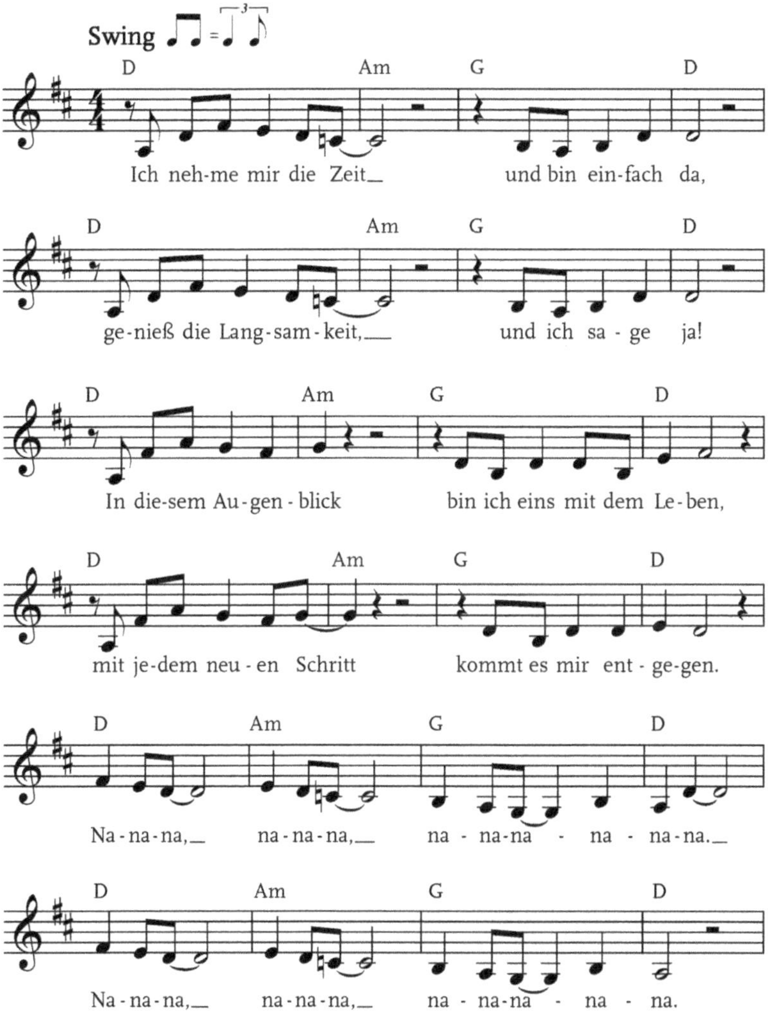
Swing
D Am G D
Ich neh-me mir die Zeit_ und bin ein-fach da,
D Am G D
ge-nieß die Lang-sam-keit,_ und ich sa-ge ja!
D Am G D
In die-sem Au-gen-blick bin ich eins mit dem Le-ben,
D Am G D
mit je-dem neu-en Schritt kommt es mir ent-ge-gen.
D Am G D
Na-na-na,_ na-na-na,_ na-na-na-na-na-na._
D Am G D
Na-na-na,_ na-na-na,_ na-na-na-na-na.

Lied 4: »Ich nehme mir die Zeit«

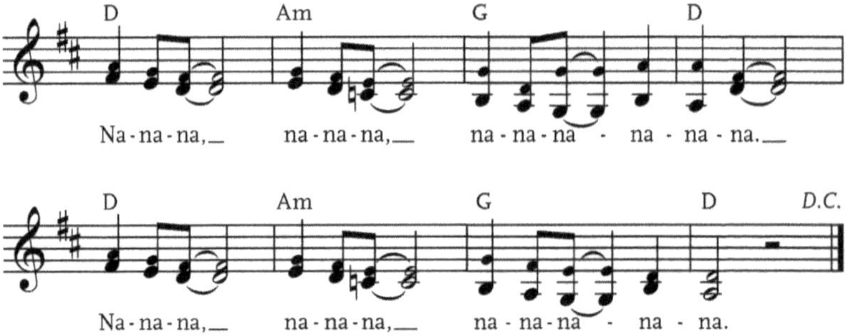

Bodypercussion: Bru Kli Schni

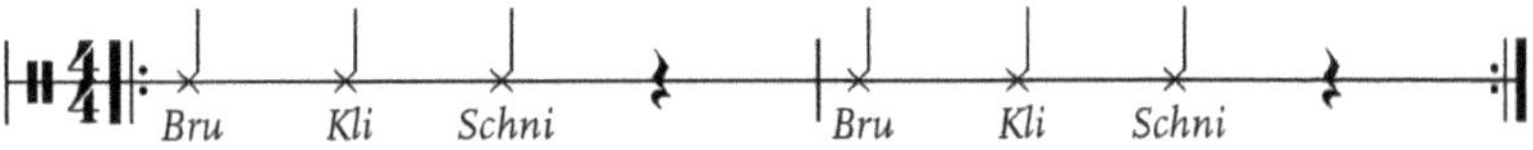

Lied 4 (Fortsetzung)

Notizen aus der Praxis (Teil I):

Ein typischer musiktherapeutischer Gruppenanfang. Jeder kommt gerade gefühlt aus einer anderen Welt. Ich [M. B.] lade ein, mit einem Lied zu beginnen. Die Gruppe ist einverstanden. Als Vorlauf jedoch wünschen sich alle Instrumentalmusik mit der *Doussn' Gouni*. Diese »Jägerharfe« kommt ursprünglich aus Mali und produziert stimmungsvolle Atmosphären. Die Klänge sind der Gruppe bereits vertraut. Sich etwas Vertrautes zu wünschen, es vorgespielt zu bekommen, geht mit einem gewissen wohligen Gefühl einher, so meine Erfahrung, und sie bestätigt sich auch später.

Nach dieser ruhigen instrumentalen Phase, die die Gruppe sichtbar als angenehmes, freies Ankommen erlebt hat, beginne ich das Lied »Ich nehme mir die Zeit« (siehe Lied 4) zu singen und führe das rhythmische Begleitmuster Bru Kli Schni ein. Wenn das Bru Kli Schni sicher ist, beginne ich das Lied mit der Gitarre zu begleiten. Das Bru Kli Schni, diese sanfte körperliche Stimulation, gibt der Langsamkeit des Liedes eine rhythmische Struktur. Die Wiederholungen ermöglichen es, dass jeder in seinem Tempo in das Lied hineinfinden kann, und, wann immer es passt, sich der geloopten Strophe anschließt. Die dauernde Wiederholung des Liedes und die Einladung, sich im Rahmen der vorgegebenen Struktur dennoch individuell einzustimmen, scheint ein Gefühl von Sicherheit in Raum und Zeit zu fördern. Manche singen im Sitzen, manche legen sich hin, manche lassen die Bodypercussion weg und hören einfach zu. Die musikalische Atmosphäre, die bei diesem Lied entsteht, lädt dazu ein, mit seiner ganz eigenen Stimmung in Verbundenheit zu sein und seinen eigenen inneren Zustand wahrzunehmen.

Irgendwann wird der Refrain »Nanana« eingeführt, der mehr Lebendigkeit und Groove in das Lied bringt. Die Strophe führt danach wieder zurück zur Langsamkeit, sodass ein Wechselspiel entsteht von Strophe und Refrain, von introvertierter Langsamkeit zu rhythmischer Frische und Extrovertiertheit. Nach und nach führt das Lied die einzelnen Gruppenmitglieder zusammen und stimmt sie aufeinander ein.

Lieder mit dieser Qualität holen die Einzelnen ab und führen doch gleichzeitig die Gruppe wieder in ein *gemeinsames Jetzt* hinein. Die Kohäsion, die sich bei aller Berücksichtigung der Bedürfnisse des Einzelnen entwickeln konnte, ist der neue Ordnungszustand der Gruppe. Man könnte von intrapersoneller und interpersoneller Synchronisation sprechen. Beides ist kostbar und befördert individuelles Kohärenzerleben sowie ein verbessertes soziales Zusammensein. »Ich nehme mir die Zeit« ist eine kostbare Blume im Garten der Lieder, die auf die sanfte Tour den inneren Zustand eines Einzelnen oder einer Gruppe verändern kann, in dem erst einmal alles so sein darf, wie es ist, um daraufhin in einen neuen Seinszustand einzuladen.

Typische Rückmeldungen aus der Gruppe: »Das Lied hat mich abgeholt«, »Endlich mal nichts mehr machen«, »Ich brauche einfach noch Zeit«, »Wenn ich mir erlaube, so zu sein, wie ich gerade bin, und nicht anders, dann geht es mir gleich ganz anders«, »Das, was da durch das Lied rüberkam, hat mich freundlicher gestimmt für mich selbst«, »Es war einfach schön, ich mag jetzt gar nicht darüber reden«.

Dieses Lied ging als eine Art Gruppenressource in das Repertoire der Bezugsgruppe ein. *Gruppenressourcen* sind gemeinsame Schätze (Lieder, Gedichte, Übungen, Bilder, Bücher), die im Laufe eines gemeinsamen Therapieprozesses gefunden und geteilt und dann auch weitergegeben werden. Sie sind wertvoll und verbindend. Wir Begleitende sind manchmal Gebende und manchmal auch Empfangende von gefundenen Gruppenressourcen. Sie werden dann zu gelebten Früchten co-evolutionären Lernens, die wir gemeinsam ernten.

Ordnungszustände *(States)*

In der Psychotherapie, sowohl in Einzel- als auch in Gruppenarbeit, wird häufig von einem *State* und von *Stateveränderung* gesprochen.

»States – übersetzbar als affektiv-kognitive Verarbeitungs- oder Erlebniszustände – sind komplexe, zeitlich begrenzte Ordnungszustände im psychischen Prozess, die das Fühlen, Denken und Handeln auf der Mikroebene zu einem kohärenten Ganzen organisieren und durch eine überschaubare Anzahl von Parametern charakterisieren« (Schiepek u. Haken 2010, S. 328 ff.).

In der Ego-State-Therapie von John und Helen Watkins (Watkins u. Watkins 2003) spricht man stattdessen von »Ich-Zuständen«, welche wir auch als »innere Anteile« bezeichnen können. Viele andere therapeutische Schulen verwenden den Begriff ebenso und er ist auch in unsere Alltagssprache eingegangen.

Ein State wird sichtbar und hörbar in Einstellungen, Sätzen, Handlungen, Beziehungsmustern und Körperlichkeit, er zeigt sich am Klang der Stimme etc. Unterschiedliche Menschen unterscheiden sich in ihrer Wahrnehmungsfähigkeit für spezifische Stateparameter. Vielleicht sind wir in der Musiktherapie durch unsere berufliche Sozialisation besonders sensibilisiert für die Parameter Stimmklang oder Schwingung eines States, so wie Körpertherapeut: innen die Verkörperung eines States äußerst gut lesen können. In der Prozessbegleitung und der Psychotherapie gehen wir davon aus, dass der Zustand eines »Systems«, wie der des menschlichen Organismus, veränderbar ist und sich wandeln kann. Um in eine Stateveränderung einzuladen, braucht es Anregungen, die eine Unterschied machen, und gleichzeitig ist es hilfreich, Menschen dort abzuholen, wo sie gerade sind. Bodysongs laden zu solchen signifikanten Unterschieden ein.

Bodysongs verwandeln auf die sanfte Tour

Bodysongs sind an sich bereits bestimmte Ordnungszustände, bestehend aus Text, Rhythmus, Melodie und Bewegungsablauf. Sie sind dafür geeignet, dem Ordnungszustand einer Person oder einer Gruppe zu begegnen und diese in einen anderen Zustand einzuladen. Bodysongs können häufig sehr schnell zu Zustandsänderungen führen, nicht zuletzt deswegen, weil sie in ihrer Kombination von Singen und Bewegung direkt unsere neuronalen Belohnungssysteme ansprechen.

Filmmusik oder in Theater, Oper, im Tanz und in Ritualgestaltung eingesetzte Musik dient der Stateveränderung. Jede Form von Kunst, aber ganz besonders Musik kann uns vom Alltagsbewusstsein in einen gänzlich anderen Zustand versetzen. Musik und speziell der

Klang der Stimme geht unter die Haut, unter die Hirnrinde, unter dem Radar am Verstand vorbei direkt in das limbische System, in dem unsere Gefühle mitgesteuert werden. Musik kann »limbisch sprechen« (Schmidt 2018). Deb Dana, eine Schülerin von Porges, dem Entwickler der Polyvagaltheorie, schreibt, dass die Stimme sowohl Ausdruck eines gewissen Ordnungszustandes ist als auch diesen verändern kann. Die Stimme drückt die Stimmung eines Nervensystems aus und befördert auch eine bestimmte Stimmung. Das autonome Nervensystem reagiert direkt und unmittelbar auf Stimmen (Dana 2020, S. 112 ff.). Stimme kann irritieren, verstören und betören.

Musik und Stimme können so sehr betören und verzaubern, dass Odysseus, um nicht durch den Klang der Sirenen vom Kurs abzukommen, sich von seinen Gefährten an einen Mast binden ließ. Die Lieder des Orpheus konnten Steine zum Weinen bringen. Von der Mythologie bis hin zur Hirnforschung und auch in der Werbepsychologie wird Musik als stateverändernd beschrieben und genutzt.

Genau genommen ist jegliche Intervention, jegliches Lied, jedes Spiel etc. eine Einladung in einen anderen Ordnungszustand. Insofern kommen wir auch in anderen Abschnitten an den Themen State und Stateveränderung nicht vorbei, ohne diese immer expliziert zu erwähnen.

Aufgrund unserer therapeutischen Haltung sind wir ständig in Resonanz damit, wie viel des Guten von unserem jeweiligen Gegenüber angenommen werden möchte. So können Bodysongs wie andere therapeutischen Einladungen nur diejenigen in neue Erfahrungsräume mitnehmen, die sich darauf einlassen mögen. Davon können wir als langjährige Musiktherapieerfahrene ein Lied singen. Man hat also immer die Möglichkeit, sich wie Odysseus an einen Pfosten binden zu lassen …

Abschließend könnte man zum Thema Bodysongs und States zusammenfassen:

- Bodysongs können einen Ordnungszustand *(State)* einladen.
- Bodysongs eröffnen neue Erfahrungshorizonte.
- Bodysongs können jemanden in einem State abholen.
- Bodysongs bringen States Einzelner in ein gelingendes Zusammenspiel.
- Bodysongs können in ein neues gemeinsames Jetzt führen.

»Ich lass mich in Ruhe« – raus aus der Anstrengung

Die nächsten drei Lieder sind inspiriert vom Umgang mit drei Phänomenen, denen wir (nicht nur im Klinikalltag) häufig begegnen: dem Phänomen der Anstrengung, dem Umgang mit Ehrenrunden und Scheitern und dem Phänomen von Selbsthass und Selbstkritik. In der Musiktherapie sind wir oft »nah an der Stimmung« unserer Klient:innen dran. So entstehen Lieder als Antwort auf deren therapeutische Anliegen, Bedürfnisse und schwierige Themen. Die Themen werden in den Bodysongs inhaltlich und musikalisch aufgegriffen und ins »Feld« zurückgespielt. Sie bringen die jeweiligen Problemmuster auf den Punkt und laden ein, in neue Lösungsräume zu gehen.

Ich lass mich in Ruhe

Musik und Text: Martina Baumann

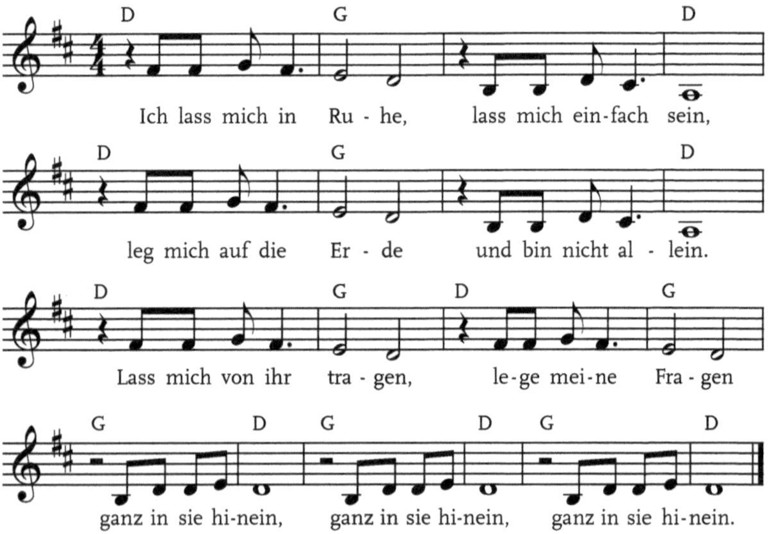
D G D
Ich lass mich in Ru - he, lass mich ein-fach sein,
D G D
leg mich auf die Er - de und bin nicht al - lein.
D G D G
Lass mich von ihr tra - gen, le-ge mei-ne Fra - gen
G D G D G D
ganz in sie hi-nein, ganz in sie hi-nein, ganz in sie hi-nein.

Bodypercussion: Bru (sanftes Tätscheln)

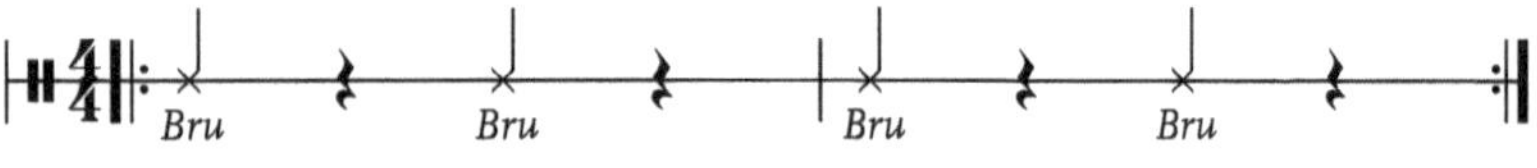

Lied 5: »Ich lass mich in Ruhe«

Dieser Bodysong lädt dazu ein, da zu sein mit dem, was ist, und nicht mit dem, was sein sollte. Er lädt ein aufzuhören, die momentane Erfahrung manipulieren zu wollen. Wenn ich das Lied »Ich lass mich in Ruhe« in einer therapeutischen Bezugsgruppe spiele, hole ich damit angestrengte innere Anteile ab. Oft laden wir einfach dazu ein, sich hinzulegen, sich besingen zu lassen, die Erde zu spüren und nichts weiter zu tun.

Wir haben es mit vielen Formen innerer Anstrengung zu tun. Klient:innen erwarten von sich, besser mitzuarbeiten, als sie können, oder sie strengen sich an, weil sie fieberhaft nach einer Lösung suchen für die Bewältigung eines Problems. Andere erwarten von sich, sich besser einlassen zu können, oder sie erwarten von sich, sich mehr distanzieren zu können von starken Gefühlen. Wir Begleitende erwarten von uns, freundlich und wertschätzend zu sein. Wir strengen uns an, einen fiktiven Status zu erreichen und verlassen damit die Verbindung zu uns selbst und zu dem, was uns wirklich trägt und guttut.

Das Lied kann eine Einladung für einen neuen Umgang mit uns selbst sein, was wiederum als Herausforderung oder gar als bedrohlich erlebt werden kann.

Und doch ist die Sehnsucht groß, neue Muster auszuprobieren. Oft funktioniert das Erproben von etwas Neuem besser, wenn wir diesen anderen Umgang mit uns selbst gemeinsam erproben und wenn wir dem neuen Muster eine schöne Form verleihen, an die wir uns gerne erinnern.

Viele Menschen beschreiben anschließend die Erfahrung, gemeinsam »abzuhängen« und im Liegen zu singen oder besungen zu werden, als eine tiefe, beglückende und nährende Urerfahrung während ihres Klinikaufenthaltes, die sie sich auf diese Weise nicht erträumt hätten, auf die sie jedoch ab jetzt nicht mehr verzichten wollen.

»Mach das Jetzt zum roten Faden«

>> Video »Mach das Jetzt zum roten Faden«

Dieser Bodysong, den man mit einer Variante des Kaskadien-Styles (siehe Lied 6) begleiten kann, ist entstanden aus der hypnosystemischen Arbeit im Umgang mit Frustration und gefühltem Scheitern. Es ist eine Einladung, das Problem, so lästig es auch sein mag, nicht als Scheitern zu betrachten,

Mach das Jetzt zum roten Faden

Musik und Text: Martina Baumann

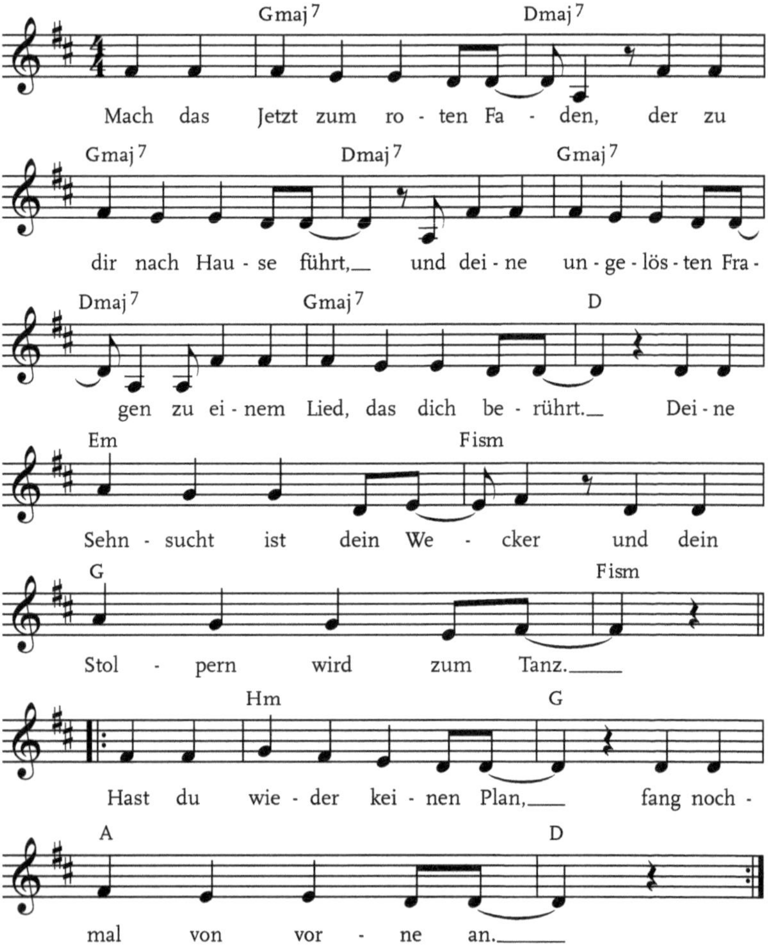
Gmaj7 Dmaj7
Mach das Jetzt zum ro - ten Fa - den, der zu
Gmaj7 Dmaj7 Gmaj7
dir nach Hau - se führt, und dei - ne un - ge - lös - ten Fra -
Dmaj7 Gmaj7 D
gen zu ei - nem Lied, das dich be - rührt. Dei - ne
Em Fism
Sehn - sucht ist dein We - cker und dein
G Fism
Stol - pern wird zum Tanz.
Hm G
Hast du wie - der kei - nen Plan, fang noch -
A D
mal von vor - ne an.

Bodypercussion: Kaskadien-Variation

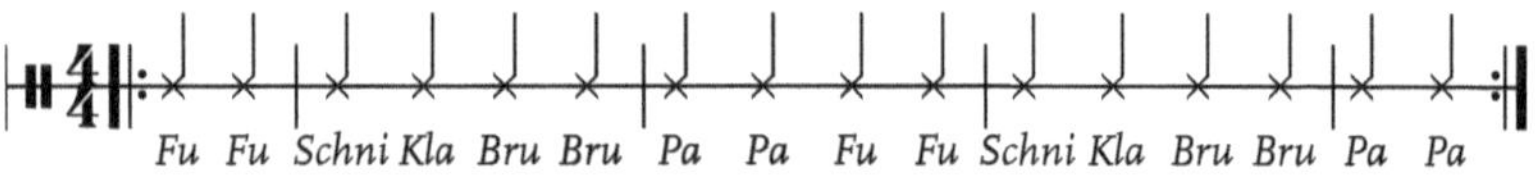

Lied 6: »Mach das Jetzt zum roten Faden«

sondern es zum Ausgangspunkt für einen Lösungsraum zu nehmen. Der Ausgangspunkt ist das Jetzt. Es geht um Selbstakzeptanz und freundlichen Umgang mit den eigenen Schwächen. »Mach das Jetzt zum roten Faden« fordert auf, aktiv zu werden. Die Form des Abklopfens von oben nach unten kann als eine Art sanfter roter Faden der Selbststimulation betrachtet werden.

»Du machst nichts falsch in deinem Leben«

Auch das Lied »Du machst nichts falsch in deinem Leben« (s. Lied 7) ist inspiriert von Erfahrungen mit Menschen, die meinen, dass sie etwas falsch machen, wenn in ihrem Leben vieles schiefläuft. Und wenn sie nur die rechte Lösung hätten und sie es »richtig« machen würden, dann ginge alles besser. Die buddhistische Lehrerin und Autorin Pema Chödrön schreibt zu unserer oftmals angestrengten Suche nach Lösungen:

> »Als Menschen suchen wir nicht nur nach Lösungen, sondern wir haben auch das Gefühl, Lösungen zu verdienen. In Wirklichkeit verdienen wir nicht nur keine Lösungen, wir leiden sogar unter ihnen. Wir verdienen keine Lösungen; wir verdienen etwas Besseres« (Chödrön 2001, S. 85 ff.).

In dem Lied »Du machst nichts falsch in deinem Leben« wird zu einer Haltung der Akzeptanz und Freundlichkeit sich selbst gegenüber eingeladen und daran erinnert, dass wir uns an etwas anlehnen können, was uns trägt. Musik enthält solche Qualitäten von Tragkraft, und »Zutaten« von Musik wie Rhythmus, Stimme, gemeinsames Singen können hilfreiche Helfer:innen sein, an die wir uns nur wieder erinnern müssen.

Wenn wir aufhören, fieberhaft nach Lösungen zu suchen und uns Vorwürfe zu machen, wenn wir keine rechte Lösung finden, dann geht es uns schon ein wenig besser. Mitgefühl mit uns selbst und Zärtlichkeit für das, was ist, kann die entspanntere Lösung sein.

Viele Menschen, mit denen wir zu tun haben, machen sich zum Vorwurf, dass sie »immer noch so empfindlich sind« oder dass sich »durch die Therapie einfach nichts ändert«. So wird die primäre Erfahrung der Empfindsamkeit missachtet und massiv attackiert. Diese inneren Angriffe (in Form von verbalem Selbsthass, Selbst- und Fremdvorwürfen) werden dann häufig zu sekundären, oft noch viel massiveren Problemen und verstärken die »Problemtrance« im inneren System. Auch Menschen mit chronischen Schmerzen, komplexer Traumatisierung, mit hartnäckigen psychosomatischen Symptomen

Du machst nichts falsch in deinem Leben

Musik und Text: Martina Baumann

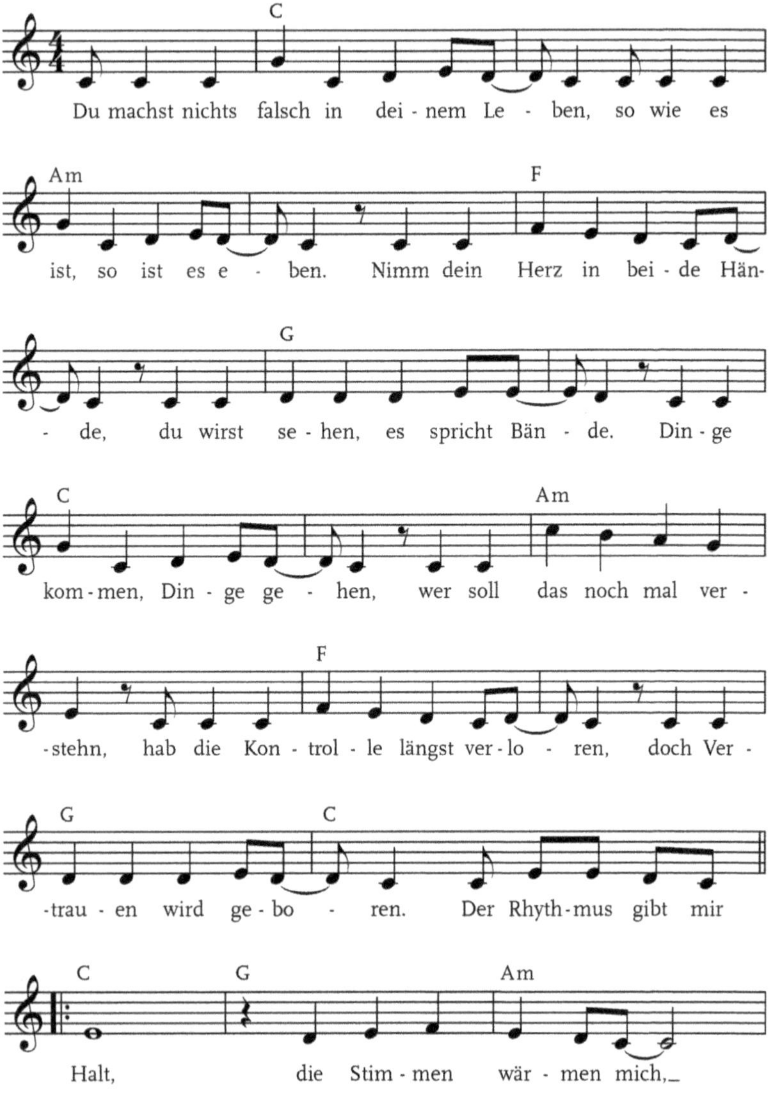
C
Du machst nichts falsch in dei - nem Le - ben, so wie es
Am F
ist, so ist es e - ben. Nimm dein Herz in bei - de Hän-
G
- de, du wirst se - hen, es spricht Bän - de. Din - ge
C Am
kom - men, Din - ge ge - hen, wer soll das noch mal ver -
F
- stehn, hab die Kon - trol - le längst ver - lo - ren, doch Ver -
G C
- trau - en wird ge - bo - ren. Der Rhyth - mus gibt mir
C G Am
Halt, die Stim - men wär - men mich,_

Lied 7: »Du machst nichts falsch in deinem Leben«

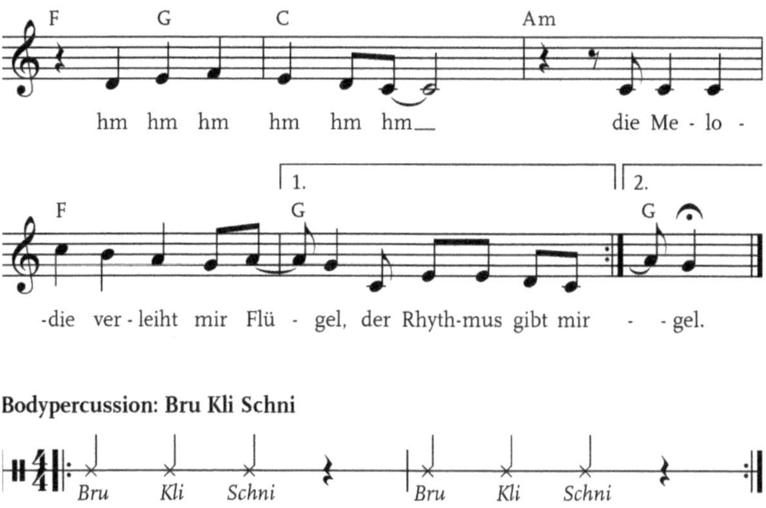

Lied 7 (Fortsetzung)

oder komplizierten Trauerverläufen machen sich häufig ihre eigene Versehrtheit zum Vorwurf und attackieren sich selbst. Die internalisierten negativen Glaubenssätze und Bewertungen haben natürlich vielfältige »gute Gründe«. Sie schützen z. B. häufig vor der eigentlichen zarten Verletzung oder können als Wiederholung einer früh erlebten negativen Resonanz auf Verletzlichkeit und Empfindsamkeit betrachtet werden. Mögliche Stimmen von Eltern, Erzieher:innen, Schule und Gesellschaft wie »Sei doch nicht so empfindlich«, »Stell dich nicht so an, das Leben geht weiter« werden zu negativen Introjekten. Sie führen wiederum dazu, sich und anderen zum Vorwurf zu machen, etwas nicht besser hinzubekommen. Wir erleben in therapeutischen Situationen diese Menschen gefangen zwischen Selbsthass und Selbstmitleid.

Ähnlich, wie wir vor einem Gruppenbeginn durch eine praktische Übung, eine theoretische Rahmung, durch eine Geschichte oder ein passendes Gedicht den Erfahrungsraum der Gruppe weiten und zu einer anderen Sichtweise einladen, kann das verkörperte Lied »Du machst nichts falsch« das *innere Betriebsklima* verändern. Musik kann Selbsthass, Härte und Schärfe wie kaum ein anderes Medium entmachten, binden und transformieren. Das Lied lädt jeden Einzelnen ein, seine verhärteten und miteinander verbackenen primären und sekundären Anteile aus der Perspektive von »Selbstqualitäten« wie

Geduld, Mitgefühl, Akzeptanz und Humor zu betrachten. Das Lied fungiert nun als »der andere Ohrwurm«, quasi die heilsame neue Erfahrung, die die alten, hartnäckigen Ohrwürmer (Introjekte) zu überlagern vermag.

Wir können mit Liedern aus der Anstrengung und hinein in mehr innere Ruhe und Akzeptanz kommen. Hierzu könnte man zusammenfassen:

- Bodysongs können als hypnotherapeutische Intervention mit Tiefenwirkung (Text, Melodie, Stimme, Klopfen, Loopen) genutzt werden – im Sinne einer Einladung in eine andere, neue Erfahrung.
- Bodysongs entstehen aus der Resonanz innerhalb der therapeutischen Arbeit und wirken als freundliche Wegbegleiter. Bodysongs können einladen, sich sinken zu lassen und sich in Ruhe zu lassen.
- Bodysongs können zu einer fehlerfreundlichen Haltung und zum Reframing einladen.
- Bodysongs können in schweren Situationen Humor und Leichtigkeit ins Spiel bringen.
- Bodysongs können einladen, in gefühlt ausweglosen Situationen freundlicher mit sich selbst umzugehen – ein Weg zu mehr stimmiger Selbstakzeptanz.
- Bodysongs können als Form der Nachbemutterung und als korrigierende neue Erfahrung gesehen werden, quasi als positive Mantren als Resonanz auf negative Introjekte.
- Bodysongs führen in ihrer Sanftheit in einen Raum von Selbstbemutterung und Selbstmitgefühl, von dem aus mit mehr innerer Weite auf die bestehenden Phänomene geschaut werden kann.

»Be still my soul« – ein rhythmusbasierter und tranceinduzierender Bodysong

Im nachfolgenden Abschnitt beschreiben wir, wie ein rhythmusbasierter Bodysong herausfordernde Erfahrungen »verstoffwechseln« kann. Im Weiteren begegnen wir dabei auf einer tieferen Ebene dem Phänomen »Trance« im Sinne einer fokussierten Aufmerksamkeit und wir erleben, wie hilfreich es sein kann, mit Bodysongs seine Aufmerksamkeit in eine gewünschte Richtung zu lenken.

Be still my soul

Musik und Text: Mark Fox

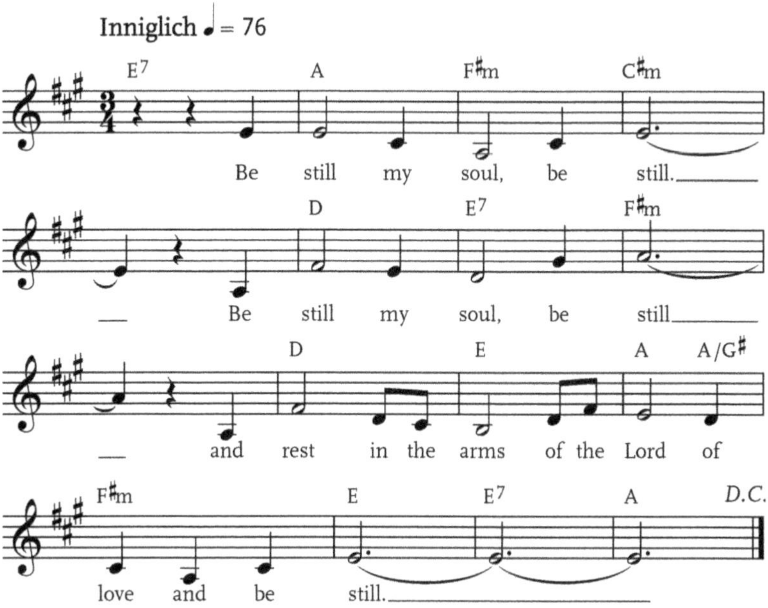

Bodypercussion: Variante 1

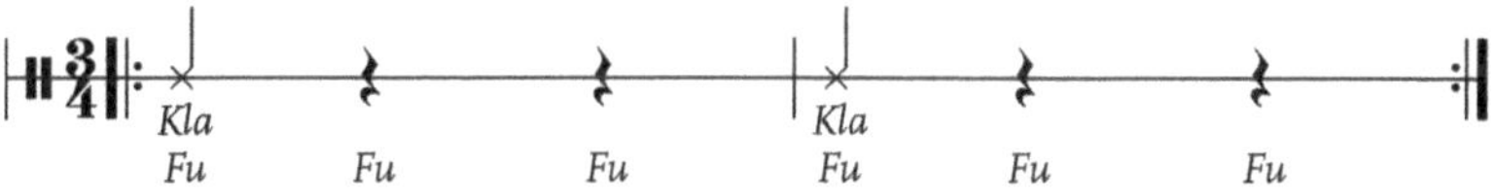

Bodypercussion: Variante 2

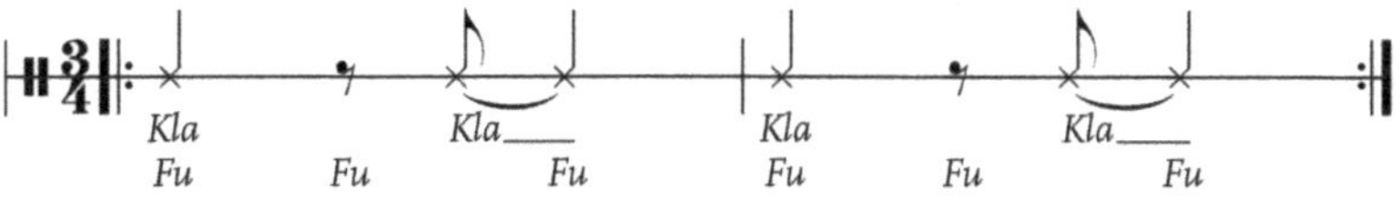

Als Schrittfolge wählen wir hier den sogenannten Dreierspiegel (s. Abb. 27 in Kap. 4).

Lied 8: »Be still my soul«

Bitte ein Lied – wir haben was zu verdauen!

Im therapeutischen Prozess erleben wir immer wieder Phasen, in denen eine Gruppe intensive und aufwühlende Erfahrungen macht. Die Gruppenmitglieder erleben schwer verdauliche Themen hautnah mit, versuchen einerseits ihre Mitklient:innen zu unterstützen, kommen andererseits aber an ihre eigenen Grenzen. Körpermusikangebote zur Verdauung und Selbstregulation können hier sehr hilfreich sein.

Interessanterweise kommt von Klienten gerade in solch einer Situation der Wunsch nach Körpermusik, wenn sie als ein Element der Gruppenkultur eingeführt ist und schon als hilfreich erlebt wurde. Häufig verbindet sich der Wunsch auch mit einem bestimmten Lied, das in der Gruppe schon bekannt ist und als tragfähig erfahren wurde. Je mehr wir eine bestimmte Kultur als hilfreich erleben, desto mehr wird sie zur Referenz für wirksames Erleben.

Notizen aus der Praxis:

Intuitiv entscheiden sich die Klient:innen für das Lied »Be still my soul«: eine Rhythmusreise, ein langsamer Dreiertakt, dem ein wiegendes Element innewohnt. Bei dieser Schrittfolge handelt sich um den sogenannten Dreierspiegel (s. Abb. 27 in Kap. 4).

Die Teilnehmenden sind eingeladen zu wählen, ob sie sich aktiv oder rezeptiv beteiligen möchten. Nachdem die Schritte eingeführt sind, nehme ich [U. L.] die Gitarre und führe das Akkordmuster des Liedes ein, sodass die Liedform schon unwillkürlich gebahnt wird. Immer wieder bringe ich Einladungen ein, die darauf fokussieren, sich und den Augenblick wahrzunehmen. Die wiederkehrenden Achtsamkeitsinduktionen werden für einen gelingenden Akzeptanzprozess als sehr unterstützend zurückgemeldet. Ich lade die Gruppe ein, zu den Schritten und der Gitarre frei zu summen. So entsteht ein zarter Singsang, der es ermöglicht, sich persönlich und individuell auszudrücken. Über die sanfte Stimmimprovisation, die die Gruppe miteinander verbindet, kommt es zudem zu Begegnungen von Liegenden und Schreitenden. Es ist enorm, welche Wirkung und Atmosphäre der basale Rhythmus entfaltet.

Ein Klatschen auf der 1 gibt dem langsamen Dreiertakt eine weitere unwillkürliche Information und orientiert in der Zeit-Raum-Struktur. Ohne darüber nachzudenken, spüren und erkennen wir den Zeitraum zwischen zwei Klatschimpulsen. Die Symmetrie der Schrittfolgen verstärkt diese Erfahrung.

Nach einiger Zeit ist das Klatschen integriert und ich lade dazu ein, auf die 1 mit der Handfläche eine beliebige Stelle auf dem Körper zu berühren und auf 2 und 3 die Stelle auszustreichen. Es ist wie bei einer Jazzballade, wenn der Schlagzeuger mit dem Besen nach dem Erstimpuls über die Snaredrum streicht. Es kann dazu beitragen, etwas von den Anspannungen im Körper auszustreichen und loszulassen. Die

Stimmung im Raum wird spürbar gelassener, sodass es möglich ist, eine einfache *Polyrhythmik* einzuweben. Sie kann das Loslassen weiter verstärken und dazu verhelfen, in eine vertiefte Entspannung zu kommen.

Eine einfache *Polyrhythmik* entsteht bspw., wenn wir das Tempo des Dreiertaktes mithilfe gesprochener Silben zunächst verdoppeln und jedem der beiden schnelleren Dreiertakte einen Klatschimpuls auf die Zählzeit 1 geben. Der Schritt bleibt dabei im langsamen Ausgangstempo, und so überlagern sich zwei Tempi auf eine Weise, die wir Polyrhythmik nennen.

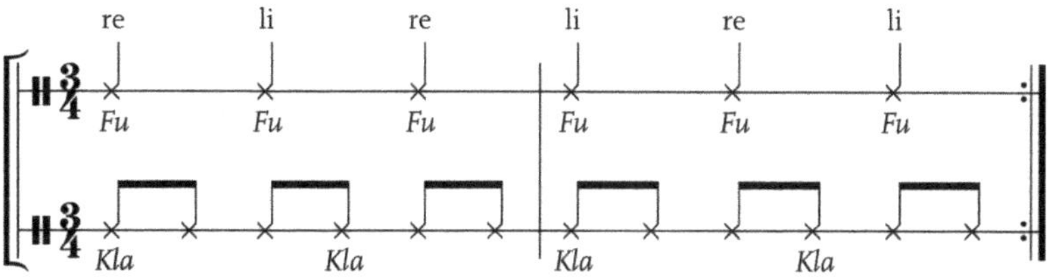

Abb. 30: Polyrhythmik

In der letzten Phase unserer Reise führe ich das gewünschte Lied ein. Der Aufbau und ein entschleunigtes Reisetempo haben einen Raum geschaffen, in dem das Lied nun seine tranceinduzierende Wirkung entfalten kann. Es entsteht eine fühlbare Vertiefung des Momentes. Am Ende werden alle eingeladen zu ruhen und in der Stille den Prozess nachklingen zu lassen.

In den Notizen aus der Praxis werden Aspekte des »Verstoffwechselns« nach herausfordernden Gruppenerfahrungen beschrieben. Diese werden mit einem Lied verbunden, und es wird auf eine passende Prozessgestaltung geachtet. Zusammenfassend ließen sich die förderlichen Aspekte folgendermaßen beschreiben:

- heilsame Erfahrungen machen in einem Gruppensetting
- nach intensiven therapeutischen Prozessen verdauen, stabilisieren, reorientieren
- einen langsamen Dreiertakt, einen achtsamen Aufbau, eine lange anhaltende Rhythmusreise erleben und genießen

- tranceinduzierendes Zusammenwirken von Schritten, Bodypercussion und Lied erleben
- Wahlmöglichkeiten von aktiver oder rezeptiver Beteiligung erfahren
- eine Gruppenkultur etablieren und utilisieren.

Das Phänomen Trance in einem rhythmusbasierten Bodysong

Es scheint so zu sein, dass sich durch eine Rhythmusreise in Verbindung mit Gesang Phänomene zeigen, die wir »verändertes Wachbewusstsein« nennen (Strobel 1988; Rittner u. Hess 1994). Gunther Schmidt spricht in diesem Zusammenhang davon, dass Trance nichts Übersinnliches ist, sondern als eine Form von gezielter Aufmerksamkeitsfokussierung verstanden werden kann (Schmidt 2018).

Die lange anhaltenden Wiederholungsschleifen mit einer begrenzten Menge an Information und Reizen – hier Rhythmus und Lied – erzeugen in diesem Sinne eine gezielte Aufmerksamkeitsfokussierung. Sie laden zu verschiedenen Stufen des Tranceerlebens ein. Auf der musikalischen Ebene erzeugen Schritte und Klatschimpulse eine Polyrhythmik, die dieses Tranceerleben vertieft. Temporär können wir aus dem linearen Zeitempfinden aussteigen und es eröffnet sich ein Zwischenraum von Zeitlosigkeit (Flatischler 2012).

Die Trancephänomene, auf die wir bei dieser therapeutischen Arbeit stoßen, zeichnen sich zusammenfassend durch folgende Eigenschaften aus:

- Veränderung der Gehirnaktivität (Alphawellen)
- Veränderung von innerem Erleben auf körperlicher Ebene
- Veränderung von innerem Erleben auf emotionaler Ebene
- Veränderung des Zeitgefühls und des Gefühls im sozialen Miteinander
- vertieftes Erleben von spiritueller Verbundenheit
- verändertes Denken – weg vom rational kontrollierenden Denken hin zu tiefen Einsichten und Inspirationen.

Wie Klient:innen mit Bodysong-basierten Trancen eigenständig weiterarbeiten können

In unseren therapeutischen Kontexten verknüpfen wir tranceinduzierende Rhythmusreisen mit spielerischen Elementen und mit Liedern, die die Reise begleiten und bereichern. Die Erfahrung von spielerischer Leichtigkeit und Formen der Selbstberührung scheint das Vertrauen zu fördern, sich auf tiefergehende Prozesse einzulassen.

Die Rhythmusliederreisen führen u. a. in einen Raum von Frieden und Stille, Innigkeit und Verbundenheit, in einen Raum der Inspiration und Präsenz sowie zu entspannter Wachheit. Sie ermöglichen ein Erleben von Zeitlosigkeit.

Hinzu kommt, dass die menschliche Stimme ein hoher Wirkungsfaktor im eigenen Tranceerleben ist. Die Stimme stellt

> »neben dem Atem das intensivste körpereigene Medium mit enormer autosuggestiver Wirksamkeit dar. Die intensiven, sich selbst verstärkenden Rückkoppelungseffekte der Klangwahrnehmung über Ohr und Knochenleitung sowie kinästhetische Vibrationsempfindungen tragen dazu bei, dass Singen an sich immer eine Fokussierung der Aufmerksamkeit bewirkt. Die bewusstseinsverändernden Möglichkeiten, die in der Stimme liegen, werden darüber hinaus beeinflusst von ihrer untrennbaren Verknüpfung mit Atem und Bewegung« (Rittner 1994, S. 216).

Im Laufe der Jahre konnten wir in unserem Praxisfeld bemerken, dass die Menschen, mit denen wir arbeiten, durch Körpermusik auf eine spielerische Weise Zugang zu tranceinduzierenden Wirkungsräumen erhalten. Im Zusammenhang mit körpermusikalischen, tranceinduzierenden Angeboten erscheint es uns beachtenswert, dass die kleinen Prozessschritte und deren Architektur für Klient:innen auf eine Weise nachvollziehbar sind, dass sie zu einem anderen Zeitpunkt auf einer Metaprozessebene reflektiert und weitervermittelt werden können. Das öffnet eine Tür, in einer eigenständigen Weise damit weiterarbeiten zu können. Das Element Rhythmus spielt dabei eine besondere Rolle. Er wirkt auf eine unwillkürliche Weise formgebend, schafft einen sicheren Boden und lässt sich mithilfe der Sprechsilben sehr gut memorieren. Klient:innen werden zu Zeug:innen ihrer Selbsterzeugung, und das ermöglicht Zugänge, sich eigenständig der tranceinduzierenden Quellen der Körpermusik zu bedienen.

»Ich bin schön, wenn ich singe« – neue Räume nach Traumaerleben

Notizen aus der Praxis:

Wir laden anlässlich eines in der Klinik stattfindenden freiwilligen und therapiegruppenübergreifenden Körpermusikangebots dazu ein, das Lied »Ich bin schön« (vgl. Lied 9) zu singen und es mit einem Bru Kli

Ich bin schön, wenn ich singe

Musik und Text: Dorit Paul

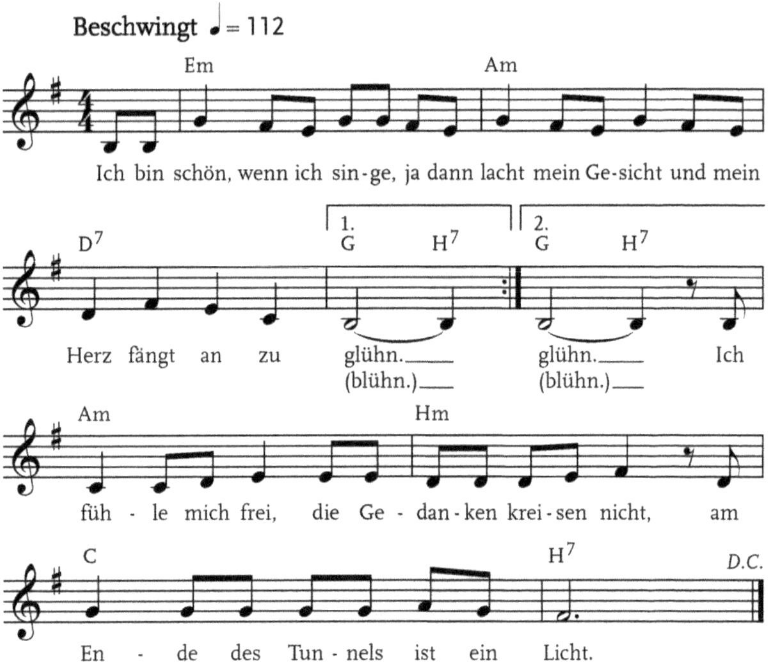

Bodypercussion: Bru Kli Schni

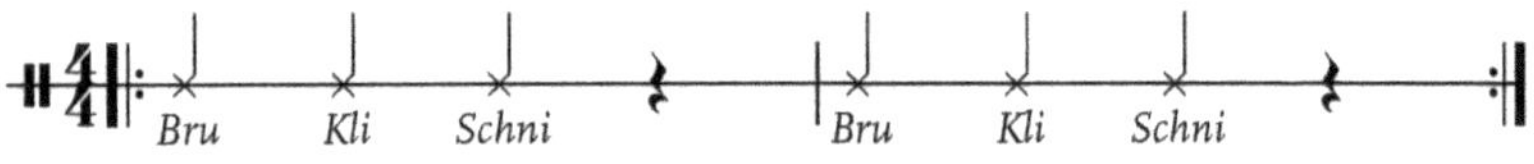

Lied 9: »Ich bin schön, wenn ich singe«

SCHNI oder mit einem FU SCHNI KLI rhythmisch zu begleiten. Das Lied wird wiederholt und in den Körper gebracht. Gleich einem jiddischen Klezmer rollt das Lied langsam an, wird dann schneller gesungen, bis es am Ende zum Stehen kommt. Es ist ausdrucksstark, kann sehr dramatisch und theatralisch interpretiert werden oder auch fröhlich und leicht sein. Es führt in verschiedene Stimmungen und Räume hinein.

Ich [M. B.] sehe, wie sich Frau S. zusammen mit ihren Mitklient:innen emotional berühren lässt. Da sind Tränen und da ist auch ein Lachen.

Das war nicht immer so. Immer wieder gab es diese Hassmomente und Widerstand in Bezug auf die Musik. Es war enorm wichtig für sie, mir diesen Widerstand mitzuteilen. Er wollte gesehen und gehört werden. Und er hatte gute Gründe.

Nun ist Frau S. heute Abend ganz von sich aus dazugekommen. Und das Lied ist so wichtig für sie geworden. Wie kommt das?

Die Erfahrung mit Menschen mit und nach Traumaerleben ist vielfältig, individuell und geprägt von einer sehr speziellen Dynamik, in der sich die ganze Bandbreite finden lässt: Frustration, Ehrenrunden, Rückschläge und natürlich auch Hoffnung, Humor und Tiefe. Ganz besonders im Kontext von Körpermusik und Musiktherapie kann alles zum Trigger werden für traumatisierte Menschen: vom Wort »Körper« bis zum Wort »schön«, von der Einladung »in die Stille« bis zur Einladung zu einem Lied. Es ist ein Tanz auf Eierschalen, manchmal auch auf einem Minenfeld. Jederzeit »kann eine Bombe hochgehen«. Manchmal geschieht dies allein deshalb, weil wir zu einem Erleben von Unterschieden einladen: Wenn tatsächlich die Möglichkeit bestünde, dass »alles gut würde«, könnten dies die Betroffenen so deuten, dass »früher alles gar nicht so schlimm war«. Und dem muss auf jeden Fall entgegengewirkt werden.

Gleichzeitig ist jedoch eine große Neugierde zu spüren, eine Sehnsucht nach guten inneren Orten, nach nährenden Beziehungen und Halt gebenden neuen Erfahrungen, nach Schönheit und Leichtigkeit. Diese Sehnsucht und Offenheit spüren wir in der Musiktherapie und auch im Rahmen unserer gruppenübergreifenden freiwilligen Körpermusikangebote. Wenn genug Sicherheit im Raum ist, genug Geduld und Akzeptanz für jegliche Form von Grenzbedürfnissen und Begrenzungen, wenn die gesamte Sicherheitsabteilung einer Person maximal gewürdigt wird und jederzeit Stopp gesagt werden kann, wenn für alle inneren Anteile gesprochen werden darf, die Singen »scheiße« finden und Bewegung dazu erst recht, dann können Samen für neue, nachhaltig wirkende Erfahrungen gesetzt werden.

Traumaforscher van der Kolk und sein Team beschreiben, wie zentral Spiele mit Rhythmus und Stimme im Zusammenhang mit dem Nervensystem »soziales Engagement« ganz besonders für Menschen mit traumatischen Erfahrungen sind. Es braucht Räume, in denen die Qualität von »Keeping together in time« erfahrbar wird (van der Kolk 2016, S. 395). Gemeinschaftserleben mit Rhythmus,

Gesang und Tanz in einer Atmosphäre von Sicherheit fördert innere Stabilität und Verbundenheit. Diese Aktivitäten bekommen bei traumatisierten Menschen eine ganz bedeutende Dimension, da sie dazu verhelfen, den Kampf-Flucht-Modus zu verlassen, um in neue Räume von sozialer Zugewandtheit, Zuversicht und Lebensfreude zu gelangen (van der Kolk 2016).

Nicht nur das Singen in Gemeinschaft, auch die ganz individuelle Verbindung zu Liedern kann von Bedeutung sein. Auf unterschiedliche Weise erreichen uns Erfahrungsberichte, dass die Lieder, die während des stationären Aufenthaltes kennengelernt wurden, zu nachhaltigen Begleiterinnen wurden.

Auch in Forschung und Praxis zum Thema Musiktherapie und Trauma werden strukturierte Formen des Musizierens wie Lieder in Kombination mit stabilisierender Bodypercussion bei Traumafolgestörungen thematisiert (Keller et al. 2018). Musik und Lieder, so die obigen Autor:innen, fördern acht wichtige Aspekte von Ressourcenarbeit und Stabilisierung: »Trost, Resonanz, Flow, Beruhigung, Verbundenheit, Beziehung, Selbstwirksamkeit, Heimat« (ebd.).

Alle diese Qualitäten erleben wir in unseren Anwendungsfeldern der Körpermusik. Ein Lied möchte nichts verändern, es kann jedoch trösten, tragen und Heimat sein für alles, was ist. Die Klarheit einer Liedstruktur ermöglicht eine Form von Orientierung und Aufgehobensein. Die Kombination mit einfachen Bodypercussion-Styles ermöglicht zusätzliche körperliche Selbststimulation, die als Erdung und Stärkung erlebt wird, den Körper aus der Starre führt und ihn mitschwingen lässt. Lieder in Bewegung können Schönheit und Schmerz besingen und körperlich zum Ausdruck bringen. Dies alles geschieht gleichzeitig. Lieder, bei denen beides und noch Tausend Dinge mehr enthalten sind, finden den meisten Anklang. Die Gleichzeitigkeit kann zu einer Beruhigung des inneren Systems führen, denn keine:r im System muss in Sorge sein, dass er oder sie zu viel ist.

Der Beginn des Lieds von Dorit Paul »Ich bin schön, wenn ich singe, denn dann lacht mein Gesicht …« (vgl. Lied 9) ist so eine erwähnenswerte Blume im Garten der heilsamen Lieder, weil es sowohl im Text als auch in der jiddisch anmutenden Begleitung verschiedene Dimensionen des Erlebens zum Ausdruck bringen lässt: Schönheit, Freiheit, Herzensglühen, Lachen, Gedankenkreisen, einen Tunnel oder Licht. Das Lied wird wieder und wieder gesungen, sodass es immer wieder möglich ist, zu allen Varianten des Erlebens zurückzukehren. Es ist eine Einladung, mit all dem zu tanzen, was da ist, ohne die Verbindung zu dem, was schmerzhaft war, zu verlieren.

Es gibt eine Vielzahl an heilsamen Liedern, die sich Klient:innen nach und nach zu eigen gemacht haben, wie bspw. das von Wolfgang Bossinger komponierte Lied »Ich lasse los und bin bei mir zu Haus« (Bossinger u. Bossinger 2010, S. 135). Diese und natürlich auch Lieder aus der »eigenen Jukebox« werden zu persönlichen Grenzhüter:innen und Beschützer:innen, zu inneren Mantren und Ankern für gewünschtes Erleben.

Selbstgeschöpfte Bodysongs (vgl. Kap. 6) gehen noch einen Schritt weiter und wir werden sehen, wie wichtig es für manche Menschen ist, ihre ganz eigenen Lieder zu erfinden. So kommen sie in einen ganz neuen schöpferischen Raum und können lernen, selbstwirksam alte Opferrollen abzulegen.

Folgende Erkenntnisse des Traumaexperten Jochen Peichl (2008) zu den Folgen früher Langzeittraumata schienen uns beachtenswert und wir haben uns erlaubt, anschließend den von ihm aufgeführten Störungsbildern stichwortartig wirkungsvolle Möglichkeiten von Bodysongs gegenüberzustellen:

Die Folgen früher Langzeittraumata bei komplexer PTBS
(nach Peichl 2008)

- *State:* Störung von Gefühlszuständen und Impulsen, keine Kontrolle darüber, springen von Impuls zu Impuls, von Affekt zu Affekt
- dissoziative Störungen: Gedächtnislücken, Entfremdungserleben, Erleben voneinander getrennter Unterpersönlichkeiten
- Störung der Selbstwahrnehmung: Gefühle des Opferseins, Schuld, Scham, wenig Selbstfürsorge
- Störung der Beziehung zu anderen
- Somatisierung: mal zu wenig, mal zu viel spüren
- Veränderung der Lebenseinstellung: überzeugt sein davon, dass es keine Gerechtigkeit gibt, zynisch werden, dem Bösen nachgeben, das Gefühl bekommen, bald sterben zu müssen.

Möglichkeiten von Bodysongs bei komplexer PTBS

- *State:* Gefühle können ausdrückt werden, Impulse werden hörbar, bekommen Resonanz und Beantwortung, Form und Führung

- Dissoziation: Rhythmus und Bodypercussion können ein Erleben von Kontrolle fördern und die Verbindung zu Steuerungsinstanzen wiederherstellen
- der Körper kann als angenehmer und sicherer Ort bei gleichzeitiger Würdigung von Grenzen wahrgenommen werden
- Lieder können Selbstwahrnehmung modulieren, sie können Einladungen sein zu Selbstbemutterung und Selbstfürsorge
- Beziehung zu anderen: das Nervensystem »soziales Engagement« wird aktiviert; bei sich und gleichzeitig beim anderen sein; das Erleben von Sicherheit wirkt stärker als der Modus: »Kampf, Flucht, Erstarrung«; Freude an der Gemeinschaft wird befördert
- Somatisierung: Rhythmus befördert Halt im Körper; es ist möglich, nicht zu wenig und nicht zu viel zu spüren; man kann etwas in Worte fassen, ein Lied davon singen, ohne sich vom Inhalt überfluten zu lassen; es ist möglich, aus der Dissoziation zu kommen, und es werden traumaferne Netzwerke aktiviert
- Lebenseinstellung: Bodysongs machen nichts »wieder gut«, noch beschönigen sie etwas – »die Amygdala merkt sich alles« –, aber Körperlieder überschreiben kortikale Strukturen und fügen positive Neuerfahrungen hinzu; sie eröffnen neue Perspektiven und Räume für das Erleben von Schönheit und Lebensfreude.

An dieser Stelle möchten wir den Bericht einer Kursteilnehmerin mit einer komplexen PTBS über ihre persönlichen Erfahrungen in der Körpermusik einfügen. Sie nimmt uns – nach intensivem, lang anhaltendem Traumaerleben – mit auf ihre Reise in einen anderen Raum und lässt uns daran teilhaben, wie die Tage mit Körpermusik die Samen der Veränderung in ihr sanft gegossen haben.

> »Diese Tage sind Inseln in meinem Sein, selbst dann, wenn ich es nicht mehr schaffe, das oft alles beherrschende Grau in meinem Leben zu bekämpfen; selbst wenn ich den Kampf gegen meine Trauma-Dunkelheit, die Monster meiner Nächte und die Abgründe nicht mehr gewinnen kann, so weiß ich doch: Dort ist Pause, dort sind Farben, dort ist Fühlen, Klang. Dort spinnt mir unsere Vielstimmigkeit ein Netz aus goldenen Fäden um meine Welt, und für eine Stunde oder auch zwei Tage falle ich nicht mehr durch die Dunkelheit, bin gehalten in dem Netz aus Tönen, bin weder falsch noch schlecht noch fehl am Platz. Bin verbunden mit den anderen im Klang. Eine Verbundenheit, die sich vertraut und sicher anfühlt, ganz ohne Gefahr. So könnte Heimat aussehen, so stelle ich mir Heimkommen vor, wenn man denn eine Heimat gehabt hätte.

> Und je länger ich in den Klängen, in den Worten und Rhythmen bade, je mehr sie Teil von meinem Leben werden können und je mehr Vertrauen ich habe, dass diese Momente, diese Tage wiederkommen werden, dass dieses Gefühl wiederkommt, getragen zu sein in der Musik und in der Gemeinschaft, je öfter ich diese Erfahrung gemacht habe, desto mehr gelingt es mir auch zu vertrauen, dass das ein Teil meines Lebens sein kann, dass das ein Gefühl sein kann, das auch fest zu meinem Leben gehört. Weit weg von meiner Verlorenheit. Hier lerne ich, übe ich, vertraue ich darauf, verbunden zu sein und dabei sicher, und werde wieder zu einem Teil dieser Welt. Und meine Dankbarkeit für diese Erfahrung kennt keine Grenzen« [C. S.].

Es gibt diese neuen Räume nach Traumaerleben. Körpermusik und Bodysongs können Tore sein zu gelingender Aufmerksamkeitsfokussierung. In diesen Räumen kann dann eine neue Steuerungs- und Führungsfähigkeit erlebt werden. Der Weg, das wissen wir, ist nicht leicht und läuft spiralförmig. Aber Berichte wie dieser machen uns zuversichtlich.

Im Folgenden haben wir noch einmal ergänzend einige Gedanken der Musik- und Traumatherapeutin Dörte Pommerien[23] zusammengestellt, wofür Bodysongs bei Traumaerleben gut sein können:

Wofür Bodysongs bei Traumaerleben gut sein können
(nach Dörte Pommerien)

- Im Trauma passiert in der Regel etwas, bei dem wir die Kontrolle verlieren, absolut ausgeliefert und ohnmächtig sind, wogegen wir nichts tun können. Dies führt häufig zu körperlichem und seelischem Einfrieren *(Freezing)* oder zu Kampf- versus Fluchtverhalten.
- Wenn wir in der Körpermusik in das Erleben kommen, dass wir etwas tun können, und sei es nur zu klatschen, Schritte zu gehen, hin- und herzulaufen und uns im Körper zu spüren, so können wir die einst verlorene Handlungs- und Kontrollfähigkeit zurückgewinnen. Aus dem Erleben von Einfrieren und Unterwerfung *(Submit)* wird die Erfahrung von Kontrolle, Selbstwirksamkeit und Handlungsfähigkeit.
- Körpermusikräume sind traumaferne, nicht sexualisierte Körpererfahrungsräume. Sie können jedoch auch traumanah sein, wenn z. B. Körperlichkeit, Liedtexte oder Formen der Selbstberührung etc. trauma-

23 Dörte Pommerien hat eine Praxis für Musik- und Psychotherapie sowie Traumatherapie (http://musiktraumatherapie.eu) und ist aktiv im Traumanetzwerk Heidelberg. In verschiedenen Ausbildungskontexten lehrt sie unter anderem, wie hilfreich Formen der Körpermusik als Selbstregulationswerkzeuge in der Traumatherapie sein können.

- tisch Erlebtes hervorholen. Trigger können nicht verhindert werden. Sie können im sicheren Raum der Körpermusik im Hier und Jetzt jedoch neu und anders bewältigt werden. In diesen Krisenmomenten entstehen korrigierende Erfahrungen, in denen Handlungsfähigkeit wieder neu erlebbar gemacht wird.
- Die Körpermusik, Bodysongs, das Singen in Bewegung lebt von der Freiwilligkeit, von Einladungen, Feedbackschleifen, Wertschätzung und Achtung jeglicher Grenzen des Gegenübers: »Ich singe, wie und wann ich will, und ich habe die Wahlfreiheit, zu entscheiden.«
- Lieder können im individuellen Erleben zu guten inneren Selbstobjekten, inneren Helfern und Ankern werden, sowohl im individuellen Erleben als auch in Gemeinschaft.
- Lieder führen in einen Raum von Selbstwirksamkeit, Selbstregulation und Selbstliebe und werden zu Orten von innerer Heimat und Halt.

»Nach und nach kommen alle Dinge zur Ruhe« – Bodysongs und die energetische Wirkung des Klopfens

In einer »MusikGesprächsgruppe«[24] kam das Lied »Nach und nach« (vgl. Lied 10) zum Einsatz.

Dieses Lied hat sich schon in verschiedenen Prozessphasen sehr bewährt. Mal rundet es einen Prozess ab, mal hat es wie heute eine impulsgebende Funktion, aus der sich dann ein Gruppenthema entwickelt.

Notizen aus der Praxis:

Nachdem das Lied »Nach und nach« verklungen ist, entsteht eine längere Stille, in der die Musik weiter an den Klient:innen arbeitet. Dieser Raum der Stille gibt Gelegenheit, all die Aspekte, die für den Einzelnen relevant sind, auf einer sowohl bewussten als auch unbewussten Ebene wirken zu lassen. In der anschließenden Reflexion kommen verschiedene persönliche Themen zum Vorschein.

In einem weiteren Schritt kann damit gearbeitet werden, den Wesenskern dieser Erfahrungen herauszufiltern. Tranceinduzierende hypno-

24 In der sysTelios Klinik arbeiten wir mit Gruppenformaten, bei denen ein:e Gesprächstherapeut:in und ein:e Musiktherapeut:in gemeinsam eine Gruppe gestalten. Dieses Format nennen wir »MusikGesprächsgruppe«.

Nach und nach

Musik und Text: Jenny Nützsche

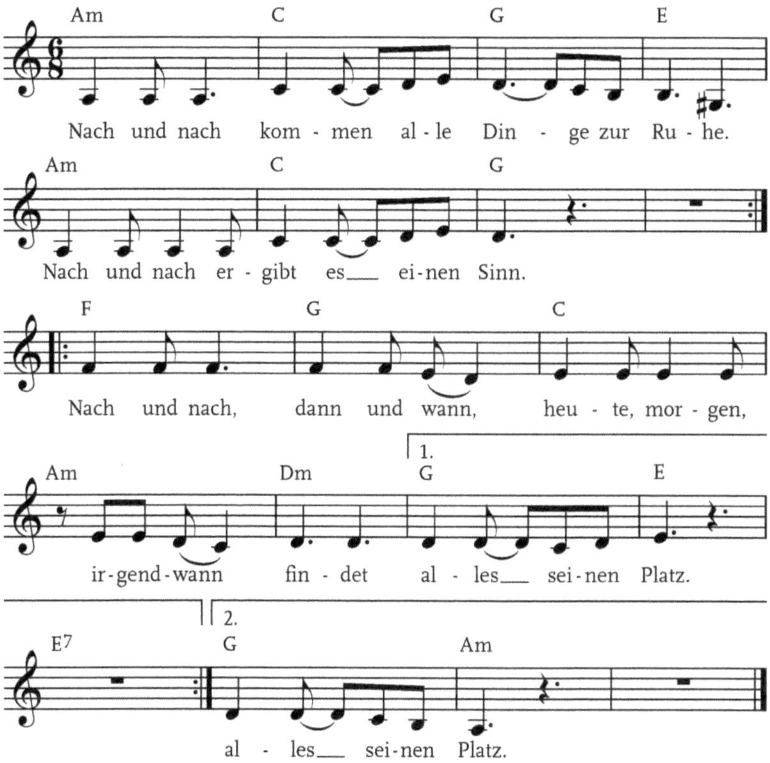
Am C G E
Nach und nach kom - men al - le Din - ge zur Ru - he.
Am C G
Nach und nach er - gibt es__ ei-nen Sinn.
F G C
Nach und nach, dann und wann, heu - te, mor - gen,
1.
Am Dm G E
ir-gend-wann fin - det al - les__ sei-nen Platz.
2.
E7 G Am
al - les__ sei-nen Platz.

Bodypercussion: Schmetterlingsklopfen Variante 1

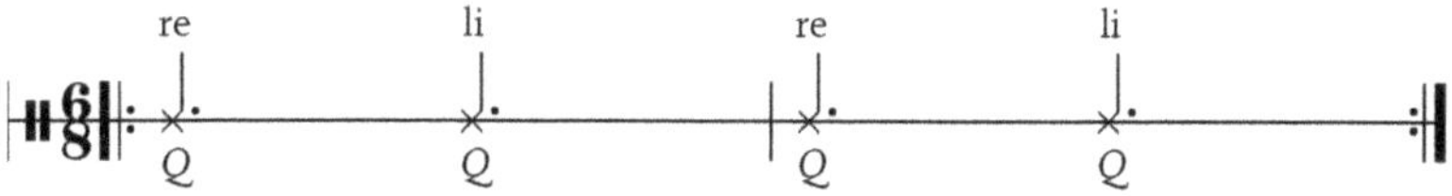

Bodypercussion: Schmetterlingsklopfen Variante 2

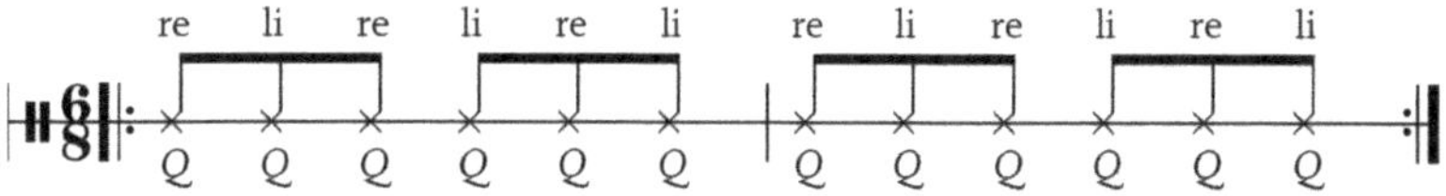

Lied 10: »Nach und nach«

therapeutische Techniken, Methoden der Prozess- und Embodiment-fokussierte Psychologie (PEP®) und der Körpermusik werden nun zusammengeführt. Wie darf ich mir das vorstellen?

Zur Eröffnung erklingt als Hintergrund das Akkordschema des Liedes. Währenddessen werden die Teilnehmer:innen eingeladen, sich wieder mit dem gewählten Thema und dessen Wesenskern innerlich zu verbinden. Im Sinne einer offenen Tranceinduktion entstehen Einladungen, wie sie ihrem Thema begegnen möchten: Wie erlebe ich es im Moment? Wohin möchte das Thema sich entwickeln? Was würde einen Akzeptanz- oder Veränderungswunsch unterstützen? Welche Ressourcen stehen dafür zur Verfügung? Usw.

Es folgen etwa drei bis vier Durchgänge des Liedes und statt der üblicherweise mit dem Lied verknüpften Schmetterlingsbewegung nutzen wir nun die Klopftechniken nach Michael Bohne (PEP®) während des Liedes.

Ohne Liedtext erklingt in einer Zwischenphase wieder das Akkordschema wie ein formgebender Container. Es entsteht die Möglichkeit, den persönlichen Themenaspekt noch mal aufzugreifen und dem bisherigen Verlauf abzulauschen, wie es sich entwickelt, sodass der Wesenskern des Themas in einer stimmigen Weise berührt wird.

Es folgen wieder einige Wiederholungsschleifen des kompletten Liedes verbunden mit der Klopftechnik. So entsteht ein Wechsel von Liedphasen und Zwischenräumen, in denen das jeweilige Thema seine spezifische Beachtung und Bearbeitung findet. Am Ende laden wir zu einem Nickerchen ein, in dem alles »seinen Platz findet«.

Bei den Rückmeldungen werden abschließend die Erfahrungen als sehr gelingend beschrieben. Die Musik scheint wesentliche, zusätzliche Effekte beizutragen.

In der darauffolgenden Gruppenveranstaltung entsteht der Wunsch, den Prozess noch einmal aufzugreifen. In den Reflexionsphasen wird erläutert, dass die Wiederholung des Liedes mit den entsprechenden Zwischenphasen dazu dient, die persönlichen Themen auf bewusster und unbewusster Ebene zu aktivieren, und dass diese in eine weiterführende Verarbeitung der belastenden Aspekte führt. »Es hat mir sogar richtig Spaß gemacht, mich mit diesen unangenehmen Inhalten zu beschäftigen«, »Die Musik trägt mich und hilft mir, mich zu konzentrieren«, »Das Lied löst etwas und es arbeitet irgendwie ganz von selbst in mir«, »Ich bin überrascht, dass sich meine üblichen Widerstände nicht gemeldet haben«, waren einige Rückmeldungen.

Das fruchtbare Zusammenwirken mit einer in PEP ausgebildeten Kolleg:in hat schon einige interessante co-evolutionäre Experimente mit Körpermusik und Klopftechnik hervorgebracht, aus denen sich neue methodische Verbindungen manifestiert haben. Die hier dargestellte Variation nennen wir »Bodysongs mit PEP«.

Bodysongs mit PEP beinhalten:

- Generierung relevanter Themen und deren Bearbeitung mit PEP und hypnotherapeutischen Techniken
- Übertragung der Klopftechnik auf Bodypercussion als Selbststimulation in Verbindung mit einem Lied
- Einführung von Zwischenphasen auf dem zum Lied gehörenden Akkordschema als formgebendem Container und wiederkehrende Verknüpfung mit den persönlichen Themen
- Ruhe- und Integrationsphasen.

Was geschieht, wenn wir mit Klopf- und Stimulationstechniken arbeiten?

Tätscheln, Klopfen, »Fingertapping« und gezielte Selbstberührung von speziellen Körperstellen werden in verschiedensten körperorientierten Verfahren angewendet. Wir finden energetische Klopftechniken in der Akupunktur, in der Kinesiologie, in PEP, in der Trauma Tapping Technique – kurz TTT –, im EMDR. Je nach Schule spricht man von »Klopfen« oder »Tapping«. Wir verwenden hier beide Begriffe.

Rhythmisches Klopfen und Tappen in Verbindung mit der bewussten Erzeugung von Körperklängen (Bodysounds) finden wir ebenso in religiösen, rituellen, musikalischen und tänzerischen Ausdrucksformen wieder. Gleichzeitig ist es eine in uns angelegte intuitive Handlungsweise, derer wir uns bedienen, wenn wir uns oder andere beruhigen oder regulieren wollen. Selbstberührung, rhythmisches, pulsierendes Berühren des Körpers führt in unsere Lebendigkeit, lässt uns mit unserem Körper »hautnah« in Verbindung treten und macht unsere eigenen Körpergrenzen erfahrbar. Bspw. führt die Übung des zärtlichen »Tätschelns des Herzens«, wie sie im Zapchen beschrieben wird, in ein »Herunterruhen« *(Resting down)* des vegetativen Nervensystems (Hammer 2019, S. 29 ff.), während ein kraftvolles Auf-die-Brust-Klopfen Stärke und Selbstbehauptung zum Ausdruck bringt und zur Aktivierung des sympathischen Nervensystems führt.

Unter Einbeziehung der neueren Erkenntnisse aus Körperpsychotherapie, Chronomedizin und Neurobiologie kann von folgenden Wirkungsmöglichkeiten des Tappings/Klopfens gesprochen werden:

Klopfen kann …

- Selbstgewahrsein, Körpergewahrsein und aktive Präsenz fördern
- die Biochemie in unserem Gehirn verändern
- zu einer Pulsation sämtlicher beklopfter Körperzonen führen und die körpereigenen Pulsationen und Körperrhythmen (Pulsation von Organen, Atemrhythmus, Herzratenvariabilität etc.) synchronisieren
- auf neurohormoneller Ebene wirken, durch das Berühren der Haut Stress reduzierende Hormone freisetzen und unser Nervensystem beruhigen
- den kortikalen Blutfluss durch die Stimulation der Gesichtshaut mit den Fingerkuppen verändern, wenn wir es auf bestimmte Areale im Gesicht anwenden
- die Grundstimmung durch die Beeinflussung des limbischen Systems verändern
- zu einem Erleben von Selbstwirksamkeit und verändertem »In-der-Welt-Sein« führen, was zu mehr Zuversicht, Hoffnung, Wohlbefinden und Resilienz führt
- beruhigen, stabilisieren, harmonisieren und aktivieren
- einer gezielten Verstörung von Problemnetzwerken dienen.

Bodysounds: Berühren – Bewegen – Begleiten

Wir erinnern uns an die 4 B der Bodypercussion: Klopfen erzeugt Bodysounds und kann berühren, bewegen und begleiten. Wenn wir singen oder summen und dies mit Klopfen verbinden, können sich dessen Wirkungskreisläufe bidirektional verstärken. Wir nehmen mit Singen und Klopfen Einfluss auf unseren Körper und ganz besonders auf unser Nervensystem. Das stimulierte Nervensystem erzeugt eine veränderte Stimmung und eine veränderte Sichtweise auf die Welt, was sich wieder reflexiv auf unser Körpererleben auswirkt (Henderson 2007; Hammer 2019; Dana 2020).

Wenn wir nun z. B. das Schmetterlingsklopfen damit verbinden, ein Lied zu singen, kann diese spezielle Verknüpfung auf der Basis bilateraler Stimulation eine besondere Selbstberuhigung entfalten.

Bilaterale Stimulation fördert die neuronale Vernetzung von linker und rechter Gehirnhälfte. Für die Verbindung der Hirnhälften ist das Corpus callosum zuständig. Dieser Nervenstrang wird durch bestimmte Tätigkeiten, insbesondere durch Überkreuzbewegungen aktiviert und stimuliert. Die Aktivierung des Corpus callosum führt zu mehr neuronaler Verbundenheit im Gehirn und damit zu einer Harmonisierung der Gehirnaktivität.

Die Harmonisierung, Aktivierung, Stressregulierung und Beruhigung durch bilaterale Stimulierung wird in körperorientierten Verfahren wie Kinesiologie, Yoga, Taiji oder Qigong gezielt eingesetzt. Unwillkürlich und praktisch als Nebeneffekt finden wir es auch beim Tanzen oder Musizieren wieder, bspw. beim Spielen eines Schlagzeugs oder beim Klavierspielen. Eben dort, wo wir langanhaltende Überkreuzbewegungen ausüben.

Klopfen und Singen verändern unsere Wahrnehmung und unser In-der-Welt-Sein. Die Mischung wirkt wie ein selbst erzeugter, kostenfreier Zaubertrank, der in unserem Körper seine Wirkung entfaltet.

Ein ganz besonderes Beispiel für die Verbindung von Tapping und Singen im Zusammenhang mit Traumaarbeit finden wir in der Arbeit der Traumatherapeutin Gunilla Hamne in Rwanda. Sie demonstriert mit dem Musiker Ulf Sandström und einer Gruppe von vom Bürgerkrieg in Rwanda betroffenen Jugendlichen eine Form der TTT, »Two Fingers«[25]. Die Wirkung der Technik wird singend erklärt. Unüberhörbar und unübersehbar ist, dass das Tapping nicht für sich steht, sondern eingebettet ist in ein musikalisches Gruppenereignis. Gesang und Tanz tragen sichtbar dazu bei, das Tapping zu einem Gemeinschaftserlebnis der besonderen Art zu machen, das Anziehung ausübt und ansteckend für andere Jugendliche ist.

»In mir klopft es« – die Tragkraft von Bodysongs in Zeiten der Trauer

Wir befinden uns nun in einem Kurstag: »Musik als Kraftquelle in Zeiten der Trauer«. Es nehmen in Hospizarbeit und Trauerbeglei-

25 Ein Trauma Tapping Technique (TTT) Song von Ulf Sandström, das Tapping wird angeführt von Gunilla Hamne und performed von den Future Vision Acrobats in Gisenyi für das Peaceful Heart Network. Näheres auf Youtube: https://www.youtube.com/watch?v=SloAkZfRGNE [22.9.2022].

tung tätige Seelsorgende teil. An diesem Thementag geht es um die Musik in der Begleitung sterbender und trauernder Angehöriger.

Ziel der Veranstaltung ist es, Musik als eigene Selbstfürsorge zu erfahren und Aspekte von Fürsorge durch und mit Musik in die eigene Arbeit zu implementieren. Zwei machbare Musikinterventionen für Nicht-Musiktherapeut:innen haben sich an diesen Kurstagen bewährt: das Sprechen über Musik als Kraftquelle im eigenen Leben und das Erfahren und Erlernen von Bodysongs.

Mit der Frage »Was bedeutet dir Musik (und im Speziellen Lieder) in deinem Leben?« können wir viele Türen zu verborgenen Kraftquellen öffnen. Ich lade die Teilnehmenden ein, sich diese Frage in Zweiergruppen zu beantworten und sie im Weiteren auch als Anregung mit in ihren Arbeitsalltag hineinzunehmen, um sie Patient:innen oder ihren Angehörigen zu stellen.

Wenn ich [M. B.] Menschen nach »ihren« Liedern als Kraftquelle in schweren Zeiten frage, gleicht das dem Öffnen einer riesengroßen imaginären Jukebox. 1.000 Lieder können tragen, können Begleiter sein, nicht nur die heiligen Lieder, auch Schlager, Volkslieder, alle Lieder, die mit persönlichen Erinnerungen verknüpft sind. In den Jahren meiner Tätigkeit als Musiktherapeutin in Hospizen und auf Palliativstationen habe ich Lieder als Inseln der Heimat erlebt, als echte Begleiter. Das gemeinsame Singen kann einen Resonanzraum aufspannen, der nicht nur tröstlich ist für den kranken Menschen oder den Kreis um ihn, sondern der auch uns Begleitende mitnimmt (Baumann u. Bünemann 2020). In diesem Raum braucht es manchmal keine Antworten auf Fragen, allein die Atmosphäre trägt und die Lieder haben ihren Anteil daran.

Welche Rolle spielen nun die Bodysongs an solch einem Kurstag?

In erster Linie dienen Bodysongs den Teilnehmenden als Anregung für ihre Arbeitsfelder, um sie wieder auf den Geschmack zu bringen, dass Singen eine Bereicherung in der Seelsorge sein kann. Mit kleinen, einfachen Bodysongs lade ich dazu ein, die Scheu zu verlieren, ganz basale Musik zu machen. Jede:r, der oder die sprechen kann und neugierig ist, kann singen, summen, den Rhythmus mitklopfen und dadurch eine positive Schwingungsumgebung schaffen. Die Resonanz ist groß, die Ermutigung macht kreativ und viele Seelsorgende nehmen die Anregungen dankbar mit in ihr Repertoire auf.

Gleichzeitig dient das Singen in Bewegung uns als Gruppe in der Verankerung im Hier und Jetzt. Es lockert die Atmosphäre auf,

In mir klopft es

Musik und Text: Martina Baumann

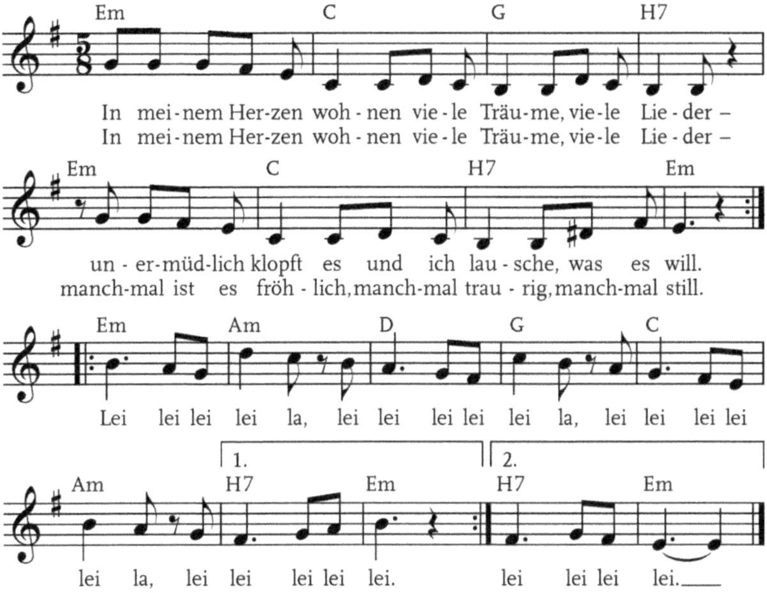
Em C G H7
In mei-nem Her-zen woh-nen vie-le Träu-me, vie-le Lie-der –
In mei-nem Her-zen woh-nen vie-le Träu-me, vie-le Lie-der –
Em C H7 Em
un-er-müd-lich klopft es und ich lau-sche, was es will.
manch-mal ist es fröh-lich, manch-mal trau-rig, manch-mal still.
Em Am D G C
Lei lei lei lei la, lei lei lei lei lei la, lei lei lei lei
1.
2.
Am H7 Em H7 Em
lei la, lei lei lei lei lei. lei lei lei lei.

Bodypercussion: Kaskadien

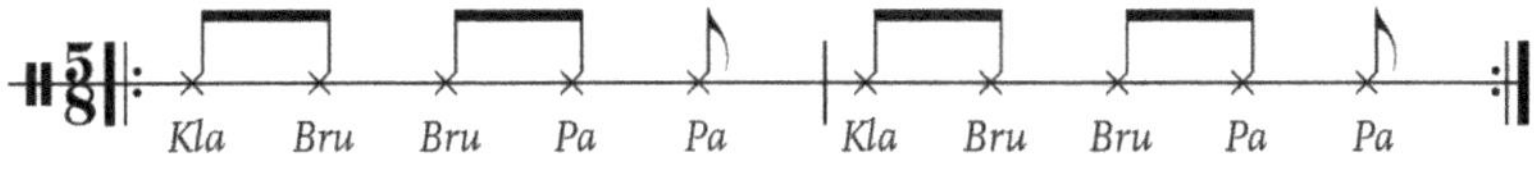

Lied 11: »In mir klopft es«

der Körper kommt mit ins Spiel, die Bewegung macht die »schweren Themen« verdaulicher. Bodysongs sind wie Prozessbegleiter, sie halten die Gruppe zusammen und ermöglichen einen besonderen Raum des Getragenwerdens.

Der Bodysong »In mir klopft es« ist ein Lied, das seine Wirkung entfalten kann, wenn die Herzen voll sind, viel gesprochen wurde und so manches gleichzeitig im Raum ist. Er beschönigt nicht, verspricht keine Besserung, schlägt keine Lösung vor. Das ist für manche Menschen sehr hilfreich, gerade in der Trauer, in der das Herz voll ist, voller verschiedener Gefühle.

Es macht einen großen Unterschied, wenn wir das Lied in die Bewegung bringen. Wir singen das Lied am Ende des Kurstages und nutzen dabei den Kaskadien-Style. Durch die tranceinduzierende Mischung aus Text, Melodie und Rhythmus sowie dem rhythmisch gleichmäßigen Klopfen des Fünftertaktes (KLA BRU BRU PA PA) entsteht ein ruhiger Raum. »Der Fünfer dehnt das Herz«, war eine Randbemerkung von Andreas Gerber während einer TaKeTiNa® Rhythmusreise. Was heißt das?

Der Fünferraum ist von anderer Qualität als der für uns so vertraute Viererraum. Etwas weitet sich beim anhaltenden Singen und Klopfen der Fünferkaskade. Es ist, als ob sich die Zeit dehne und verlangsame. Wichtig dabei ist, dass das Lied immer und immer wiederholt wird und von vorne beginnt. Das erst ermöglicht das Gefühl, wirklich begleitet und getragen zu werden. Wir können das Lied körperlich spüren. Mit diesem Lied runden wir den Tag ab. Wir entspannen uns in das Lied hinein. Wir singen das Lied weiter, während sich eine nach der anderen in die Mitte legt und die Musikreise in der Stille, beim Ruhen ausklingen lässt.

Stimmen von Teilnehmenden des Seminars »Musik als Kraftquelle in der Trauer«:

»Es hat mich getragen«, »Das werde ich mitnehmen und im Hospiz singen«, Das werde ich nicht vergessen, es ist mir in Fleisch und Blut übergegangen«, »Immer, wenn ich das Lied singe, beruhige ich mich«, »Das Lied hat mich getröstet, denn so sieht es in meinem Herzen aus«, »Mein Herz hat das Lied verstanden, es hat mich ausgehalten«, »Beim Singen ist ein Feld liebevoller Präsenz entstanden, wie ich es beim Beten kenne, aber noch viel schöner« – so und ähnlich haben wir schon viele Rückmeldungen zu unserem Tun bekommen.

Eine Kursteilnehmerin berichtete, sie hätten das Lied »In mir klopft es« in ihrem Hospizteam gemeinsam gesungen, als das Team betroffen gewesen sei vom Verlust einer Kollegin. Das Lied habe ihnen geholfen, aus der gemeinsamen Starre und Sprachlosigkeit in einen anderen Raum der Verbundenheit zu kommen. Dabei seien die körperlichen Bewegungen sehr wichtig gewesen, sonst wären sie nur so herumgelümmelt beim Singen. Sie hätten es immer und immer wieder gemeinsam gesungen und »getanzt«. Der Bodysong sei ein wahrer Container geworden für all den angesammelten Schmerz, nicht nur um die Kollegin, sondern auch um die vielen Menschen, die sie begleitet hätten, und um sich selbst und ihre Bemühungen und Anstrengungen. Sie habe das Lied weiter- und weitergegeben und es reise so von einem Ort zum anderen, von einer Gruppe zur anderen, was sie wiederum als sehr heilsam wandelnd und erfreulich erleben würde.

Lieder fördern Tragkraft. Die Tragkraft zu fördern, ist ein wichtiges Anliegen in der Trauma- und Resilienzforschung, in der Psychoonkologie wie auch in der Arbeit mit schwerstkranken, sterbenden und trauernden Menschen (Diegelmann 2007; Kachler 2007; Müller 2006; Hammer 2013, 2019). Dieser Begriff und die dahinterstehende Haltung verbinden Fürsorge und Seelsorge mit einer psychotherapeutischen Haltung, innerhalb derer es nicht nur um das Arbeiten an einer Veränderung, sondern eher um das Containment von gefühlt »Unerträglichem« geht. Viele in diesem Bereich arbeitende Psychotherapeut:innen und Seelsorger:innen betonen, dass Tragkraft den Weg aus der Anstrengung, also aus der angestrengten Suche nach Lösungen ebnen und zu ganz neuen Horizonten führen kann (Hammer 2013).

Lieder fördern einen Resonanzraum. Der Soziologe Hartmut Rosa bezeichnet ihn als »ein Antwortverhältnis zwischen mir und der Welt« (Rosa 2015, S. 252). Resonanz, so Rosa, ist das, was trägt, auch dann, wenn es keine Antwort im üblichen Sinne gibt. Wenn wir auf die Resonanzachsen von Hartmut Rosa schauen (vgl. Kap. 1) – »wie wir in Beziehung mit der Welt sind und sie mit uns« – und uns daran erinnern, wie Lieder in Bewegung im Grunde alle drei Achsen in Schwingung bringen, dann liegt es quasi auf der Hand, dass Lieder in Verbindung mit existenziell herausfordernden Situationen eine besondere Form der Resonanzerfahrung sind und von daher das Potenzial einer starken Tragkraft haben. Lieder gehen in den sozialen Raum (horizontale Resonanz), in die innere Tiefe (vertikale Resonanz) und sie verströmen eine – in diesem Falle tröstliche – Idee (diagonale Resonanz). In allen Kulturen werden Lieder und das gemeinsame Singen genutzt, um in Gemeinschaft das Leben zu feiern und zu bewältigen, wie bereits zu Anfang in Kapitel 2 über das Singen als Zutat der Körpermusik erwähnt wurde: »Musik ist der intensivste emotionale Ausdruck, den sich Menschen in ihrer Kultur geschaffen haben« (Heymel 1999, S. 16).

Lieder sind Containment. Im Zusammenhang mit dem Singen in »schweren Zeiten« ist der Begriff der *Containing Function* erwähnenswert. *Containing* ist ein Begriff aus der Psychoanalyse, Gruppenanalyse und Bindungsforschung (Winnicott 1979, 2020), der beschreibt, dass Psychotherapeut:innen ähnlich wie liebende Mütter durch ihre Präsenz und dadurch, dass sie die Gefühle des Gegenübers aufnehmen, ohne damit zu agieren, ihren Klient:innen zu einer aktiven Verdauungsarbeit verhelfen. Lieder befördern einen Verdauungsraum, in dem das schwer Erträgliche getragen werden kann, sie ermöglichen einen Rahmen, in dem das, was ausgedrückt wird, auch ausgehalten wird. Sie ermöglichen eine Form des Ausdrucks von Unaussprechlichem oder widersprüchlichen Gefühlen und geben dem eine Form, Struktur, einen Halt und sind in diesem Sinne Trost, ohne zu vertrösten.

Lieder sind Seelsorge. Der Theologe, Philosoph und Kirchenmusiker Heymel schreibt in *Trost für Hiob,* dass Musik in ihrer tröstenden Form ein wichtiger Beitrag der Seelsorge ist. Seelsorge, so Heymel, ist jedoch nicht die Anleitung zum braven Abnicken schwieriger Umstände. »Trösten heißt nicht einfach: beruhigen oder besänftigen. Es bedeutet: auf Grund des Glaubens zu Widerstand und Widerspruch ermutigen« (Heymel 1999, S. 19).

In diesem Sinne sind Bodysongs verkörperte Lieder, gesungener Trost und Halt und gleichzeitig ein Raum für das Weitergehen, In-Bewegung-Kommen, Am-Leben-Bleiben. Verkörperte Lieder halten uns wortwörtlich im Leben. Sie knüpfen an eine lange Tradition des Singens in Bewegung gegen Schmerz und Angst an, wie wir sehen, wenn wir an die griechischen Klagegesänge denken, die jüdischen Lieder, den Flamenco, den Fado, die afroamerikanischen Gospels, den Blues, die spirituelle Singbewegung und unser Liedgut der christlich-abendländischen Tradition bis hin zu Rap und Hip-Hop. Lieder können Frage und Antwort, Klage und Rebellion, ein Raum der Stille und Resonanz und lautstarkes Aufbegehren sein und in diesem Sinne sind sie für uns Musiktherapeut:innen freundliche, lebendige und hilfreiche Weggefährtinnen in der Begleitung von Menschen.

»Salaleo« – Körpermusik als Kulturträger

Im bisherigen Verlauf haben wir vorwiegend beschrieben, wie Körpermusik in der therapeutischen Arbeit im Einzel- und Gruppensetting implementiert werden kann. In diesem Abschnitt geht es darum, wie sich Körpermusik als gruppenübergreifendes Zusatzangebot ereignet und wie dies die Kultur in einer Klinik bereichern kann. Wir werden Sie mit unseren »Notizen aus der Praxis« immer wieder einladen, in Körpermusikatmosphären einzutauchen. So können Sie einen lebendigen Eindruck davon bekommen, wie sich diese Momente ereignen.

Salaleo

Begrüßungslied aus Gambia

Musik und Text: traditionell

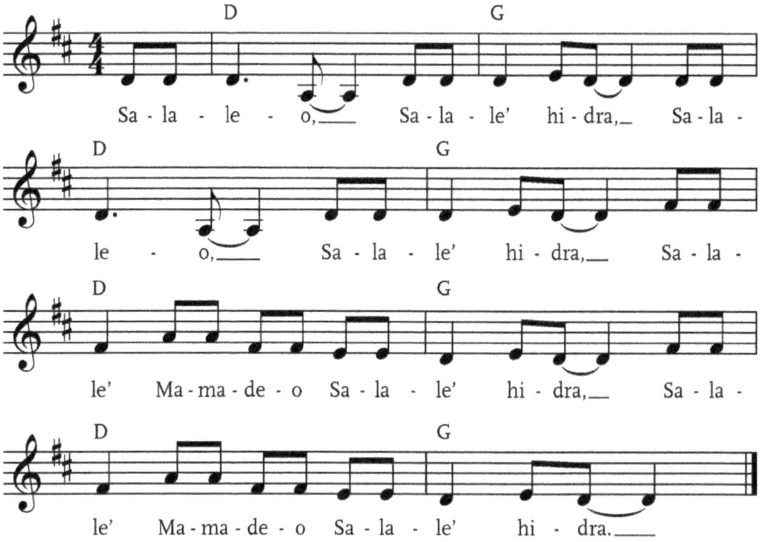
D G
Sa - la - le - o, Sa - la - le' hi - dra, Sa - la -
D G
le - o, Sa - la - le' hi - dra, Sa - la -
D G
le' Ma - ma - de - o Sa - la - le' hi - dra, Sa - la -
D G
le' Ma - ma - de - o Sa - la - le' hi - dra.

Bodypercussion: African Style

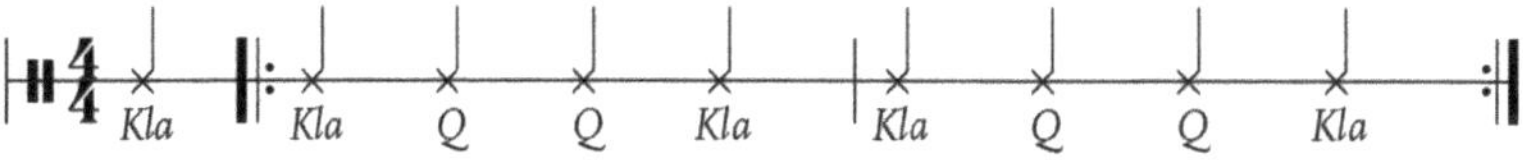

Lied 12: »Salaleo«

>> Video »Salaleo«

Notizen aus der Praxis (Teil I):

Ein Donnerstagabend in der Klinik. 35 Klient:innen kommen zu einem offenen, gruppenübergreifenden Angebot »Bodysongs und Körpermusik als psychosomatischer Gesundheitserreger«.

Wir eröffnen den Abend mit dem kleinen westafrikanischen Reiselied »Salaleo« aus Gambia mit einer klassischen afrikanischen Bodypercussion (siehe Lied 12).

Die Einfachheit des Liedes schafft eine günstige Basis für die Verknüpfung mit der etwas komplexeren Bodypercussion. Die Stimmen bilden eine stabile Konstante, sodass sich die Bodypercussion langsam etablieren kann.

Interessant ist, dass die meisten einfach mitmachen. »Solange ich nicht anfange, darüber nachzudenken, was ich gerade mache, klappt es zumeist sehr gut« ist eine typische Rückmeldung.

Als Nächstes laden wir dazu ein, mit dem Lied und der Bodypercussion durch den Raum zu gehen. Wir kommen in Kontakt miteinander und lösen uns aus dem Beschäftigt sein mit uns selbst. Gleichzeitig entstehen so neue Herausforderungen, die den einen oder die andere aus der Spur bringen.

Spielen mit gezielter Verstörung – wofür ist es gut?

Für komplexe Systeme gibt es konzeptionelle Ansätze, mit einer gezielten Symmetriebrechung zu arbeiten, um neue Musterbildungen zu ermöglichen und zu etablieren (Schiepek, Eckert u. Kravanja 2013). Auch in der Körpermusik ist der Einsatz gezielter Verstörung ein wichtiges Werkzeug. In unserem Feld der Bodysongs treffen wir u. a. auf Konzepte von »Richtig und Falsch« oder auch auf solche wie »Ich muss immer die Spur halten«. Wir können durch Verstörung mit dem »Herausfallen und wieder Hineinkommen« spielen und somit die Erfahrung ermöglichen, dass wir nach einem Herausfallen relativ schnell wieder zurückfinden.

Die Evolutionspsychologie betont die existenzielle Bedeutung von Zugehörigkeit, deren Wurzeln aus der Zeit der Völkerwanderungen stammen. Somit war und ist auch jetzt noch die »Angst vor dem Verlust des Stammes« ein genetisches Überlebensprogramm. Das Zurückfinden wird mit Wohlgefühl belohnt und bildet sich in neuronalen Musterbildungen ab. Zurückfinden nach dem Herausfallen führt zur Ausschüttung von Glückshormonen und damit zu einem Gefühl von neu erlangter Sicherheit und Kohärenz.

Wenn wir also einen Bodysong zunächst etablieren, dann gezielt das scheinbar sichere Muster brechen und es dazu kommt, dass jemand »aus dem Rhythmus fällt«, lösen wir gezielte Prozesse der Verunsicherung und der Dekonstruktion aus. Und gleichzeitig kann es Teilnehmenden einen Riesenspaß machen, »aus der Reihe zu fallen und sich dabei selbst zu finden«.

Wir können das Lernen ermöglichen, immer wieder zurückzufinden und diese Verstörung als etwas Vorübergehendes zu begreifen. Die Teilnehmenden können bemerken, welche Bedeutung unseren »Fehltritten« gegeben wird, und lernen, ihnen zunehmend freundlicher zu begegnen. Sie können erkennen, dass wir Wahlmöglichkeiten haben und aus einer inneren Selbstführung heraus entscheiden, welche Wahl wir treffen.

So werden im geschützten Rahmen Erfahrungen erprobt, die sich als neue Muster festigen können. Der Effekt des spielerischen Umgangs mit sogenanntem »Herausfallen« und unsere Einladungen zu einer fehlerfreundlichen Haltung machen sich meist an einer erheblichen Zunahme von Humor und Leichtigkeit und einer Abnahme von Scham und Kontrolle bemerkbar.

Reinhard Flatischler beschreibt in seinen Erfahrungen und Untersuchungen zu systemimmanenten Chaosphasen, Neuordnungen und Problem-Lösungs-Verknüpfungen in den Rhythmusreisen von TaKeTiNa®, dass dabei Bewusstsein und Unterbewusstsein entkoppelt und wieder neu zusammengeführt werden. Der Rhythmus dient als Impulsgeber in einem biologischen Uhrwerk des autonomen Nervensystems, in dem die verschiedenen Zahnräder vernetzt werden. Seines Erachtens wird dadurch eine verbesserte harmonische und rhythmische Interaktion von Biorhythmen möglich (Flatischler 2012).

Notizen aus der Praxis (Teil II):

An diesem Abend erzeugt das Durcheinanderlaufen, Sichbegegnen, Hereinfallen und Herausfallen eine Menge Spaß und es gibt viel zu lachen.

Während das Lied weitergeht, werden von den musikalischen Prozessbegleiter:innen neue Angebote, die Bodypercussion zu variieren, eingebracht: Paarweise stehen sich nun zwei Personen jeweils gegenüber und klatschen sich auf die Zählzeiten 4 und 1 ab; wahlweise in beide Hände gleichzeitig oder abwechselnd rechte Hand auf rechte Hand, linke Hand auf linke Hand. Es dauert eine Zeitlang, bis diese Veränderung sich wieder etabliert, die zunächst eine weitere Verstörung des eben noch Vertrauten darstellt.

Erweiterte Einladungen bestehen darin, eigene Variationen auszuprobieren; nicht selten kommt es bspw. zu Schuhplattler-ähnlichen Choreografien.

Zum Ende hin wird das kreative Durcheinander wieder eingefangen, indem ich [U. L.] die Gruppe dazu einlade, sich nach und nach wieder im Kreis stehend zusammen zu finden. Der Bodysong endet damit, dass das Klatschen nun seitlich auf Schulterhöhe mit den Nachbarn geschieht, d. h. auf die Zählzeiten 4 und 1 erfolgen zwei Klatschimpulse gleichzeitig jeweils an die rechten und linken Nachbar:innen.

Die Gruppenatmosphäre hat sich komplett gewandelt. Es ist immer wieder erstaunlich, wie verlässlich sich ein Gruppenklima verändert, sobald Bewegung, Kontakt und spielerische Elemente in den Raum kommen.

Im Video »Salaleo« können Sie den Aufbau des Bodysongs sowie zwei Variationen, wie sie auch in den Notizen aus der Praxis beschrieben werden, sehen und hören.

Einfach ist sexy

Bodysongs wie »Salaleo« haben wertvolle Eigenschaften, die wir gerne für die körpermusikalische Arbeit nutzen, um zu Beginn das Eis zum Schmelzen zu bringen. Sie sind leicht und ad hoc zu lernen und brauchen keinerlei musikalische Vorerfahrungen. Sie gehen wie Traubenzucker direkt ins Blut und entfalten ihre jeweilige Wirkung. Unser Kollege Rolf Grillo nennt sie auch augenzwinkernd »Instantsongs«. Viele dieser »Instantsongs« aus Afrika haben zudem eine sehr helle und freundliche Wirkung. Sie strahlen eine körperliche Lebendigkeit aus und vermitteln tendenziell eine freudvolle Energie.

Wir bemerken in unseren Arbeitskontexten, dass diese Art von Bodysongs dazu führen, dass sich selbst Menschen davon anziehen lassen, die ansonsten einen großen Bogen um Singangebote machen. »Ich hätte nie geglaubt, dass ich in diesem Leben noch einmal singen werde« sagte ein Teilnehmer mit einem breiten Grinsen am Ende der Veranstaltung. So kann wieder ein Zugang zu elementaren und gesundheitsfördernden Singerfahrungen ermöglicht werden, der verschüttet war.

Körpermusik als Kulturträger und Anreger in einem freiwilligen Angebot fördert und erleichtert diesen Zugang. Die Einfachheit von Liedern ermöglicht es, sich beteiligen zu können, und lädt dazu ein, dies auch zu wollen. Wenn Menschen in einer Klinik ein Angebot wie Körpermusik wählen, beschreiben sie häufig eine große Erleichterung darüber, dass sie einen Raum betreten, in dem es einfach und leicht sein darf.

So ist über die Jahre eine neue Singbewegung entstanden, die es interessierten Menschen ermöglicht, ohne Noten oder Vorerfahrung an solchen Angeboten teilzunehmen. Viele Lieder des Netzwerks »Heilsames Singen«[26] und der »Singenden Krankenhäuser«[27] sind

26 Dr. Karl Adamek schuf Mitte der 1980er-Jahre als Pionier den Begriff »Heilsames Singen« und trug in Deutschland zu einer Renaissance des Singens im Alltag bei.

27 Seit 2009 engagiert sich der Verein der »Singenden Krankenhäuser« für die Verbreitung heilsamer und gesundheitsfördernder Singangebote in Gesundheitseinrichtungen.

auf den oben beschriebenen Prinzipien aufgebaut, wie bspw. das bereits erwähnte »Ein kleines Lied« von Katharina Bossinger. In wenigen Worten wird eine Botschaft auf den Punkt gebracht und die Melodien sind eingängig und leicht erlernbar.

Wenn Leichtigkeit und Tiefe zusammenkommen

Die Atmosphäre in einem gruppenübergreifenden Körpermusiksetting ist von anderer Sorte als die Arbeit in einer therapeutischen Bezugsgruppe. Unser Auftrag besteht nicht darin, an den aktuellen Themen der Klient:innen zu arbeiten. Die Menschen entscheiden sich freiwillig für die Teilnahme. Sie wollen sich einbringen und etwas ausprobieren, sie möchten etwas erleben und sind zumeist neugierig. Häufig suchen sie einen Raum der Freude, der Leichtigkeit und der Gemeinschaft, eine Insel der Gesundheit inmitten von allem anderen.

Diese zusätzlichen musikalischen Angebote haben eine wichtige Funktion für die Atmosphäre in der Klinik. Sie wirken kohäsionsstärkend und fördern durch die gemeinschaftlichen Erfahrungen das Zusammensein der Menschen innerhalb der Einrichtung. So wird die Klinik als Ganzes zu einem Ort, an dem sich Gesundheit entfalten kann. Körpermusik als Zusatzangebot erfreut sich einer großen Beliebtheit und nährt die Klinikkultur, bspw. durch das Kulturgut eines gemeinsam erlebten Liederschatzes. Oftmals kursieren über Wochen Lieder im Klinikraum und werden sprichwörtlich von einem Raum in den anderen getragen. Auch Kolleg:innen nehmen regelmäßig an den Veranstaltungen teil. Hier werden wichtige Erfahrungen gemacht, die über die persönlichen therapeutischen Prozesse hinausgehen. Es entsteht eine Art soziales Feldwissen und eine gelebte Erfahrung mit Musik. Beides hat eine ansteckende Wirkung für die Einzel- und Gruppenarbeit. Wenn eine Kultur des resonierenden Zusammenseins mit Körpermusikspielen, gemeinsam erlernten Liedern und Bodypercussion-Styles weitergetragen wird, dann können wir davon sprechen, dass diese Veranstaltungen Kulturträger sind. Sie tragen das im Raum der Freiwilligkeit erlebte hinein in den therapeutischen Raum und bahnen dadurch die Motivation z.B. einen Bodysong in einer musiktherapeutischen Gruppe zu entwickeln und ihn als therapeutische Intervention zu nutzen. Man ist quasi in einer »Spaßveranstaltung« auf den Geschmack gekommen, wie ernsthaft und vertiefend das Erlebte genutzt werden kann. So können Bodysongs und Körpermusik selbstverständlich Eingang in das therapeutische Setting finden und Klient:innen und Therapeut:innen können auf ein gemeinsames Erfahrungswissen zurückgreifen.

Ist es eine Spaßveranstaltung? Ja und nein.

Nein – es ist für viele Klient:innen durchaus herausfordernd, sich auf eine offene, große Gruppe einzulassen und nicht so genau zu wissen, was als Nächstes passiert. Nicht selten wird bei Teilnehmenden auch etwas »getriggert«. Gleichzeitig erleben sie ihr »Experiment« in einer geschützten Atmosphäre. Diese Erfahrung kann dann in den nächsten Therapieeinheiten zum Anlass genommen werden, um die dahinter liegenden Themen zu integrieren.

Ja – es macht einfach Spaß und das ist gut so.

In der Musik und auch der Körpermusik entstehen immer wieder Prozesse, in denen wir in ein tiefes Erleben von Freude, Spaß und Flow kommen – ein Lösungserleben par excellence. Der Kontrast zum Problemerleben in vielen anderen Situationen im Therapieverlauf ist enorm. Oft sind es zwei Welten, die wie getrennt voneinander erscheinen. Wie geht die Verknüpfung, wie können diese verschiedenen Welten zusammenfinden? Im hypnosystemischen Kontext generiert diese Fragestellung eine Reihe von Interventionsangeboten, um die neuronalen Netzwerke von Problem- und Lösungs-Erleben miteinander zu verknüpfen und darüber neue Muster zu etablieren. In der Musik übertragen wir diese Technik dahingehend, dass wir bspw. Problem- und Lösungs-Musik miteinander verbinden.

Im weiteren Verlauf eines Gruppenabends finden diverse Elemente der Körpermusik ihren Platz. Eine kurze Rederunde *(Sharing)* dient als Ritual, dass jeder gehört und gesehen wird und etwas zu sich und seinem Erleben teilen kann.

Körper- und Stimmspiele lassen die neu formierte Gruppe in Kontakt miteinander kommen und ermöglichen es ihr, verschiedene Zutaten der Körpermusik spielerisch kennenzulernen.

In jeder Veranstaltung wählen wir einen Zielraum aus, in dem wir länger verweilen und ein vertiefendes Angebot machen. An dem Abend, den wir für die Notizen aus der Praxis ausgewählt haben, bekommen die Teilnehmenden Zugänge, wie Stimm- und Bewegungsmotive geschöpft und anschließend in das kreative Format eines Circle Songs überführt werden.

Ruhephasen geben Gelegenheit dazu, die vielen neuen Eindrücke zu verarbeiten.

Abschließend möchten wir noch einmal die Aspekte zusammentragen, denen wir in musikalischen Zusatzangeboten im klinischen Kontext begegnen:

- Gruppenübergreifende Angebote mit Körpermusik und Bodysongs sind Kulturträger.
- Sie haben eine kohäsionsstiftende Wirkung für eine Einrichtung.
- Singen in Bewegung fördert die individuelle und gemeinschaftliche Fürsorge im Sinne einer musikalisch-sozialen Gesundheit.
- Gruppenübergreifende Angebote ermöglichen einen Zugang zu neuen Erfahrungen und therapeutischen Werkzeugen, die dadurch leichter Eingang in die Einzel- und Gruppentherapie finden. So dienen diese kulturellen Werkzeuge als Basis für erweiterte Interventionsmöglichkeiten, die in den therapeutischen Settings abgerufen werden können.
- Die Verknüpfung von Problem- und Lösungs-Erleben mit dem Medium Musik wird gebahnt.
- In einer von Sicherheit und Fehlerfreundlichkeit geprägten Umgebung entdecken Klient:innen, dass sie über eine einzigartige Musikalität verfügen, die ihnen neue Entfaltungsmöglichkeiten eröffnet.

»*Sei willkommen!*« – Körpermusik und Bodysongs in Playshops und Seminaren

Neben klinischen und ambulanten Settings bieten wir interessierten Menschen aus unterschiedlichsten Kontexten Seminare mit Körpermusik und Bodysongs an. An einzelnen Tagen, Wochenenden oder auch in einer fortlaufenden Jahresgruppe entstehen Inkubationsräume, in denen Teilnehmer:innen Gelegenheit haben, aus ganz unterschiedlichen Motiven die körpermusikalischen Angebote auf eine vertiefende Weise kennenzulernen und sie für ihre persönlichen Entwicklungswünsche zu nutzen. So eröffnen sich Zeithorizonte für kreative und re-kreative Prozesse. Die der Musik innewohnenden Kräfte bekommen einen fruchtbaren Boden. Die Art der gemeinschaftlichen Gestaltung schafft Bedingungen, um persönliche Potenziale, Eigensinn und Gemeinsinn zu entwickeln. Die Entfaltung ist frei von irgendwelchen Zwängen, besser werden zu wollen oder in irgendeiner Art ein Ergebnis vorzulegen.

In diesem Abschnitt werden wir Gelegenheit haben, Erfahrungen der Teilnehmenden dieser Körpermusikangebote wiederzugeben. Die Lieder, die wir ausgewählt haben, unterscheiden sich von den bisherigen Bodysongs darin, dass die Spielformen deutlich komplexer sind.

Wofür ist es gut, sich mit komplizierteren Spielformen zu beschäftigen? Die Spielformen benötigen längere Zeiträume, um sich zu entfalten. Wir bekommen auf diese Weise Zugang zu Musik, die uns völlig neue Horizonte eröffnet und uns von Früchten kosten lässt, die uns ansonsten verwehrt blieben. Gleichzeitig entstehen dabei verschiedene Gestaltungsphasen und lange Musikreisen, die die Qualität der musikalischen Erfahrung wesentlich vertiefen. Die langanhaltenden Reisen fördern das musikalische Embodiment, die Lieder im Körper zu verankern.

>> Video »Sei willkommen!«

Das erste Lied, das wir Ihnen nun vorstellen möchten, ist ein Lied in einem 7/4-Takt. Bei diesem Lied bietet es sich an, das Lied und die Bodypercussion dazu nacheinander kennenzulernen. Wenn beide Elemente sich ausreichend sicher anfühlen, können wir sie zusammenfügen. Wenn wir einen Tag oder ein ganzes Wochenende zur Verfügung haben, können wir erleben, wie eine für unseren Kulturkreis ungewohnte Taktart durch verschiedene rhythmische Variationen immer vertrauter werden kann. In Lied 13 sehen wir zwei Varianten für die Bodypercussion, die Kaskadien-Technik und einen Klatschrhythmus. Im Video »Sei willkommen!« können Sie sehen, wie das Lied zunächst langsam mit der abtropfenden Bodypercussion von Kaskadien begleitet wird und dann in ein schnelleres Tempo mit dem Klatschen übergeht. Neben diesen beiden Varianten ist der Zugang über die Schritte eine weitere Möglichkeit, wie wir uns einen Siebenertakt »einverleiben« können. Der Rhythmus für die Schrittfolge ist dabei identisch mit dem Klatschrhythmus. Mit dem Klatschen lassen sich weitere Prozesse gestalten. Dazu können anfangs zwei Gruppen gebildet werden: Eine Gruppe klatscht, die andere singt das Lied. Dann werden die Gruppen getauscht, bis schließlich beide Elemente wieder zusammengeführt werden. Die Klatschform dient uns auch insofern, als wir das Tempo in einer Weise anziehen können, bei dem die Füße nicht mehr hinterherkommen würden. Zudem können wir uns zum Klatschen frei bewegen und ins Tanzen übergehen.

Bei diesen vielfältigen rhythmischen Gestaltungsformen erleben unsere neuronalen Netzwerke ein Feuerwerk an synchronisierenden Prozessen, die peu à peu miteinander verschaltet werden.

Sei willkommen

Musik und Text: Uwe Loda

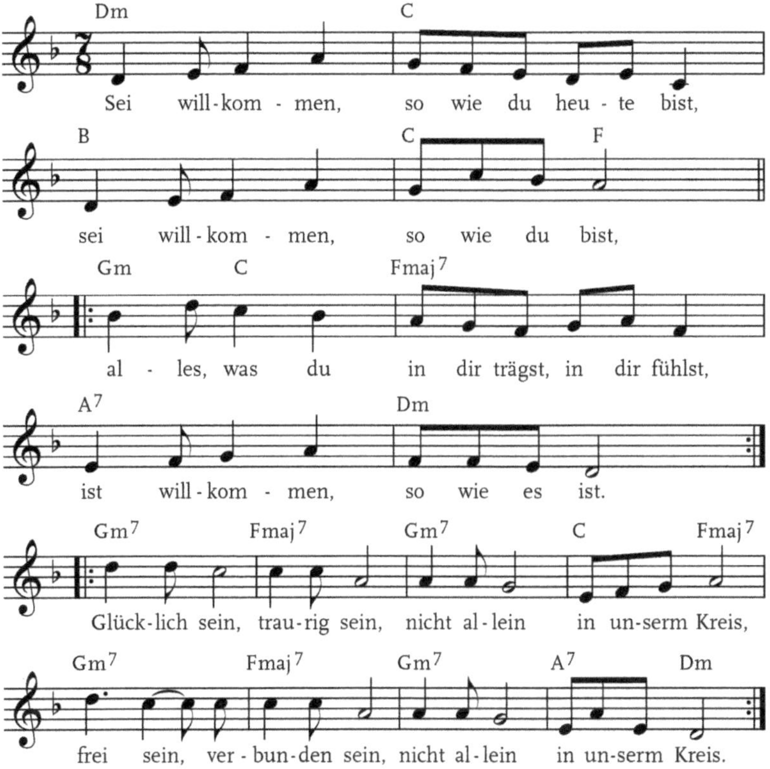
Dm C
Sei will-kom - men, so wie du heu - te bist,
B C F
sei will - kom - men, so wie du bist,
Gm C Fmaj7
al - les, was du in dir trägst, in dir fühlst,
A7 Dm
ist will - kom - men, so wie es ist.
Gm7 Fmaj7 Gm7 C Fmaj7
Glück-lich sein, trau-rig sein, nicht al-lein in un-serm Kreis,
Gm7 Fmaj7 Gm7 A7 Dm
frei sein, ver - bun-den sein, nicht al-lein in un-serm Kreis.

Bodypercussion: Kaskadien

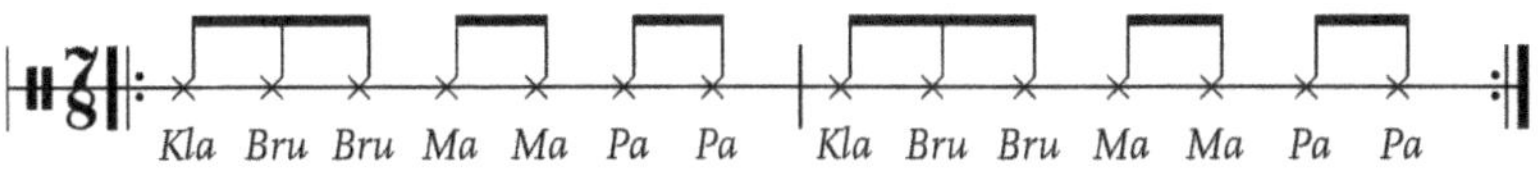

Bodypercussion: Kla

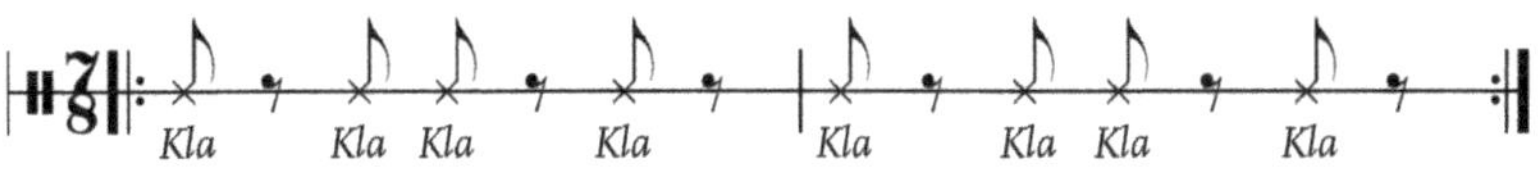

Lied 13: »Sei willkommen!«

Im Laufe eines Wochenendes wird das Lied immer mehr verkörpert und es wird zu einem dynamischen und feurigen Lebenstanz. Auf einer anderen Ebene hält der Textinhalt eine Botschaft bereit, die durch die Wiederholungsschleifen verinnerlicht werden kann. Die Botschaft des Liedes ist, wie auch immer sie dann individuell aufgenommen wird, die Stimmung, in der wir uns gerade befinden, willkommen zu heißen. Und weiter, dass wir so, wie wir gerade da sind, nicht alleine stehen und dass diese Verbundenheit ein Teil der Unterstützung ist, die in den Kursatmosphären angeboten wird. Oft ist das schon sehr viel, zu wissen, dass wir uns nicht verstecken müssen hinter einer Fassade von gutem Willen oder guter Laune. Das Lied wirkt häufig sehr berührend auf Menschen, die es zum ersten Mal hören, und kann ein Türöffner sein für diejenigen, die sich für ihre Gefühle schämen oder meinen, so wie sie sind, seien sie nicht willkommen.

Wie Teilnehmende einer Jahresgruppe die Körpermusik erleben

In einer Jahresgruppe haben wir Gelegenheit, komplexe Spiel- und Liedformen auszuprobieren. Die Gruppe begegnet sich mit Körpermusik im gemeinschaftlichen musikalischen Zusammensein. Teilnehmende, die die Seminare als einen Ort der Selbstfürsorge nutzen, beschreiben die Gruppe als ein gelingendes Bindeglied zwischen Therapie und freiem kreativen Angebot. Reflexionsphasen befördern die Integration der Erfahrungen im sozialen Zusammenspiel. Es wird bewusst darauf verzichtet, biografische Hintergründe zu kontextualisieren, dennoch ist der Raum getragen von therapeutischer Erfahrung und Haltung. Es ist ein Raum, der sowohl integrative Wirkungsmöglichkeiten für therapeutische Prozesse bereithält als auch der Potenzialentfaltung dient. Das Erleben von bereits vorhandenen und sich neu entwickelnden Ressourcen und Kompetenzen wird so gefördert.

Stimmen von Teilnehmenden:

Welche Wirkung Körpermusik und Bodysongs auf die Teilnehmenden haben, zeigen ihre Rückmeldungen:

»Körpermusik macht sich für mich unmittelbar und ohne weiteres Zutun spontan auf einer nicht kognitiven Ebene bemerkbar. Das können Bereiche im Körper sein, die sich angesprochen fühlen. Das können emotionale Verspannungen sein. Oder Ebenen in mir, für die ich keinen Namen habe. Oft werde ich auf diesem Weg überhaupt aufmerksam auf Bewegungen in mir, die ich im Alltagseinmaleins nicht oder kaum wahrnehme. So kann etwas in mir durch Körpermusik unmittelbar Zuwendung erfahren und den Weg ins Bewusstsein finden. Das kann durchaus auch dazu führen, dass sich zunächst schwieriges Material zeigt.«

»Nach einem Körpermusikseminar fühle ich mich manchmal, wie wenn alles in mir durcheinandergewirbelt wurde und sich auf wohltuende Weise wieder zu einem harmonischeren Ganzen zusammengefügt hat. Das Vertrauen wächst, dass der Körper eigentlich ›weiß‹ und der gemeinsame Rhythmus der Gruppe trägt.«

»Eine Verbundenheit mit meinem eigenen Ausdruck, der hier eine Möglichkeit hat, sich spontan zu zeigen und als natürlich erlebt zu werden, wächst und bleibt auch im Alltag erhalten.«

»Körpermusik ist für mich ein Ganzes aus gemeinsamem Erleben in der Gruppe, Rhythmus, Einbeziehung des ganzen Körpers, gemeinsamer Bewegung, Verbundenheit mit dem Kreis und mit mir, natürlichem Flow, ganz selbstverständlichem Dasein, Freude am Sound und an der Bewegung, Erleben als nicht nur kopf- oder bauchbestimmtes, sondern als integriertes Wesen.«

»Ich nutze die Körpermusik auch als Erinnerungshilfe, indem ich erwünschte Zustände oder ›Herzensprojekte‹ in meinem Bewusstsein verankere, die dann so bis in die Tiefe meines Unterbewusstseins schwingen. Es hat eine so kraftvolle Wirkung, dass in mir eine Energie entsteht, auch scheinbar unrealistischen Traumprojekten zu folgen.«

»Die Essenz: Körpermusik unterstützt mich, die Reise in mein Inneres anzutreten.«

»Mir ist es ein Anliegen, dass meine lebendigen, wilden, verspielten, kindlichen Anteile einen guten Platz in meinem Leben finden, und die Körpermusik stellt dafür eine ideale Spielwiese dar. Dabei liebe ich es, in Gemeinschaft mit anderen zusammen zu spielen und trotzdem den Raum zu haben, mich auch meiner ganz eigenen inneren Stimme hingeben zu können.«

»Es ist für mich definitiv die beste Weise, mit mir in Kontakt zu kommen. Die Lieder sind leicht zu verinnerlichen, die Kombination aus ›nach außen singen und nach innen schwingen‹ mit den Mantra-nahen Wiederholungen berührt mich immer wieder aufs Neue und schafft es, dass ich ohne großes Überlegen (und wahrscheinlich gerade deswegen) erfahre, wie es mir geht; es ›singt sich heraus, was gehört werden will‹. Körpermusik hat für mich eine beruhigende und orientierungsstiftende Wirkung. Das hat sich vor allem in den Corona-Lockdowns gezeigt, in denen es für die Psyche nicht immer leicht war. Die Kombination aus Singen und Körperberührungen (›Beklopfen‹) hilft mir, mit beiden Beinen auf dem Boden zu sein.«

»Es darf sein, das was ist«

Das Lied »Es darf sein, das was ist« (vgl. Lied 14) entstand in einem fortlaufenden Prozess im Seminarkontext. Gleichzeitig lehnt es sich an die Aspekte des Tetralemma an, wie wir sie bei Varga von Kibéd kennengelernt haben (Varga von Kibéd u. Sparrer 2020). Die QPA-Bodypercussion gibt dem unregelmäßigen Verlauf eine gelingende symmetrische Struktur, die am Ende den unterschiedlichen Rechts- bzw. Linksbeginn wieder einfängt. Das Wechselspiel von bewegten QPAPA-Figuren und der Schmetterlingstechnik schenkt dem Inhalt des Liedes sowohl einen dynamischen Ausdruck als auch Phasen, die in ruhige Momente führen.

Übung

Mit diesem Lied laden wir Sie zu einem Experiment ein, dazu, das Lied eigenständig zu erforschen. Eine kleine Vorwarnung – es kann herausfordernd, aber auch sehr unterhaltsam werden. Für den unbetreuten Selbstversuch empfehlen wir, Lied und Bodypercussion nacheinander kennenzulernen. Fügen Sie sie erst zusammen, wenn Sie sich in beiden schon ein bisschen sicher fühlen. Wählen Sie ein Tempo, in dem Sie sich wohlfühlen, und nutzen Sie die Gelegenheit, sich freundlich und humorvoll zu begegnen, wenn Sie wieder mal durcheinanderkommen.

Gerne würden wir lauschen, wenn Sie Ihre Erfahrungen dazu sammeln. Ist es eher herausfordernd oder leicht für Sie? Kommen Sie mit dem Wechsel von dem großräumigen Q PA PA zu den kleinen QQ-Figuren zurecht? Wie erleben Sie es, wenn das Motiv mal rechts und mal links beginnt? Im Videobeispiel finden Sie einen Ausschnitt des Liedes, der Ihnen bei Bedarf vielleicht Orientierung gibt.

Es ist sehr beeindruckend, wie sich Gruppen im Laufe der Zeit in ihrer Fehlerfreundlichkeit entwickeln, ebenso wie sich die neuronalen Netze dahingehend verknüpft haben, dass das Zusammenfügen von Zweier- und Dreier-Figuren zunehmend leichter von der Hand geht. Interessanterweise sind die unterschiedlichen musikalischen Vorerfahrungen dafür weniger ausschlaggebend, da diese koordinativen Bewegungsabläufe für die allermeisten völliges Neuland sind.

Es darf sein, das was ist

Musik: Ulrike Brazee
Text: Theresa Rohrbach, Ulrike Brazee

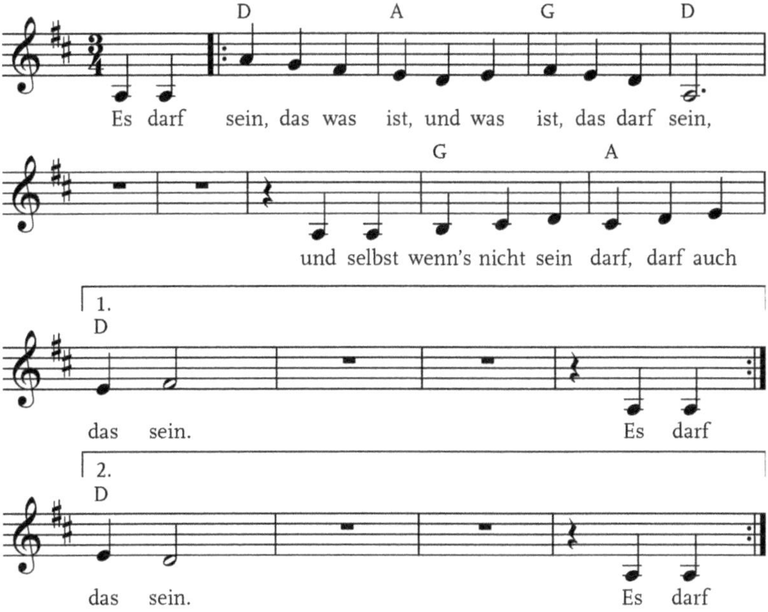
D A G D
Es darf sein, das was ist, und was ist, das darf sein,
G A
und selbst wenn's nicht sein darf, darf auch
1.
D
das sein. Es darf
2.
D
das sein. Es darf

Bodypercussion: Schmetterlingsklopfen

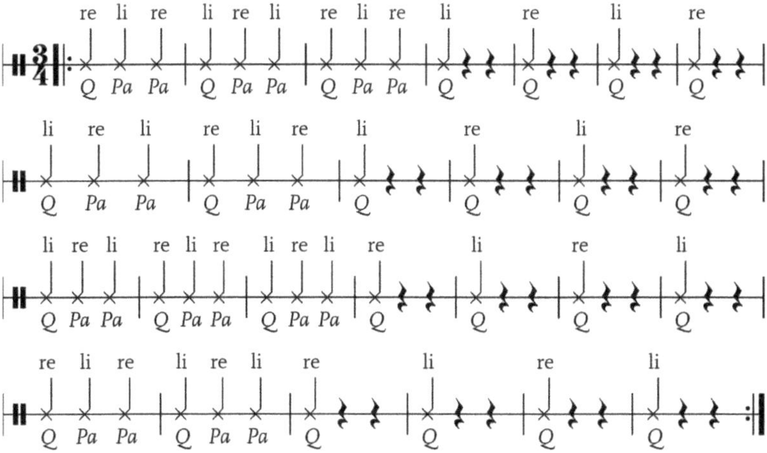

Lied 14: »Es darf sein, das was ist«

>> Video »Es darf sein, was es ist«

Wir beobachten, dass in der Anfangsphase für Ungeübte viel Konzentration notwendig ist, um die Informationen der Bodypercussion aufzunehmen und umzusetzen. Menschen, die es gewohnt sind, mit Leistungsansprüchen bis hin zur Perfektion zu agieren, kommen hier schnell ins Schwitzen. Auch Persönlichkeitsanteile, die all ihr Tun gedanklich mitvollziehen und kommentieren, werden stark herausgefordert. Es hat etwas mit dem Thema Kontrolle zu tun, die wir in diesem Zusammenhang nicht aufrechterhalten können.

Die Teilnehmenden haben durch die Loops Gelegenheit, wie in Zeitlupe zu bemerken, was sich auf ihrer inneren Bühne abspielt. »Wenn ich anfange nachzudenken, falle ich raus«, »Ich fühle mich sehr angestrengt, wenn ich die ganze Zeit nachvollziehen will, was gerade passiert« – das sind beispielhafte O-Töne von Teilnehmenden dazu.

So entsteht in der Körpermusik häufig ein Oszillieren zwischen Kontrollieren und Loslassen. Anfangs überwiegt das Bedürfnis, willkürlich zu steuern, und mit der Zeit entsteht im Organismus ein Vertrauen, sich dem spielerischen Fluss zu überlassen.

Vom Flow zum inneren Frieden und Gemeinschaftserleben

Dieser Prozess, aus dem Bereich des Willkürlichen in den Fluss der unwillkürlichen Leichtigkeit zu kommen, wird in verschiedenen Kontexten als Flow, Glückserleben, Funktionsfreude, gesteigerter Gegenwärtigkeit und »Now-Moment« (Gegenwartsmoment) beschrieben: »... dann entsteht ein kraftvoller Fluss, den ich nicht wie mühsam erlernt erlebe, sondern wie schon immer da gewesen« (O-Ton einer Teilnehmerin). Es scheint einen Kipppunkt zu geben, an dem Kontrolle losgelassen werden kann und aus absichtsvollem Tun eine Form der selbstvergessenen Freude wird.

Wir begegnen diesem Phänomen neben der Musik in vielen Lebensbereichen, bspw. in der Artistik, beim Jonglieren, beim Bogenschießen, beim Tanzen, in der Sexualität, in der Meditation, in vielfältigen rituellen Bewegungspraktiken, im Spitzensport u. v. m.

Wenn der Moment eintritt, dass wir loslassen und uns dem Bewegungsfluss hingeben, bekommen wir einen Zugang zu einem potenziellen Flow erleben.

So kann ein Bodysong in ein aktives Tranceerleben führen – ähnlich wie der Drehtanz der Derwische. Die Gruppe hat sich selbst in eine verkörperte, gesungene und getanzte Trance hineinbewegt. Selbstinduzierte aktive Trancen fördern das Gefühl für Gemeinschaft und Selbstwirksamkeit. Alle haben dazu beigetragen, sich gemeinschaftlich in diesen Trancetanz hineinzubewegen, Denken und willkürliche Steuerung loszulassen und in einen nahezu ekstatischen Fluss zu kommen.

Momente dieser Art werden uns häufig als besondere, unvergessliche Momente der Begegnung mit sich und der Gruppe geschildert. Sie führen in ein Erleben von »aktiefer« Entspannung, innerem Frieden, von Gemeinschaft, von geteiltem Wissen und gemeinsam erlebtem Flow und haben sowohl für den Einzelnen als auch für die Gruppenatmosphäre eine nachhaltig positive Wirkung. Ein Teilnehmer beschreibt dies so: »Ich habe noch sehr gut in Erinnerung (und werde es auch nicht vergessen), wie es mir nach meinem ersten Körpermusik-Wochenende ging. Ich war in einem wunderbar ›beseelten Zustand‹, der auch noch einige Zeit anhielt, es war wirklich der Hammer.«

»Herzensweite«

In Erweiterung der Thematik »Flow und Loslassen« möchten wir an dieser Stelle stellvertretend ein Lied mit einer Swing-Bodypercussion vorstellen: »Herzensweite« (siehe Lied 15).

Das sogenannte »Swingfeeling« entsteht dadurch, dass eine Viertelnote statt in zwei Achtel in drei Achtel unterteilt wird. In Lied 15 ist unter dem Liedtitel die rhythmische Notation zu finden. Für viele Teilnehmende ist diese Bodypercussion relativ leicht, wenn sie alleine praktiziert wird. Es wird trickreich, wenn das Lied hinzukommt. Der Rhythmus der Melodie überlagert sich dann mit dem Rhythmus der Bodypercussion und es kann ein bisschen dauern, bis es rundläuft. Hier bietet es sich an, der Gruppe eine zweite, basalere Bodypercussion anzubieten. In Lied 15 finden Sie in der vorletzten Zeile die Variante Bru Kli Schni, die sich zumeist sehr leicht umsetzen lässt. Die Teilnehmenden haben so eine Wahlmöglichkeit: Die einen bleiben bei der basalen Figur, wodurch eine reizvolle zweistimmige Bodypercussion entsteht. Andere ruhen sich eine Zeit lang im Bru Kli Schni aus und nehmen nach Belieben einen neuen Anlauf, um mit der Swingfigur vertraut zu werden. Darüber hinaus beobachten wir, dass über die Freude an diesem Lied viel Energie freigesetzt wird, die ein Flowerleben ermöglicht und zum Loslassen einlädt. Die

Herzensweite

Musik und Text: Dorit Paul

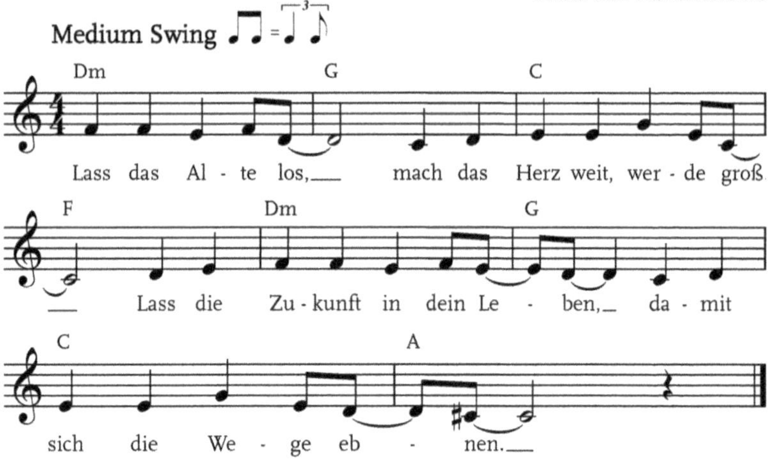
Medium Swing
Dm G C
Lass das Al - te los, mach das Herz weit, wer - de groß
F Dm G
Lass die Zu - kunft in dein Le - ben, da - mit
C A
sich die We - ge eb - nen.

Bodypercussion: Bru Kli Schni

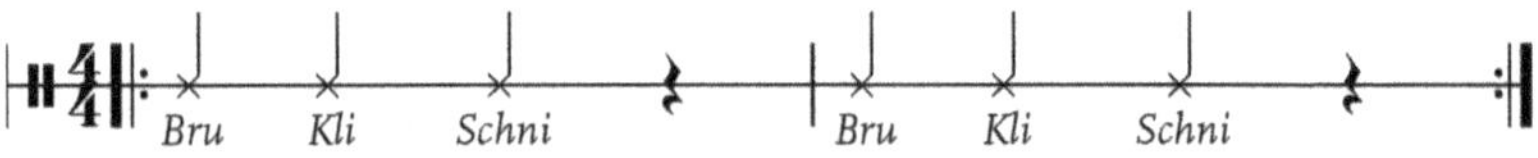

Bodypercussion Variation: Bru Kli Swing

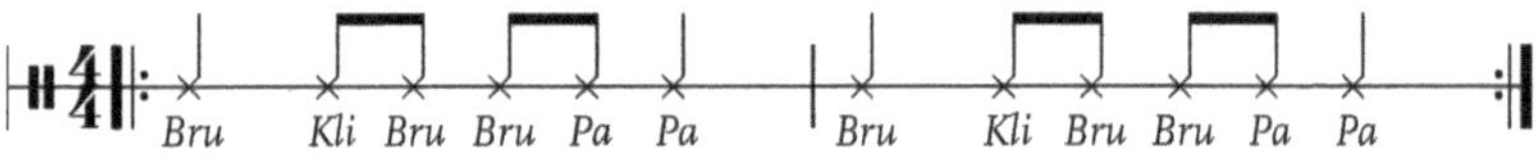

Lied 15: »Herzensweite«

Gruppe löst sich von der Bodypercussion und die einzelnen Textabschnitte werden mit spontanen Bewegungen und Gesten bereichert und neugestaltet.

>> Video Herzensweite

Das Lied »Herzensweite« erfreut sich einer großen Beliebtheit. Die groovige und körperliche Energie des Swing zaubert ein Lächeln in die Gesichter der Teilnehmenden und gibt Liedern in diesem Style eine Prise von Leichtigkeit oder auch Erleichterung. Zusammenfassend lässt sich zu Körpermusik und Bodysongs im Kontext von Seminaren und Playshops Nachfolgendes sagen:

Körpermusikseminare sind Inkubationsräume für:

- kreative und musikalische Entwicklungen
- individuelle und gemeinsame Potenzialentfaltung
- die Integration von psychosozialen Themen und Prozessen
- das Kennenlernen von neuem persönlichem und beruflichem Handwerkszeug
- Freude, Leichtigkeit und Flow
- re-kreativen Ausgleich, die Balance verschiedener Lebensbereiche
- die Förderung sozialer Gesundheit.

Die Nachfrage nach solchen Begegnungsräumen scheint sehr groß zu sein. Viele Menschen haben zwar ambivalente Gefühle bzgl. Gruppen und meiden sie vielleicht. Gleichzeitig gibt es aber eine große Sehnsucht nach Verbundenheit und sozialem Zusammensein in Wort und Musik. Sich mit dem Körper und der eigenen Stimme zu zeigen, ist oftmals sehr schambesetzt. Teilnehmende sprechen davon, dass sie sich nicht trauen würden, in einen Chor oder eine Tanzgruppe zu gehen. Einerseits gibt es den Wunsch, sich auszudrücken, andererseits ist da die Sorge, sich zu blamieren und den kreativen Anforderungen nicht gerecht zu werden. Die Entwicklung sozialer Gesundheit hat einen hohen Stellenwert für ein gelingendes Miteinander und für Prävention. Sie ist eine Keimzelle für Qualitäten wie Akzeptanz, Respekt und Unperfekt-sein-Können und ebenso für geteilte Lebensfreude und Glück.

6 Selbstgeschöpfte Bodysongs

Wir wenden uns nun Gestaltungs- und Schöpfungsenergien zu, die zum Vorschein kommen, wenn wir uns von »unserer eigenen Musik« finden lassen. Beim Schöpfen von Bodysongs geht es um das Kreieren eigener »Pflänzchen«. Die Essenz unserer Schöpfungen kann zum Samen für ein eigenes Lied werden, das dann sozusagen unsere »DNA« enthält. Wir statten unsere neuen eigenen Lieder mit für uns wesentlichen Qualitäten aus, von denen nur wir wissen können, welche die wirklich wichtigen und richtigen sind. Wir hegen und pflegen diese neugewonnene Pflanzenkultur und schaffen uns damit ein kleines Paradies, das zur Kraftquelle inmitten unseres Lebens werden kann. Im persischen Ursprung bedeutet Paradies eine »Einhegung von Bäumen und Pflanzen«. Insofern schaffen wir unser eigenes Paradies mit Liedern, die uns nähren, und sorgen dafür, dass Wohlbefinden auch in widrigen Umständen immer mehr zur Gewohnheit wird (Henderson 2007).

Die selbstgeschöpften Lieder enthalten all die Spiel- und Tonarten, die gerade in unserem Leben eine Bedeutung haben, und wir lernen nebenbei, dass wir selbst schöpferisch sein können. Insofern sind diese Eigenkreationen wahre Verortungshilfen. Wenn wir uns im Rahmen eines therapeutischen Prozesses damit beschäftigen, was uns bewegt, dann beginnen wir Muster oder sogenannte Anteile wahrzunehmen. Der Prozess des Liederschöpfens unterstützt uns, inneren Mustern zu lauschen und ihnen eine Stimme mit Ton, Melodie, Sprache, Rhythmisierung und Körperbewegungen zu geben. Findet ein Liedschöpfungsprozess im Kontext einer Gruppe statt, können wir die inneren Stimmen verteilen und diese in eine größere musikalische Form wie bspw. einen »Circle Song« oder einen »Sprechchor« bringen. Das Besondere daran ist, dass im Unterschied zur Sprache Musik diese Muster gleichzeitig im Raum erfahrbar und gestaltbar werden lässt.

Ein verkörpertes Lied materialisiert so innere Prozesse und »klopft sie fest«. Mithilfe der Verkörperung erinnern wir uns »mit Hand und Fuß« an das, was wir gefunden haben.

Musikalisches Embodiment stellt die Langzeitwirkung der selbstkreierten Pflanzen sicher. Wir erinnern nicht nur über unsere Körperbewegung, sondern auch über die Melodie, über den Text, das heißt über verschiedene Wahrnehmungskanäle die Bedeutung des Liedes. Dadurch wird die Chance erhöht, dass der Bodysong als nachhaltiges Selbstfürsorge- oder Selbstmanagementwerkzeug wirksam sein kann. Die im therapeutischen Prozess entwickelte Botschaft des Liedes wird durch das Embodiment an verschiedenen Stellen im Gehirn wie auf einer »inneren Festplatte« abgespeichert. Zum Thema Selbstmanagement und Embodiment im Zusammenhang mit der Entwicklung gewünschten Verhaltens schreibt Maja Storch:

> »Zu jeder intellektuell entwickelten Strategie gehört das entsprechende Embodiment, wenn sie erfolgreich sein soll. Der Mensch, der Selbstmanagement-Strategien ausschließlich über das Denken umsetzen will und den Körper dabei vergisst, riskiert sein persönliches Scheitern« (Storch et al. 2017, S. 63).

Unsere selbstgeschöpften Lieder können für einen einmaligen Moment stehen oder sie können uns nachhaltig über viele Jahre begleiten. Davon handelt dieses Kapitel in vielen anschaulichen Beispielen.

Wie wir innere Anteile zum Klingen bringen

Im Zusammenwirken in einem multidisziplinären Feld – mit Körper-, Kunst-, Gesprächs- und Musikpsychotherapie – kreieren wir vielfältige Zugänge und Beschreibungsformen des Unwillkürlichen. Dazu gehört auch die sogenannte Teilearbeit, ein wesentlicher Bestandteil des hypnosystemischen Methodenkoffers.

Wenn wir Anteile herausfinden *(detektieren)*, bekommen wir über sie einen Zugang zu vor- und unbewussten Aspekten unserer Persönlichkeit. Wir können lernen, es zu begreifen, zu verstehen, zu verorten und ihm dann eine Gestalt geben. Wir können das, was uns bewegt, in Sprache bringen. In der Musiktherapie werden hypnosystemische Werkzeuge mit den eigenen Methoden verknüpft, so wird bspw. mit musikalischen Aufstellungen und anderen Formen der Symbolisation und Externalisierung gearbeitet (Timmermann 2003; Zeuch, Hänsel u. Jungaberle 2004).

Was passiert, wenn wir die Arbeit mit inneren Anteilen mit Bodysongs verknüpfen?

Unser inneres System gleicht einem inneren Orchester mit vielen Instrumenten und Stimmen. Ein verstimmtes Instrument (= Problem) benötigt zum Beispiel Zuwendung. Oder wir fragen uns, welche Führung ein Orchester braucht? Spielt jede:r wie er oder sie will? Sind die Orchestermitglieder zerstritten oder miteinander in einem stimmigen Kontakt? Ist das Schlagzeug zu laut und bemerkt es nicht? Wer spielt die erste Geige?

Wir sehen, dass die Sprache der Musik das Wesen der inneren Anteile gut beschreiben kann. Unsere Arbeit besteht nun darin, Menschen zu unterstützen, in ihr Orchester hineinzuhorchen, um wieder mehr bewusste Gestaltungskraft über die eigenen Klänge und Missklänge zu bekommen. Dazu gehen wir in Kontakt mit den einzelnen Aspekten, ihren Anliegen und Bedürfnissen. Das höhere Ziel ist ein gelingendes Zusammenspiel.

Klient:innen erleben oft ein großes Tohuwabohu im Inneren. Es erscheint sehr schwierig, den multiplen Missklang, das gleichzeitige Durcheinandertönen, in Sprache zu übersetzen. Wir externalisieren daher in der körpermusikalischen Arbeit jede einzelne Stimme und geben ihr eine Möglichkeit, sich auszudrücken. Jede einzelne Stimme bekommt einen Platz im Orchester, wird gesehen und gehört. Sie kann brummen wie ein Bär, brüllen wie ein Löwe oder knarzen wie ein alter Boden. Jedes Geräusch, jeder Klang und jede Melodie kann auf die Bühne kommen. Alles wird zu Musik. Gleichzeitige Bewegungen mit dem Körper lassen den Ausdruck unmittelbar und lebendig werden und inspirieren zur Weiterentfaltung des Wesenskerns.

Wenn wir uns jeder Stimme einzeln zuwenden, das ungefilterte Durcheinander vorübergehend freilegen und sortieren, werden wir Zeug:innen eines enormen Wandlungszaubers von intensiver Präsenz. Die Schönheit und Ästhetik dieser frei geschöpften Musik kommt von innen, aus der Verbundenheit mit der Vielstimmigkeit unseres Innenlebens. Die musikalische Farbenvielfalt eröffnet einen tiefgehenden und emotionalen Ausdruck, der weit über gedankliche Sprachkonzepte und ihre immanenten Kontrollinstanzen hinausgehen kann.

Der der Musik innewohnende Wandlungszauber ist von großer Wirkkraft. So kann ein ursprünglich meckernder Anteil, wenn er eine Bühne bekommt, zum mutigen Repräsentanten des inneren Systems werden, der für sich eintreten kann. Der heilige Zorn wird zur willensstarken Lebenskraft oder ein lange versteckter Trübsalblaser wird zum Hüter von Tiefgründigkeit. Wenn den Teilen eine Stimme gegeben wird, können wir, erschöpft von dem Versteckspiel, endlich wieder schöpferisch werden. Wir werden Zeug:innen und Ko-Erzeuger:innen einer Transformation, die im musikalischen Prozess unmittelbar, direkt und häufig verblüffend schnell vonstattengehen kann und uns zumeist stärkt und zuversichtlich und mutig werden lässt.

Wenn wir auf diese kreative Weise einen Zugang zu unseren inneren Stimmen und Instrumenten bekommen haben, können wir in einem weiteren Schritt damit bewusst in Beziehung treten.

Wie ist es für die einzelne Stimme, wenn das Chaos so gelichtet ist, dass sie gehört wird? Bemerkt sie, dass sie gehört wird? Macht es einen Unterschied, wenn sie bemerkt, dass sie gehört wird? Wer ist das, der die Stimme hört und beachtet? Und mit welcher Haltung nimmt er wahr?

Hier entsteht ein Ich-Du-Verhältnis zur eigenen Stimme und Stimmung. Eine beobachtende Instanz kann dem Instrument ablauschen, wie es gestimmt ist, und damit in Resonanz gehen. Mit welchen Qualitäten ist diese Führung ausgestattet? Eine Teamchef:in oder eine Dirigent:in kann das Erleben wohlwollend und freundlich unterstützen, sodass das Instrument wieder in seine eigene Stimmigkeit findet. Diese Führungspersönlichkeit ist neugierig darauf, das Erleben der inneren Stimmen in ihrer Wechselwirkung untereinander zu erkennen und zu moderieren.

Ein kleiner Exkurs zu den Aspekten von SELBST und Selbstqualitäten

Über die Instanzen eines beobachtenden, lauschenden Wesens und einer Teamchef:in/Dirigent:in hinaus möchten wir an dieser Stelle auf die systemische Arbeit mit der inneren Familie nach Richard Schwartz – kurz IFS *(Internal Family System)* – (Schwartz 2011) und auf die aktuelle deutsche Erweiterung davon, das integrative Konzept der selbstgeführten Psychotherapie – kurz IIFS *(Integrative Inner Family System)* – (Sonneborn et al. 2021), eingehen, die unsere therapeutische Haltung und Praxis nachhaltig geprägt haben. Sie führen mit dem Begriff des SELBST (den wir in diesem Kontext des IFS mit Großbuchstaben schreiben) und den Selbstqualitäten eine zusätzliche Dimension in die Teilearbeit ein.

Das SELBST – Selbstqualitäten und die verschiedenen inneren Anteile

In den systemischen Konzepten von IFS und IIFS[28] spricht man von der Präsenz des SELBST, welches von einer gänzlich anderen Qualität ist als die inneren Anteile. Es ist die aus einem nicht identifizierten Ausgangspunkt wahrnehmende Instanz eines Menschen (Schwartz 2011; Sonneborn et al. 2021). Schwartz spricht im Englischen von den Selbstqualitäten als den »zehn C«: *calmness, clarity, curiosity, compassion, confidence, courage, creativity, connectidness, constancy, centredness* (dt. Ruhe, Klarheit, Neugierde, Mitgefühl, Zuversicht, Mut, Kreativität, Verbundenheit, Standhaftigkeit, Zentriertheit). Diese weisen auf die Präsenz des SELBST hin (Schwartz 2011, S. 40 ff.). Schwartz unterscheidet den Begriff des SELBST von denen eines »inneren Beobachters« oder einer »Steuerungsinstanz«.

Ist die Dirigent:in des Orchesters die innere »Steuerungsinstanz«, so ist das SELBST die essenzielle Energie (Neugierde, Offenheit, Mitgefühl etc.), die durch die Dirigent:in hindurchfließt, mit der sie in Beziehung geht zu ihrem inneren Orchester sowie zur Welt. Die Energie ist nicht sichtbar, sie ist kein Teil, sie kann sich jedoch verkörpern und verklanglichen. Teilnehmende in Seminaren sprechen von »innerer Führung, innerer Mitte, innerer Weisheit, innerem Licht«. Es ist unzerstörbar, auch wenn es überlagert sein kann von schützenden Teilen (Haage-Rapp 2021, S. 122 ff.). Wir haben kein SELBST, das SELBST ist vielmehr ein Seinszustand.

»SELBST-Sein setzt Achtsamkeit, Raum und Zeit voraus, um aus der Identifikation mit den Teilen herauszutreten und diese wahr- und anzunehmen« (ebd., S. 123 ff.).

SELBST-Sein geht dann über Präsenz und Achtsamkeit hinaus in Selbstführung mit energetisch erfahrbaren Selbstqualitäten. Wenn diese, wie z. B. Neugierde, die Führung im inneren System übernehmen, fühlen sich innere Anteile auf besondere Weise gesehen und verstanden. Von Selbstqualitäten geht etwas Heilsames, Beruhigendes aus: Heilung geschieht wie von SELBST. Insofern ist das SELBST sowohl Seinszustand als auch Führungsqualität und Haltung in Bezug auf einen inneren Anteil, ein Symptom etc.

Auch in anderen psychotherapeutischen Konzepten begegnen wir dem SELBST, wenn es bspw. um die Suche nach der »zarten, wei-

28 Das IIFS ist aus dem IFS entstanden. Wir beziehen uns hier im Abschnitt über SELBST und Selbstqualitäten ausschließlich auf Aspekte, die beiden Konzepten gemein sind. Die Beschreibung von Unterschieden und Weiterentwicklungen würde den Rahmen an dieser Stelle sprengen.

chen Stelle« (Gilligan 2015, S. 25) geht, durch die das Leben strömt. Hypnotherapeuten wie Stephen Gilligan sprechen von einem »unzerstörbaren Kern«, dem »heilen Feld«, das in unserer Mitte ist. Gesang, Gebet, Tanz, Trance und andere Formen des vertieften In-Resonanz-Seins fördern den Zugang zu diesem Feld und haben dann auch einen förderlichen Einfluss auf die Problem-Löse-Arbeit in der Psychotherapie (Gilligan 2015).

In spirituell orientierten Schulen spricht man in diesem Zusammenhang von »essenziellen Qualitäten«, die den Selbstqualitäten oder der Metapher eines »heilen Feldes« entsprechen. Die buddhistische Psychologie (vgl. Kornfield 2008) spricht von den »vier unermesslichen Qualitäten« (Mitgefühl, Freude, Liebe, Gleichmut). Mehr und mehr finden Konzepte Anklang, die den inneren Anteilen die Präsenz von Liebe als allumfassende Dimension, die in uns und um uns ist, hinzufügen – Liebe als die Mutter aller essenziellen Qualitäten.

Hier kommt die Musik ins Spiel. Musik fördert und transportiert Selbstqualitäten und ist damit wie eine »Standleitung« bspw. zu Freude, Liebe, Hoffnung und Zuversicht. Musik gibt der Erfahrung des SELBST eine Gestalt. So ist es nicht verwunderlich, dass Menschen Musik zutiefst verstehen und lieben. Musik als Seelensprache wird poetisch auch als die »Sprache der Götter« beschrieben: Die liebende Präsenz des SELBST wird dem Göttlichen zugeordnet. Mit Musik baden wir quasi im SELBST. Gleichzeitig können wir mit Musik gezielt mit inneren Anteilen selbstgeführt in Beziehung gehen und sie zum Klingen bringen. Wenn wir innere Teile, wie Ärger, Angst, Scham, Schmerz, externalisieren und ihnen eine Stimme geben, dann ist das selbstgeführtes, mitfühlendes In-Beziehung-Gehen mit inneren Teilen. Wir sind dann die Dirigent:in unseres inneren Orchesters, ausgestattet mit Führungsqualitäten. Die Teile bemerken es hautnah, dass wir ihnen eine Stimme geben. Sie bemerken sofort den Unterschied, wenn ein:e Dirigent:in, die mit SELBST ausgestattet ist, den inneren Raum betritt.

Wie innere Anteile und SELBST in einer musikalischen Gestaltung zusammenkommen

Jetzt können wir auf der inneren Bühne einen therapeutischen Prozess mit musikalischen Spielformen verbinden. Nachdem die Stimmen einzeln gehört wurden, können sie nun zusammengeführt werden, miteinander in Kontakt gehen und ihr Zusammenwirken prüfen. Das klingende System kann sich selbst seine Stimmigkeit ablauschen.

Wir haben einen reichhaltigen Schatz zur Verfügung, wie wir die Stimmgebungen gestalten. Vom »Sprechchor« über das Circle Singing bis zu einer »Problem-Lösungs-Gasse« oder einer experimentellen Performance steht uns alles zur Verfügung, was das dramaturgische Herz begehrt. Jetzt können wir bspw. die Spielform des Circle Singing dafür nutzen, um Stimmen zu schöpfen und zu verteilen.

Die unterschiedlichen Stimmen können ihre Qualitäten entfalten und in ein gelingendes Zusammenwirken kommen. Wir hören in Gleichzeitigkeit einen Chor mit scheinbar widersprüchlichen Stimmen. Rebellische neben hilflosen Stimmen oder wütende neben traurigen Stimmen drücken sich gemeinsam und gleichzeitig aus. Keine Stimme wird weggeschickt oder stumm gestellt und es ist immer wieder erstaunlich, wie das innere Orchester seine eigene Beschreibung von Harmonie entwickelt. Das ursprüngliche Verständnis von gr. *Harmonia* meint u. a., dass das, was unvereinbar erscheint, miteinander verbunden werden kann (Timmermann 1989). Die Göttin Harmonia umfasst das Ganze und verbindet, was zusammengehört. So fügen sich selbst polymetrische und harmonikale Reibungen auf wundersame Weise zusammen.

Ein:e Dirigent:in kann das Zusammenspiel so formen und modellieren, dass sich aus einem ursprünglich amorphen Prozess ein Bodysong manifestiert. Dieser Bodysong vermag in einem weiteren Schritt zu einer klanglichen Verankerung zu werden. Alle wesentlichen und wichtigen Erfahrungen und Erkenntnisse werden auf diese Weise bewahrt und erinnert und können jederzeit memoriert werden. Eine Verknüpfung zu gewünschtem Erleben ist gebahnt und lässt sich, wann immer gewünscht oder benötigt, reaktivieren. Zusammenfassend lässt sich sagen:

Wenn wir Bodysongs aus dem Inneren schöpfen, können wir:

- innere Persönlichkeitsanteile externalisieren und symbolisieren
- forschen, verorten und Landkarten anlegen
- etwas versinglichen und verklanglichen, versinnlichen und verkörpern
- modellieren und gestalten; dabei die Unterschiede von Anteilen, Beobachtung, Führung und Selbstqualitäten erkennen und in eine gelingende Kommunikation führen

- das Geschöpfte bewahren und erinnern
- die Prozessgestaltung so reflektieren, dass wir sie erinnern und ihre Architektur auf andere Themen zu übertragen vermögen.

Frau F. – Wie ein therapeutischer Prozess in einen Circle Song mündet

Im folgenden Fallbeispiel können wir erfahren, wie ein therapeutischer Prozess in eine Intervention mündet, die zu einem selbstgeschöpften Bodysong führt. Dabei wird in kleinen Schritten beschrieben, wie die Prozessabschnitte aufeinander aufbauen, die dann am Ende noch einmal zusammengefasst werden.

Notizen aus der Praxis:

Ein wiederkehrendes Thema von Frau F. ist ihr mangelndes Selbstwerterleben. Wir erarbeiten in einer Einzelsitzung Sätze und Affirmationen, die ihr Erleben, wertvoll zu sein, ausdrücken und zu Musik werden lassen.

Wie darf ich mir einen solchen Prozess vorstellen?

Wir sprechen über die Momente, in denen sie klar und verbunden mit Selbstqualitäten wie Akzeptanz, Freude oder Selbstwertschätzung ist. Während wir sprechen, lade ich [U. L.] sie ein, durch den Raum zu gehen. So entsteht en passant ein unwillkürliches »Lauf-Metrum«. Wann immer im Gespräch Worte oder Sätze aufkommen, die essenziell für das Thema erscheinen, lade ich Frau F. ein, eine Zeitlang bei dem Wort oder dem Satz zu verweilen. Ich schlage ihr vor ihn immer wieder zu wiederholen. Die Worte beginnen, sich rhythmisch in das vorhandene Lauf-Metrum einzufügen, und die Silben und ihre Betonungen entfalten sich in einer persönlichen und freien Weise. Der Prozess verdichtet sich nun und die Art der therapeutischen Beteiligung wechselt. Mal geht es um das Verstärken und Unterstützen von dem, was sich schon zeigt. Ein andermal entstehen weitere Angebote, wie es klingen könnte, und ich lade Frau F. dazu ein, diese zu prüfen und auch wieder zu verwerfen. Der Kompass ist der Augenblick und dessen Erleben von Stimmigkeit der Klientin. Nach und nach entstehen die Affirmationen »Ich bin im Frieden mit mir«, »Ich spüre meine Kraft« und »Ja – ich bin«.

Das Metrum hat sich mittlerweile etabliert und Frau F. kann es innerlich spüren. In einem weiteren Prozessschritt verankern wir diesen Grundpuls auf verschiedenen körperlichen Ebenen. Mal tappen die Finger dazu, mal nehmen die Zehen den Beat auf, mal läuft sie tänzerisch im Stehen oder durch den ganzen Raum.

Ich lade Frau F. nun ein, für jeden Satz eine passende Bewegung entstehen zu lassen. Sie überlässt sich den sich wiederholenden, rhythmisierten Worten und dem zugrunde liegenden pulsierenden Metrum, aus denen sukzessive unwillkürliche Bewegungen entstehen. Impulse kommen und gehen und mit der Zeit stellen sich stimmige Muster ein.

»Ich bin im Frieden mit mir« wird rhythmisch begleitet von einem dem Herzschlag ähnlichen Bodysound auf dem Brustkorb. Für den Aspekt »Ich spüre meine Kraft« entsteht eine Bewegung von unten nach oben: zunächst von unten schöpfend mit offenen Händen, nach oben hin mit geschlossenen Fäusten. »Ja – ich bin« wird von einem kreisenden zarten Streichen über dem Herzen begleitet.

So entsteht eine kleine Choreografie, die sich mehr und mehr organisch verknüpft und die drei Affirmationen zu einem lebendigen Lied zusammenführt. Es entstehen kleine Pausen und Übergänge zwischen den Abschnitten, sodass das Lied insgesamt ruhiger wird und sich in seiner gefundenen Form niederlassen kann. Die heiße Energie aus der Findungsphase kann sich ein wenig abkühlen.

Wir nehmen das Lied auf und besprechen, ob und falls ja, auf welche Weise Frau F. ihren Bodysong »üben« möchte, sodass er ihr im Laufe der Zeit auf Schritt und Tritt zur Verfügung steht. Am Ende entscheidet sich Frau F. dafür, das Lied in die Gruppe einzubringen und damit weiterzuarbeiten.

In der Gruppensitzung klären wir zunächst das »Wofür«. Es sei ein sehr großer Schritt für sie, dass sie das Lied überhaupt teilen möchte. Es berührt Anteile, die sich schämen und Angst vor negativer Bewertung haben. Wir schauen, wie es gehen könnte, damit diese besorgten Teile sich ausreichend sicher fühlen.

Ein weiteres »Wofür« besteht darin, dass die Gruppe als Zeugin ihrer Entwicklung dienen möge, ihr Lied eine vertiefende Aufladung erfährt und sie diese Erfahrung inmitten der Gruppe mit nach Hause nehmen kann.

Abschnitt für Abschnitt gibt Frau F. ihr Lied in die Gruppe. Schon in dieser Phase wird spürbar, wie tiefgehend dieser Moment der oralen Weitergabe für Frau F. und die Gruppenteilnehmer:innen ist. Alle sind hochpräsent und offen für den entstehenden Prozess. Die Bewegungen kommen hinzu und wir singen es in einem Loop, bis sich alle Gruppenmitglieder damit vertraut fühlen.

Frau F. ist einerseits sehr aufgeregt, andererseits strahlt sie und ist voller Freude, dass und wie die Gruppe sich »ihrem« Lied zuwendet und es mit so viel Energie und wohlwollender Aufmerksamkeit in den Raum bringt. Wir laden sie ein, sich in die Mitte des Kreises zu stellen und zu lauschen. Es ist ein besonderer Gänsehautmoment, der in der Psychotherapie auch als »Now Moment«, als ein Moment der besonderen Resonanz bezeichnet werden kann (Gindl 2002). Das Lied strömt und fließt durch Frau F. hindurch. Sie kann es annehmen, es als eine wunderbare Resonanz ihres Innersten aufnehmen, selbst geschöpft und ihr gewidmet. Sie wird gesehen und besungen und eine alte Sehnsucht wird Wirklichkeit: »Du bist ein Teil von uns, wir sehen dich, wir schätzen dich, wir sehen das Wertvolle in dir.«

Bemerkenswert ist die Wirkung auf die anderen Mitglieder in der Gruppe. Sie singen es für sie und doch wirkt es so, als ob sie es auch zu sich selbst singen würden, sodass die Botschaft über Bande auch in Ihnen wirksam wird.

In einer weiteren Phase verteilt Frau F. im Sinne eines Circle Songs die Affirmationen in drei Stimmgruppen. Dies gibt ihr die Gelegenheit, ihren Bodysong weiter zu verfeinern und damit zu spielen. Weiterführende Impulse aus der Gruppe können aufgenommen und integriert werden.

Das Beispiel von Frau F. ist exemplarisch dafür, wie Bodysongs aus einem therapeutischen Prozess entstehen können. Die Erfahrung des Liedschöpfens wird vielleicht im Alltag wieder verblassen und ins Unbewusste abtauchen. Und gleichzeitig kann ein Bodysong, wie er für und mit Frau F. entwickelt wurde, ein Wegbegleiter auf Schritt und Tritt werden und gewünschtes Erleben sowie eine neue Erfahrung körperlich verankern. Wie es in den Konzepten des Embodiment beschrieben wird, ermöglicht die Verknüpfung der verschiedenen Sinneskanäle und im Besonderen die komplexe Verschaltung von neurologischen Prozessen bei Musik in Bewegung eine immer wieder erlebbare und abrufbare Verbindung zu der neuen Erfahrung (Storch et al. 2017). Hier ereignet sich musikalisches Embodiment. Die Bewegungen und der Rhythmus schaffen einen direkten Draht zu diesen gewünschten Erlebnisnetzwerken, sodass sie selbst unter schwierigen Bedingungen abgerufen werden können. Der Beat, die dem Herzschlag ähnliche Percussion auf dem Brustkorb schafft Stimulationen, die die Verbindung zur Botschaft auf einer energetischen und sinnlich-neurologischen Ebene herstellen können. Je länger der Bodysong praktiziert wird, desto mehr treten die Konturen dieser Erlebensnetze in den Vordergrund des Bewusstseins, erinnern wie in diesem Beispiel an die essenzielle Erfahrung von Selbstakzeptanz und Zugehörigkeit. Mithilfe von Beobachtung, Selbstwahrnehmung und Selbstführung können wir Einfluss auf unser Erleben nehmen. Hierfür sind Bodysongs starke Weggefährten, die uns in schwierigen Situationen als Leuchtturm der inneren Orientierung dienen. Gleichermaßen sind Bodysongs in unbelasteten Situationen freudvolle und lebensfrohe Begleiter, die uns dazu verhelfen, dass wir uns lebendig und frisch fühlen.

Wie sich Musikembodiment ereignet – die Architektur eines selbstgeschöpften Bodysongs am Beispiel von Frau F.:

- Rahmung:
  - ein Thema entwickeln oder aufgreifen
  - Ziel und Auftrag daraus ableiten
  - ein gewünschtes Erleben definieren
- Liedentfaltung:
  - durch den Raum gehen und das unwillkürliche Schritt-Metrum aufgreifen
  - essenzielle Worte und Sätze generieren und destillieren
  - diese rhythmisieren und in Wiederholungsschleifen bringen
  - einzelne Abschnitte zu einem Ganzen zusammenfügen
  - Bewegungen zu den einzelnen Abschnitten entstehen lassen
  - die rhythmisierten Worte melodiös weiterentwickeln
  - organische Pausen in den Ablauf einfügen
- Verankerung:
  - den Grundbeat auf verschiedenen Körperebenen etablieren
  - Finger tappen
  - mit der Hand, den Zehen oder der Ferse den Puls klopfen
  - auf der Stelle oder im Raum gehen
  - Wechsel von manifestem Tun und innerlichem Vorstellen
- mit dem Bodysong in der Gruppe nächste Prozessschritte entwickeln:
  - das »Wofür« klären und potenzielle Bedenken integrieren
  - Abschnitte langsam nacheinander einführen und dann zusammenfügen
- die weiteren Prozessschritte entwickeln:
  - sich erlauben, den Raum zu nehmen
  - bezeugen des Prozesses durch die Gruppe
  - besungen werden von der Gruppe und es annehmen können
  - die einzelnen Affirmationen miteinander in Beziehung bringen und modellieren; dabei den Aspekt der (Selbst-)Führung hervorheben
- verankern und für den Transfer vorbereiten.

Abschließend noch einige Anmerkungen zur Prozessgestaltung. Die Intensität der therapeutischen Beteiligung ist je nach Klient:in sehr unterschiedlich. Wir haben Prozesse begleitet, in denen wenige Impulse genügt haben. Die Klient:in hat dann den Prozess ganz eigenständig gestaltet mit persönlichen Inhalten und Bewegungen, die über das hinausgehen, was in der Zusammenfassung beschrieben wurde. Es hat für uns natürlich Vorrang, mit dieser Entfaltungskraft mitzugehen.

Im Falle von Frau F. war viel Unsicherheit mit im Spiel, sodass eine »engere« Begleitung angezeigt war. Den allermeisten Schöpfungsprozessen von Liedern ist gemeinsam, dass die wenigsten Klient:innen Erfahrung damit haben, wie so etwas gehen könnte. Insofern ist die therapeutische Rolle hier tendenziell als sehr aktiv gefragt. Die Teilnehmenden betreten oft völliges Neuland, geprägt von Nichtwissen, ein Abenteuer, das zumeist reich belohnt wird.

Die »Problem-Lösungs-Gasse«

Wir wenden uns nun schließlich noch einem weiteren Format zu, wie wir spielerisch und musikbasiert inneren Anteilen begegnen können: der sogenannten »Problem-Lösungs-Gasse«, die zum Methodenspektrum der hypnosystemischen Körpermusik mit Gruppen gehört. Im Unterschied zu den bisherigen Fallbeispielen stellen wir Ihnen dieses Format und dessen möglichen Verlauf schematisch vor. Es ist für Kolleg:innen zur Erweiterung ihres Werkzeugkoffers gedacht.

Als Thema wählen wir an dieser Stelle als exemplarische Problem-Lösungs-Verknüpfung den Umgang mit »alten und neuen Glaubenssätzen«. Die potenzielle Klient:in wird im folgenden Beispiel als »Indexperson (I)« bezeichnet. Sie bekommt aus einer Einzelarbeit im Rahmen eines Gruppenprozesses heraus die Möglichkeit, mit ihren alten und neuen Glaubenssätzen in einer Problem-Lösungs-Gasse zu arbeiten.

Der Übungsverlauf

Im Gespräch mit der Therapeutin werden alte und neue Glaubenssätze formuliert und auf einem Flipchart notiert.

Die Teilnehmenden der Gruppe stellen sich mit Blickkontakt in zwei Reihen einander gegenüber auf und bilden eine Gasse.

Auf einer Seite der Gasse stehen die Protagonist:innen, die wiederkehrend die alten Glaubenssätze proklamieren: gestenreich, bewusst überzeichnend, eindringlich, stimmlich oszillierend zwischen sprechen, rappen und singen.

Auf der anderen Seite stehen die Protagonist:innen, die wiederkehrend die neuen Glaubenssätze zum Ausdruck bringen: authentisch, spielerisch, mit Gesten und Bewegung, stimmlich oszillierend zwischen sprechen, rappen und singen.

I hat nun in mehreren aufeinanderfolgenden Phasen die Gelegenheit, mit den externalisierten, verkörperten Stimmen in Kontakt zu gehen.

Schritt 1: I sucht sich einen stimmigen Abstand zu den proklamierenden Protagonist:innen, der es ihr ermöglicht, das Geschehen zunächst aus einer räumlichen Distanz zu beobachten.

Schritt 2: I geht mehrmals durch die Gasse und lässt sich bemerken, wie die Szene auf sie wirkt und was sie in ihr berührt. Dies kann mit der Therapeutin geteilt und reflektiert werden.

Schritt 3: Die Therapeutin gibt den Impuls an I, sich innerlich auf die *neuen* Glaubenssätze zu fokussieren. Es folgt ein Gespräch darüber, was I benötigt und stärkt, um die Aufmerksamkeit in die gewünschte Richtung zu lenken und bei der nächsten »Begehung« der Gasse soweit als möglich zu bewahren. Anschließende Reflexion.

Schritt 4: Die Therapeutin lädt I ein, bei weiteren Gängen durch die Gasse aktiv und führend einen gestalterischen Einfluss auf die Stimmen zu nehmen, bspw. durch Gesten, die die Laut- und Leisestärke modellieren oder einzelne Stimmen »stumm stellen«. I orchestriert auf diese Weise einen gewünschten Umgang mit den kontroversen Stimmen und entwickelt einen stimmigen *Problem-Lösungs-Bodysong.*

Zum Abschluss wird die Gasse aufgelöst und es folgt eine integrierende Reflexion mit der Therapeutin und der Gruppe.

Einige Gedanken zur Übung

Im ersten Schritt arbeiten wir gezielt mit dem Werkzeug der Beobachtung. Wenn es um sehr alte und sehr wirkungsvolle Glaubensmuster geht, bemerken wir eine Art der Identifikation mit diesen Mustern. Diese sind schon so selbstverständlich verinnerlicht, dass die entsprechenden Sätze den Charakter von »Ich bin soundso« haben. Die beobachtende Distanz führt in eine Richtung von »Ich bemerke, dass eine Seite von mir denkt, ich sei soundso«. In der nachfolgenden Reflexion wird häufig beschrieben, dass I, wenn sie die Gasse betritt, die negativen Zuschreibungen besonders deutlich wahrnimmt, während die neuen Glaubenssätze kaum gehört werden. Dies geht einher mit einem Erleben bspw. von Ohnmacht. Auf einer energetischen Ebene wird es so beschrieben, »als hätte jemand den Stecker gezogen«. Nach dieser Bestandsaufnahme laden die Impulse der Therapeutin zu Gestaltungsmöglichkeiten für eine gewünschte Aufmerksamkeitsfokussierung ein. Was trägt dazu bei, dass die negativen Sätze so stark beachtet werden? Wie müsste I es machen, um im Sinne einer Problemverschlimmerung diesen Effekt sogar noch zu verstärken? Was würde andersherum dazu beitragen, dass I ihre wahrnehmenden Empfangsantennen so einstellt, dass die gewünschten Frequenzen in den Vordergrund kommen?

Im letzten Schritt lädt die Therapeutin I dazu ein, aktiv gestaltend Einfluss auf das Geschehen zu nehmen. So können unterschiedsbildende Erfahrungen entstehen, die das bisherige Muster, bspw. von Ohnmachtserleben, auf eine kreative Weise verstören und beeinflussbar machen, sodass die neuen Glaubensätze ihre Wirkung entfalten können. Eine Szene könnte dann so aussehen, dass die eine Gruppe Sätze wie »Du bist nichts wert« oder »Aus dir wird nie etwas« proklamiert, während die andere Seite Sätze zum Ausdruck bringt wie »Du bist wunderbar, so wie du bist« oder »Du hast schon so vieles in deinem Leben geschafft«. Die Gruppen haben zumeist einen Riesenspaß dabei, sich zu beteiligen. Es lässt sich kaum verhindern, dass dieser Prozess im Laufe der Zeit mit einer Menge Humor und Heiterkeit einhergeht, der eine gewinnbringende Langzeitwirkung haben kann, wie wir von späteren Berichten erfahren. Gleichermaßen werden bei dieser integrativen Intervention Qualitäten wie Ruhe, Klarheit und Distanz beschrieben oder die Fähigkeit, in Frieden mit etwas zu kommen.

Ein wesentlicher Effekt der Problem-Löse-Verknüpfung besteht darin, dass die verfestigten Glaubenssätze verkörpert und versprachlicht werden, dadurch ins Fließen kommen und spielerisch mit der neuen Ausrichtung verknüpft werden können.

Auf der inhaltlichen Ebene lässt sich das Format jederzeit auf andere Themen übertragen. Wir begleiten bspw. den Umgang mit Ambivalenzen, Ängsten oder auch Schmerzen mit dieser Methode.

Die Entwicklung der Problem-Löse-Gasse wurde wesentlich von der systemisch-kreativen Methode »Der Sprechchor«[29] von Jochen

29 In der letzten Phase eines mehrgliedrigen Prozesses wird ein Chor gebildet, der die zuvor erarbeiteten Inhalte für eine Indexperson sprachlich oder sanglich zum Ausdruck bringt.

Schweitzer geprägt. In seinem soeben erschienenen Buch *Ich hätte da noch eine Idee …* (vgl. Schweitzer 2022, S. 63–67) wird der Ablauf in komprimierter Form vorgestellt.

Die beiden Formate dienen einer humorvollen und sehr effektiven Form der Problem-Löse-Verknüpfung. Beide Methoden eignen sich, Gruppenteilnehmer:innen dynamisch mit in die therapeutische Arbeit einzubeziehen. Der Gruppenkörper ist quasi voll in Aktion für und im Dienst des Anliegens eines Einzelnen. Schon das allein lässt eine Atmosphäre der Unterstützung und des Gemeinsinns zu, die häufig tiefe verkörperte Spuren positiven Erlebens in einer Gruppe hinterlässt.

Musik, die in uns wohnt

Im nachfolgenden Abschnitt stellen wir Ihnen eine Gruppenübung in vier Phasen vor. Zunächst übertragen wir die uns innewohnenden Körperrhythmen von Herz und Atem in kleine Bewegungsimpulse. In der nächsten Phase kommt es auf der Basis des Herzrhythmus zu Wortschöpfungen, die in einem kleinen Motiv münden. Anschließend erfolgt eine Kontaktübung damit. Die abschließende Phase dient der Integration der geschöpften Motive in der Gruppe.

Die Übung nutzen wir sowohl im klinischen Kontext als auch in Seminaren und Weiterbildungsveranstaltungen. Sie ist einerseits als Anregung für Kolleg:innen in therapeutischen und angrenzenden Feldern gedacht. Andererseits können interessierte Personen auch allein oder zu zweit damit experimentieren, um Erfahrungen zu sammeln. Die Grundübung lässt sich auch für sich allein nutzen.

In dem hier gewählten Übungsverlauf beziehen wir uns auf einen klinischen Gruppenkontext.

Grundübung

Finden Sie eine bequeme Position im Sitzen oder Liegen und finden Sie zu einer Form der Körperwahrnehmung und Entspannung, die Ihnen vertraut ist.

Beginnen Sie Ihren Atem wahrzunehmen, zu spüren, wie er Ihren Körper ausfüllt und wieder verlässt.

Lassen Sie sich den Rhythmus Ihres Atems wahrnehmen, spüren Sie die Regelmäßigkeit, das Kommen und Gehen, das Ein und Aus.

Legen Sie jetzt ein oder zwei Finger an eine Körperstelle, an der Sie Ihren Puls spüren können (Handgelenk, Halsschlagader etc.), und folgen Sie dem energetischen Pochen eine Zeitlang.

Übertragen Sie diesen Puls auf eine Bewegung mit Ihren Zehen oder den Füßen.

Nehmen Sie jetzt wieder Kontakt zu Ihrem Atemrhythmus auf.

Markieren Sie mit einem sanften Impuls auf den Brustkorb den Beginn der Einatmung und den Beginn der Ausatmung.

Bemerken Sie, wie Puls und Atemrhythmus nach und nach zueinander finden und sich sanft aufeinander einstimmen.

Lauschen Sie nun der zweistimmigen Musik ihres Körpers und seinen unwillkürlichen Rhythmen.

Die Übung lädt zu einer Reise in die eigene Körpermusik ein. Wir können unsere Körperrhythmen erspüren, erlauschen und ertasten. Mit Hand und Fuß externalisieren wir unseren Lebensrhythmus. Es ist die natürliche Variation eines Biofeedbackprozesses und lädt uns zu einer körpernahen Verbindung zu uns selbst ein.

Teilnehmer:innen dieser Übung sind häufig sehr interessiert an dieser Art der Selbstwahrnehmung und werden neugierig auf die Erforschung ihrer eigenen Körperregungen. Selbst Klient:innen, die Schwierigkeiten mit anderen Achtsamkeitsübungen haben, beschreiben oftmals einen gelingenden Zugang und positive Effekte. Die Übung erscheint handhabbar und weckt Interesse an sich selbst, ohne dass sich störende Bewertungen oder Erwartungshaltungen in die Wahrnehmung einmischen. Auch von Klient:innen, die Traumata erlebt haben, kann die körpernahe Erfahrung zumeist zugelassen werden.

Die Grundübung kann als eine Form der Selbstwahrnehmungs- und Achtsamkeitspraxis für sich stehen oder wie in unserem Beispiel als Entree für weiterführende Prozesse genutzt werden.

Wortschöpfungsphase

In der Fortsetzung der Übung zielen wir nun darauf ab, auf der Basis einer Körperrhythmus-Trance Worte und Sätze zu schöpfen, die nachher zu Bodysong-Bausteinen weiterentwickelt werden. Vielfältige Varianten stehen uns hier zur Verfügung, um zu einem unwillkürlichen Suchprozess für diese Bausteine einzuladen.

Wir wählen im Beispiel die Fokussierung auf das Thema »Kontakt zu mir«. Am Ende der Grundübung ist die Aufmerksamkeit auf Puls und Atemrhythmus gerichtet.

Führen Sie die kleinen Bewegungen, die mit Ihrem Puls einhergehen, fort. Die Aufmerksamkeit für den Atem und die dazugehörige Bewegung können Sie nun beenden.

Wie nehme ich meinen Körper wahr – meinen Atem – meine Gefühle – meine Gedanken?

Was an meiner Wahrnehmung ist gerade wichtig?

Welches Wort, welcher Satz steigt auf?

Wählen Sie aus dem Strom Ihrer Wahrnehmung Worte oder einen Satz aus.

Beginnen Sie, diese zu wiederholen und in eine Wiederholungschleife zu bringen.

Spüren Sie nach, ob und wie sich der Sprachrhythmus vielleicht mit dem Rhythmus Ihres Pulses synchronisiert.

Sie können mit dem Sprachrhythmus der gewählten Worte spielen und verschiedene Varianten von Betonungen und Verschiebungen ausprobieren.

Experimentieren Sie mit kleinen Lücken und Pausen zwischen den Silben oder Worten.

Spielen Sie mit Tonhöhen und schauen Sie, ob sich etwas Melodisches einstellen möchte.

Bleiben Sie nun bei einer Form, wie sie Ihre Worte innerlich sprechen oder singen, und wiederholen Sie diese in einem Loop.

Ihre Neuschöpfung kann sich nun wie ein persönliches Mantra in Ihnen niederlassen.

Gelegentlich kommt es vor, dass Teilnehmer:innen intuitiv keinen Impuls für eine Wortschöpfung finden. Deshalb laden wir immer auch dazu ein, etwas Beliebiges zu wählen, um Erfahrungen mit der Übung zu ermöglichen.

Wir achten im Verlauf darauf, dass sich der Rhythmus des Pulses über die Füße oder Finger fortsetzt. Die Markierung des Ein- und Ausatmens aus der Grundübung löst sich zugunsten der Wortschöpfungen auf.

Eine gelegentliche Fokussierung auf die Synchronisierung von Puls- und Sprachrhythmus kann die Intensität des Augenblicks verdichten.

Wir erleben zumeist eine konzentrierte Aufmerksamkeitsfokussierung der Teilnehmenden. In Alltagskontexten haben viele Menschen Schwierigkeiten, sich diese Priorisierung zu erlauben. Sie sind es eher gewohnt, viele ungefilterte Reize aus der Umgebung an sich heranzulassen, und verlieren dabei den Kontakt zu sich. Die rhythmisierte Versprachlichung oder »Versanglichung« verstärkt diesen Fokus zu sich selbst ungemein.

Wir geben der Verbundenheit mit uns selbst Worte, die aus unserem Innersten kommen. Dieses persönliche Mantra ist dann wie eine Einfahrt in unsere Seelenlandkarte. Ein Satz trägt die Melodie unseres Lebens in sich. Ein Wort klingt wie ein Ton durch uns hindurch – wie das Lateinische *personare* (= hindurchklingen) erkennen lässt. Sätze wie »Ich bin bei mir, ganz bei mir« oder »Ich spüre mich auf Schritt und Tritt«, die in der Phase der Wortschöpfung entwickelt wurden, werden dann zu einer Selbstreferenz.

Wir hatten uns in diesem Abschnitt für die Wortschöpfungs-Bausteine auf das Thema »Kontakt zu mir« entschieden. Hier möchten wir noch eine Auswahl an Möglichkeiten zur Verfügung stellen, die wir gerne nutzen, um auf andere Weise die Bausteine zu generieren:

- Affirmationen als Begleiter für einen persönlichen Prozess
- Ausrichtung auf ein gewünschtes Erleben
- Ausdruck der aktuellen Lebenssituation
- Themenbasierte Trancegeschichten:
  - was mir Sicherheit gibt
  - was mir Freude bereitet
  - was mich erfüllt
  - wofür ich dankbar bin.

Kontaktaufnahme

In der dritten Phase laden wir dazu ein, in Kontakt mit anderen Gruppenteilnehmer:innen zu gehen. Was passiert, wenn wir intensiv »aufgeladen« sind, uns hörbar machen und gleichzeitig die anderen hören? Wie geht das, wenn wir versuchen, mit uns verbunden zu bleiben *und* uns für andere Verlautbarungen zu öffnen?

Stellen Sie sich jetzt darauf ein, dass Sie Ihr »Mantra« ganz leise hörbar in den Raum bringen und dass die anderen Teilnehmenden dies ebenfalls tun werden. Bleiben Sie mit einem Fingertapping in Verbindung mit dem

Rhythmus Ihres Pulses und in Verbindung mit Ihrem Motiv. Schenken Sie dem Inhalt Ihrer Worte Ihre Aufmerksamkeit.

Lassen Sie alles, was sonst im Raum geschieht, als Hintergrundkulisse geschehen und bleiben Sie mit Ihrem eigenen Dasein in Verbindung.

Wie an einem großen Mischpult werden nun alle Stimmen wieder langsam heruntergefahren. Die Sprachimpulse setzen sich nur noch innerlich fort.

In einer weiteren Phase werden die Regler am Mischpult wieder hochgeschoben, ein wenig höher als zuvor. Sie bleiben weiterhin bei sich und Ihrem »Mantra« und Ihren Rhythmen.

Suchen Sie sich nun einen Platz im Raum, an dem Sie mit ihrer Aufmerksamkeit ganz bei sich sein können.

Von dort aus können Sie damit experimentieren, ob und auf welche Weise Sie mit anderen im Raum in Kontakt gehen möchten.

Bleiben Sie währenddessen immer mit sich und den eigenen Rhythmen in Verbindung. Wenn Sie durch die Kontaktaufnahme die Verbindung zu sich selbst verlieren, gehen Sie wieder in einen Bereich, in dem Sie den Fokus einfacher bewahren können.

Erlauben Sie sich nun für eine kurze Zeit, das »Mantra« anderer Teilnehmer:innen mitzumachen, und kehren dann wieder zu Ihrem eigenen zurück.

Spielen Sie mit den Erfahrungen, die im Kontakt mit anderen und der Reorientierung geschehen.

Es ist interessant zu beobachten, wie die Einladung in einen Begegnungsraum unter diesen Übungsbedingungen genutzt und erlebt wird. Es eröffnet sich ein Feld, in dem jede:r seine stimmige Balance von Kontakt zu sich und zu anderen gestalten kann. Die permanente Reorientierung auf das eigene Motiv und die Wiederholungsschleifen lassen einen Raum der Entschleunigung entstehen, in dem die Teilnehmer:innen wie in Zeitlupe das Geschehen beobachten können.

Sie bekommen Zugriff auf ansonsten schwer erkennbare Verhaltensmuster. So lassen sich nacheinander unterschiedliche Erfahrungen mit der Art der Begegnung machen. Es entstehen Pendelbewegungen von mehr zu weniger Bezogenheit zu anderen und die eigenen Bedürfnisse können auf eine stimmige Weise ausgelotet werden.

Wir beobachten, dass die Aufladung mit den selbstreferenziellen Motiven als sehr stabil erlebt wird. Sie erzeugt eine positive Verbundenheit mit sich selbst und sorgt für Sicherheit. Auf dieser Basis können neue Erfahrungen zugelassen werden.

Es ist erstaunlich, wie gut es gelingt, einen Fokus zu halten, wenn sich Sprachliches mit Rhythmus verbindet. Der Inhalt der Sprachäußerungen bindet den Geist und schafft eine Fokussierung, sodass wir von den permanenten Reizen von innen oder außen nicht weitergespült werden.

»Ich bin überrascht, wie gut ich mich nach so langer Zeit wieder anhaltend konzentrieren konnte«, berichtet bspw. ein Unternehmer, der mit einem Burn-out-Syndrom und schwerwiegenden Konzentrationsproblemen in die Klinik kam. Eine Klientin mit Kontaktschwierigkeiten und Vermeidungstendenzen beschrieb es so:

> »Ich kann mich wesentlich tiefer öffnen und auf andere einlassen, wenn ich mich so intensiv mit mir verbunden fühle. Ich dachte immer, ich müsse mich besser abgrenzen können, aber jetzt wird mir klar, dass es eher um die Verbundenheit mit mir geht, sodass ich Kontakt nicht nur zulassen kann, sondern sogar gerne auf andere zugehe.«

Aufmerksamkeitsfokussierung ist ein zentrales Element in der Hypnotherapie. Wohin geht unsere Aufmerksamkeit und wie kommt es dazu? Wir erzeugen permanent unsere Wirklichkeit aufs Neue. Aus unseren Wahrnehmungen werden »Wahrgebungen«. Im therapeutischen Kontext schauen wir auf die Muster dieser sogenannten Alltagstrancen und das damit einhergehende Wohlergehen oder die Belastungen. Ziel ist es, bewusster und mit größerer Wahlfreiheit unsere Aufmerksamkeit in eine gewünschte Richtung zu lenken, denn »Energy flows where attention goes«.[30]

Ursprünglich stand »Fokus« für die Feuerstätte als Zentrum und Mittelpunkt menschlicher Gruppierungen. Im heutigen Verständnis von Fokus geht es darum, dass wir das, was uns wichtig erscheint, im Auge und im Sinn behalten.

Zu einer gelingenden Aufmerksamkeitsfokussierung können die folgenden Aspekte beitragen:

- Erdung im eigenen Körper
- anhaltende Praxis von Meditation und Achtsamkeit
- klare geistige Ausrichtung

30 Hawaiianische Weisheit, häufig Milton Erickson zugeschrieben, der sie dem hawaiianischen Schamanismus entlehnt hat; sie bedeutet in etwa: »Die Energie geht dorthin, wo die Aufmerksamkeit ist.«

- das tun, was guttut
- machbare und attraktive Ziele wählen
- priorisieren und entscheiden
- Nein sagen können
- Inseln für Ich-Zeiten
- auf vergleichen verzichten.

Viele dieser Aspekte spiegeln sich in unserer Übung wider.

Integrationsphase

In der letzten Phase kommen wir in den Kreis und laden die Teilnehmenden dazu ein, die geschöpften Motive nacheinander vorzustellen.

Impulse für die abschließende Übungsphase:

> Prüfen Sie, ob und falls ja, auf welche Weise Sie Ihr Motiv teilen möchten.
>
> Sie können es teilen und die anderen werden zu Zeugen Ihres Schöpfungsprozesses.
>
> Oder Sie laden die anderen dazu ein, Ihr Motiv mitzumachen.

Nach jeder Vorstellung gibt es eine Phase der Reorientierung auf die eigene Kreation. Am Ende erklingen noch mal alle Motive gleichzeitig.

Diese letzte Phase dient der Integration. Jedes kleine Musikmantra wird gehört, validiert und verstärkt. Das Bestaunen und Bezeugen ist ein wichtiges Ritual, die Neuschöpfung auf diese Weise zu sehen, mitzuschwingen und sie willkommen zu heißen.

Resümee

Musik scheint eine Spezialistin für Fokussierung und Verbundenheit zu sein. Menschen hören Musik, um abzuschalten oder sich in eine veränderte Stimmung zu versetzen. Musik wird als rettende Insel erlebt, wenn eine:n sonst niemand mehr auf der Welt versteht.

Wenn Menschen für sich allein ihre Stimmungen mit Musik aktiv oder rezeptiv regulieren, wissen sie sehr häufig haarklein, was jetzt gerade passt. Sie suchen etwas aus, was das Vorhandene bestätigt und verstärkt, oder sie wählen etwas, was eine Veränderung bewirken soll. Sie verfügen über ein implizites Erfahrungswissen und handeln dabei als sich selbst regulierende Musiktherapeut:innen. Im therapeutischen Setting lassen sich diese Kompetenzen nutzen.

Die unwillkürlichen Rhythmen, die unserem Organismus innewohnen, sind fortwährend da. Die Musik, die unseren Körper bewohnt, hat jede:r jederzeit zur Verfügung. Es ist Musik für alle und es gibt keine Aufnahmeprüfung. Alles ist schon da. Wir können beginnen zu lauschen, zu spüren und dann den Mut haben, dass wir das in uns Wohnende zum Ausdruck bringen, eine Verlautbarung unserer ureigenen Existenz auf die Welt bringen – Ich klinge, also bin ich.

Musik wohnt in uns und wir sind die Wohnungseigentümer, immer online. Wir können lernen, den Zugang zur eigenen Quelle wiederherzustellen, und Musik als Urerfahrung wieder in unser Leben zurückbringen.

Musik ist Seelennahrung. Singen in Bewegung ist eine kostbare Form, sich neu zu erfinden und zu erfahren.

Musik dient dazu, meinem Dasein eine Stimme zu geben, das Unerhörte und Unausgesprochene in den Raum zu bringen. Es korrespondiert mit der Entwicklung von Mut, Selbstvertrauen, Selbstermächtigung, ist selbstnährend und bringt Freude in unser Leben.

Musik, die in unserem Körper wohnt, ist Ausgangspunkt für eine Reise nach Hause zu uns selbst.

Das sind Aspekte, denen wir täglich in der therapeutischen Begleitung von Menschen begegnen.

Transfer, Nachhaltigkeit und Selbstmanagement mit musikalischem Embodiment

»Es gibt nichts Gutes, außer man tut es.«

Erich Kästner (1969)

In unseren Berichten aus der Praxis sind wir schon einige Male am Thema Transfer und Nachhaltigkeit vorbeigekommen. An dieser Stelle möchten wir das Thema aufgreifen und vertiefen.

Wir geben einen Einblick davon, wie wir Klient:innen in der sysTelios Klinik einladen, mithilfe eines Selbstmanagements Bodysongs als Form der Praxis so zu implementieren, dass diese anhaltend die gewünschte Wirkung entfalten können. Mit einer Reihe von Frageimpulsen strukturieren wir diesen Prozess und reflektieren die Entwicklung gemeinsam mit den Klient:innen, sodass diese eigenständig damit weiterarbeiten können. Die Gestaltungsimpulse, die hier beschrieben werden, lassen sich auf ein ambulantes Setting übertragen.

Für wen können die Beschreibungen des Selbstmanagements für einen gelingenden Transfer nützlich sein? Sie können insbesondere Kolleg:innen aus therapeutischen und anverwandten Feldern als Anregung und Orientierung für ihre eigene Arbeit dienen. Im Kontext des Bodysong-Curriculums gehen wir gezielt darauf ein, wie die Nutzung von Bodysongs und deren Nachhaltigkeit in die jeweiligen Berufsfelder übertragen werden kann. Gleichermaßen können die Beschreibungen für Klient:innen hilfreich sein, die bereits mit der Prozessgestaltung von Bodysongs zum Selbstmanagement in Berührung gekommen sind. Die Impulse in diesem Abschnitt mögen u. a. der Erinnerung und Weiterentwicklung dienen. Ebenso ist es möglich, die hier beschriebenen Aspekte auf andere Themen zu übertragen.

Die elf W-Freunde

Schon während eines mehrwöchigen Aufenthaltes in einer Klinik, spätestens wenn das Ende in Sicht ist, meldet sich bei den an unseren Gruppen Teilnehmenden die Frage, wie das Gelernte und Erfahrene bewahrt werden kann. Klient:innen bemerken bspw., wie sie mit bestimmten Liedern oder beim Summen hilfreiche Erfahrungen machen und damit ihr Erleben beeinflussen können. So stellen sich Fragen, wie diese Erfahrungen fortgesetzt werden können.

1) Wie lässt sich ein Bodysong für den Alltag entwickeln und nachhaltig implementieren?
2) Welche Schritte gehören dazu und was ist dabei zu beachten?

Die nachfolgenden Aspekte können dazu beitragen, das Gelernte nachhaltig in den Alltag zu integrieren. Wir nennen sie spielerisch die »11 W-Freunde« oder »Adi-Preißler-Fragen«, denn »Grau is' alle Theorie, aber entscheidend is' auf'm Platz« (Zorn 2021):

- Sinnstiftung und machbare Ziele definieren – *wofür?*
- *Individuelle Passung für die Liedauswahl und die Bodypercussion – womit?*
- Dem Prozess die Bedeutung eines Experimentes geben, das sich iterativ weiterentwickelt – *wandlungsfähig?*
- Vorerfahrungen des Gelingens und Scheiterns beachten – *wiederholen oder wandeln?*
- Motivation prüfen, ob jetzt gerade der passende Zeitpunkt da ist, um einen Feldversuch zu starten – *wirklich jetzt?*

- Psychoedukation zum Priming und zur täglichen Praxis – *warum wirkt es?*
- Individuelle Passung zum Setting (Tageszeit, Häufigkeit, Erinnerung) – *wann und wie?*
- Umgang mit Vergessen und Unlust antizipieren – *wann nicht?*
- Die Umsetzung im klinischen Umfeld erproben und reflektieren – *wenn nicht hier, wo dann?*
- Lernbegleiter:innen/Zeug:innen für das Experiment einladen – *mit wem?*
- Metathema Selbstbeobachtung (Umgang, Erkenntnisse, Transfer auf andere Bereiche) – *weiterentwickeln?*

Wofür? Der erste Schritt, das »Wofür«, lädt die Klient:innen dazu ein, das gewünschte Ziel noch einmal ganz konkret zu erfassen, den tieferen Sinn darin zu erkennen und zu erspüren. Das Thema bekommt eine intensive Aufladung, damit es wie eine Batterie möglichst lange hält. So wird erfahrbar, ob diese Aufladung genügt, um ans Ziel zu kommen. Und die Klient:innen lernen, wie sie die Batterie erneut laden können.

Womit? Wie ein Lied, ein kleiner Loop oder ein Rap ausgewählt wird und welche Form der Bodypercussion oder Bewegung dazu geeignet ist, wurde in den Praxisbeispielen ausführlich beschrieben.

Als allgemeine Orientierung lässt sich sagen: Das Lied …

- darf einfach sein
- ist immerzu abrufbar
- zieht mich hinein
- hat eine gewünschte Wirkung
- gefällt mir so gut, dass ich es anderen weitergeben würde.

Wandlungsfähig? Wir geben dem Ganzen die Bedeutung eines Experimentes. Es bleibt ergebnisoffen, ob die gewählte Absicht auf diese Weise gelingen wird oder auch nicht. Dadurch kann man sich davor schützen, eventuell auf das Konto des Versagens einzuzahlen. Die üblichen Abkürzungen wie »Ich schaffe es – ich schaffe es nicht« mit den bekannten Mustern von Selbstabwertung können damit umgangen werden. Ein Experiment ermöglicht Klient:innen, auf einer parallelen Prozessebene zu beobachten, wie sie selbst dem Experiment begegnen.

Wiederholen oder wandeln? Es ist hilfreich, wenn bisherige Erfahrungen einbezogen werden. Was sind die Muster des Gelingens, wenn sich jemand etwas Bestimmtes vornimmt? Wenn es eine Vorahnung gibt, dass es nicht einfach werden wird, da vielfältige Ambivalenzen und andere Hürden auf dem Weg zu meistern sein werden? Ebenso ist zu prüfen, was die üblichen Strategien des Scheiterns sind. Wie müsste es gemacht werden, dass es auf jeden Fall nicht gelingen wird? Das kann einen sehr wichtigen und auch humorvollen Blick auf typische Verhaltensmuster ermöglichen.

Wirklich jetzt? Es gilt sehr genau zu prüfen, ob genau jetzt der passende Zeitpunkt ist, sich mit diesem Wunsch anhaltend zu verabreden, und ob ein Bodysong das geeignete Werkzeug für eine gewünschte Entwicklung sein kann.

Warum wirkt es? Verschiedene Hintergrundinformationen, bspw. Hinweise auf neue wissenschaftliche Erkenntnisse zu sogenannten Primings (d. h. spurenhafter Anbahnung und Vorbereitung) auf neurobiologischer Ebene, erhöhen die Perspektiven und stärken die Motivation für die Praxis. Diese Psychoedukation von therapeutischer Seite kann den Klient:innen helfen, auf einer rationalen Ebene zu verstehen, wofür das Experiment gut ist und welche Effekte erreicht werden können.

Wann und wie? »Es gibt nichts Gutes, außer man tut es« hat uns Erich Kästner (1969) ins Stammbuch geschrieben. Die Implementierung von Bodysongs in den Alltag ist zu vergleichen mit dem kontinuierlichen Praktizieren von Meditationstechniken, Yoga, Sport oder anderen selbstfürsorglichen Tätigkeiten und Ritualen. Für eine gelingende Bahnung und Erstimplementierung empfehlen wir unseren Klient:innen eine Praxis von ca. 20 Minuten täglich, am Stück oder auch aufgeteilt, über einen Zeitraum von ca. drei Wochen. Die Rückmeldungen von ersten Feldversuchen lassen darauf schließen, dass dann ein Zugang in gewünschten Situationen regelmäßig gelingt und sich die verkörperten Lieder auch unwillkürlich von allein einstellen, wenn sie gebraucht werden.

Wann nicht? Was hilft Klient:innen, zu üben, und was trägt dazu bei, dass es vergessen wird? Wie ist der Umgang damit, wenn es vergessen wurde oder die Übungen seltener als geplant gemacht wurden? Welche inneren und äußeren Bedingungen befördern oder behindern den Fortschritt?

Wenn nicht hier, wo dann? Je früher sich jemand für einen Bodysong als Alltagsbegleiter während eines Klinikaufenthalts entscheidet, desto mehr Experimente können schon verabredet und reflektiert werden. Sobald ein Bodysong aufgeladen ist, können die Klient:innen sich darin versuchen.

Mit wem? Während des Aufenthaltes kann es hilfreich sein, Lernbegleiter:innen zu haben. Das können Mitklient:innen sein, dazu mag aber auch die Reflexion im therapeutischen Setting genutzt werden. Die Erfahrungen auf den verschiedenen Ebenen können geteilt werden, Resonanz und Unterstützung sind möglich. Zudem bekommt das Experiment eine gewisse Öffentlichkeit und zusätzliche Verbindlichkeit.

Weiterentwickeln? So wird das Experiment zu einem Meta-Projekt, das Klient:innen eine Gelegenheit gibt, regelmäßig selbst zu beobachten und en passant die Qualität einer Beobachterposition zu stärken. Wenn sie erfreuliche Schritte gehen, können sie zusätzlich erfahren, wie sie das erreichen. So lassen sich die Erfahrungen auf andere Themen übertragen.

Wenn wahrgenommen wird, dass sich das Experiment nicht auf die gewünschte Weise entfaltet, können die Klient:innen feststellen, womit dies zusammenhängt, und die Erfahrung auf andere Weise als Lernergebnis nutzen.

Für die Begleitung nach dem Klinikaufenthalt haben wir einen kleinen Fragebogen zur Selbstreflexion entwickelt, den wir den Klient:innen mitgeben und auf Wunsch in bestimmten Zeitzyklen erneut zukommen lassen. In diesem Fragebogen integrieren wir auch die Reflexion an sich als Metaprojekt.[31]

Wie in einigen Fallerläuterungen im nächsten Abschnitt zu sehen sein wird, geht es dann gar nicht mehr nur darum, ob jemand anhaltend seinen Bodysong mit in die Alltagspraxis übernehmen konnte. Es finden vielmehr detaillierte Beobachtungen und Erkenntnisse auf einer Metaebene statt, die nachher bspw. dazu führen, dass jemand bewusster mit seinen Zielen und seinen Gestaltungsmöglichkeiten umgeht und ganz andere Themenfelder auf eine positive Weise befruchtet werden.

Zum Abschluss noch einige Erfahrungsaspekte, die wir bei der Prozessbegleitung von Bodysongs und Selbstmanagement beobachten. Es hat sich bewährt, diese Setting- und Verlaufsfragen so exakt wie möglich mit den Klient:innen durchzugehen, sodass eine indivi-

31 Diese Vorgehensweise ist angelehnt an die generischen Prinzipien, mit denen Günter Schiepek das SNS *(Self Navigation System)* entwickelt hat (Schiepek et al. 2018).

duelle Passung erzielt werden kann. Entscheidend ist, dass die Praxis realistisch und machbar ist. So kann jeder kleine Schritt die Entwicklung fördern. Die Rückmeldungen gehen meist in die Richtung, dass es großen Spaß macht und sehr gute Effekte auf verschiedenen Ebenen mit sich bringt, wenn die Bodysongs in die Praxis umgesetzt werden. Ebenso hat es sich bewährt, Unlust und Vergessen zu antizipieren und zu erfragen, wie eine freundliche Haltung dazu ermöglicht werden kann. Ambivalenzen und sabotierende Anteile werden bewusst bemerkt, eingeladen und können möglichst konstruktiv integriert werden.

Bodysongs – hilfreiche Begleiter auf Schritt und Tritt

Auf unterschiedliche Weise erreichen uns Rückmeldungen zur »Haltbarkeit und Halbwertzeit« von Bodysongs und deren Weiterentwicklungen. So können wir sehen, ob und wie sich bestimmte Transferangebote auf eine gewünschte Weise entwickeln. In diesem Abschnitt stellen wir Ihnen stellvertretend einige Beispiele in Kurzform vor. Darin werden Muster des Gelingens beschrieben, wie nach der Beendigung des stationären Aufenthalts Bodysongs »auf Schritt und Tritt« einen Platz im Alltag finden und die Nachhaltigkeit der persönlichen Entwicklungsprozesse befördern.

Wie ein Bodysong den Prozess der Re-Orientierung unterstützen kann

Frau B. kam mit wiederkehrender Desorientierung und Verwirrung in die sysTelios Klinik. Sie hatte diese früher noch kompensieren können, sodass es in ihrem beruflichen Umfeld kaum aufgefallen war. Doch mittlerweile falle ihr das Kompensieren immer schwerer und nun seien noch Konzentrationsprobleme hinzugekommen. Im Verlauf der Arbeit mit ihr waren Themen wie Scham und Selbstwert zentrale Aspekte. Sie habe früher sehr gerne und sehr viel gesungen. Arbeit und Familie hätten dies leider zum Erliegen gebracht. Während ihres Aufenthaltes kam sie wieder mit ihrem reichhaltigen Repertoire in Kontakt. Stück für Stück wählte sie eine für sie passende und sehr einfache Bodypercussion aus, mit der sie die verschiedenen Lieder begleiten konnte. Bereits in der Klinik probierte sie regelmäßig aus, wie sie sich in Momenten von Verwirrung oder Konzentrationsschwierigkeiten mithilfe ihrer Bodysong-Anwendungen re-orientieren konnte. Sie sang dann innerlich eines oder mehrere der vertrauten Lieder und klopfte nach außen unsichtbar mit Fingertappings den Beat.

Diese Methode habe später auch im beruflichen Kontext gewirkt. Es sei zunächst deutlich schwieriger gewesen, da es erst eine innere Erlaubnis gebraucht habe, diese anwenden zu dürfen. Sie sei immer die Zuverlässigkeit in Person gewesen, Mädchen für alles, was gleichbedeutend damit war, ihre Aufmerksamkeit komplett nach außen zu richten und zu funktionieren. Neben dem Erlaubnisgeben sei das Fingertapping für sie entscheidend gewesen. Die sanfte körperliche Stimulation habe sie »aufs Gleis gehoben« und dann sei der Zug (die Lieder) einfach von allein weitergerollt. Das Schönste an der Entwicklung sei, dass sie damit gleichzeitig sich selbst etwas Gutes tue und es sich gleichermaßen positiv auf ihre Arbeitsfähigkeit auswirke. Es gebe nach wie vor Momente der Desorientierung und Verwirrung, diese seien jedoch weniger geworden, sie könne ruhiger damit umgehen und erlebe immer wieder, dass die inneren Bodysongs ihr bei der Reorientierung helfen.

Wie Bodysongs die Musikalität wieder wecken und Unerwartetes hervorbringen

Bei Frau P. fiel die Körpermusik auf einen sehr fruchtbaren Boden. Sie konnte wieder an ihr reichhaltiges kreatives Musikpotenzial anknüpfen, das ihr im Laufe einer langanhaltenden Lebenskrise gänzlich abhandengekommen war.

Sie gab uns die Rückmeldung, dass sie die Architektur der Bodysongs so tief aufgenommen habe, dass sie eigenständig fortlaufend neue kleine Lieder erfinde, die sie für unterschiedliche Lebenssituationen nutze. Nahestehende Menschen in ihrem Lebensumfeld seien darauf aufmerksam geworden und hätten sich von ihr zu eigenen kleinen Experimenten inspirieren lassen.

Für Herrn I. war der Kontakt mit Körpermusik ab dem ersten Moment eine angenehme Erfahrung. Er sagte, es sei wie »nach Hause zu kommen«, nachdem er so lange von seiner Musik abgeschnitten gewesen sei. Die positive Stimulierung habe viele Prozesse in einer günstigen Weise begleitet und beeinflusst. Er habe oft viel mehr an sich gezweifelt als nötig. Andere hätten ihm immer wieder seine sozialen und kreativen Fähigkeiten gespiegelt. Die Langsamkeit des Spielaufbaus und die endlosen Wiederholungen gäben ihm die Zeit, die er brauche, um sich beim Spielen entspannen zu können, um wegzukommen von Leistungs- und Kreativstress.

Als Lehrer habe er sich den Transfer so gestaltet, dass er in seinen jüngeren Klassen mit den Kindern einfache Bodysongs interaktiv erarbeitet bzw. erspielt habe: kleine Bodysongs zu Beginn der Stunde oder auch mal zwischendurch, wenn es darum ging, die Klasse zu synchronisieren, oder wenn bspw. beim Mathelernen die Köpfe rauchten und die Kinder einen spielerischen Ausgleich brauchten. Gelegentlich würde er auch für sich allein Körpermusik nutzen. Doch in Gemeinschaft sei es für ihn viel schöner und es bereichere zudem seinen Berufskontext, zumal die Kinder wie auch er selbst von der körpermusikalischen Stimulation profitierten.

Wie ein Bodysong mit einer Problem-Lösungs-Verknüpfung langfristig wirkt

Herr M. kam mit einer depressiven Problematik in die Klinik und hatte musiktherapeutische Einzelsitzungen. In deren Verlauf entwickelte und verfeinerte er mithilfe einer Problem-Lösungs-Verknüpfung eine Rap-Choreografie. Wenn er mit wiederkehrender Niedergeschlagenheit und Energielosigkeit konfrontiert war, holte er sich zunächst auf dem Boden liegend in diesem Problem-State ab. In der Folge wurden die geübten Verknüpfungen zum Lösungserleben über Stimme und Körper hinzugenommen. Diesen Prozess wiederholte er mehrfach, bis sich der »Nebel wieder gelichtet hatte« – so seine eigene Beschreibung dazu. Wie wir von ihm erfahren konnten, wirkt diese Choreografie auch noch nach mittlerweile vier Jahren. Es ist selten geworden, dass er darauf zurückkommt. Doch wann immer es ihm als notwendig erscheint, kann er auf das gespeicherte, multidimensionale Erfahrungswissen zurückgreifen und es als hilfreich wahrnehmen.

Wie ein Bodysong das Erleben von Verbundenheit fördert

Frau S. war in einer Zeit in der Klinik, in der in ihrer Bezugsgruppe die Kultivierung von Bodysongs sehr präsent und wirksam war. Zudem nahm sie an gruppenübergreifenden Körpermusik Angeboten teil. Gemeinsam mit anderen archivierte sie das entstandene Repertoire und konnte es dann als Transferwerkzeug mitnehmen. Sie berichtete später, dass sie regelmäßig auf die Aufnahmen zurückgreifen würde und sie zu lieb gewonnenen Alltagsbegleiterinnen geworden seien.

Mal werde eine unangenehme Stimmung durch die Musik aufgenommen und gewandelt, mal sei es pure Freude, ein Lied mitzusingen und die Beats dazu zu klopfen. Immer wieder entstünden assoziative Erinnerungen an bestimmte Gruppensituationen, die sie als nährend und tragend wahrnehme und die sie an eine wandlungsreiche Zeit erinnerten.

Wie ein Bodysong zu Selbstbehauptung und Selbstwirksamkeit beiträgt

Für Herrn N. stellte sich im therapeutischen Verlauf die wiederkehrende Frage, wie er seinen Platz im Leben einnehmen und bei Bedarf auch behaupten könne. Aufgrund nachbarschaftlicher Beschwerden hatte er das Musizieren weitgehend eingestellt. Wenn er es dennoch einmal wagte, saß er mit eingezogenen Schultern an seinem Instrument. In seinem Bodysong hatte er sich eine kraftvolle Affirmation geschaffen. Er verbindet sie auf einer energetischen Ebene mit seiner Lebenskraft und auf einer inhaltlichen Ebene mit seinem Willen zur Selbstbehauptung. Dies habe ihm nach der Rückkehr entscheidend dabei geholfen, seine musikalische Praxis wieder aufzunehmen und innerlich gewappnet zu sein, wenn es zu Kontakten mit Konfliktpotenzial mit Nachbar:innen kam. Diese seien nicht schlecht erstaunt gewesen, mit welcher Klarheit und Entschlossenheit er ihnen gegenübergetreten sei. Die Priorität und Loyalität für seine Musik würde nun wieder Vorrang haben und er fühle sich weniger verletzlich und abhängig von Meinungen im Außen.

Frau G. hatte fortwährend Konflikte mit der Schulleitung und es fiel ihr außerordentlich schwer, für ihre Bedürfnisse einzustehen. Die Schulleiterin verstand es sehr geschickt, schon zu Beginn eines Gesprächs eine hierarchische Atmosphäre zu etablieren. Obwohl sie sich kompetent und reif in vielen anderen Lebenskontexten beschrieb, erlebte sich die Klientin hier klein und unfähig. Im Therapieverlauf konnte sie die eigenen kindlichen Muster im Umgang mit Autoritätspersonen detektieren und in eine neue Form der Selbstbegleitung und Führung bringen.

Ihr Bodysong hatte sie darin unterstützt, sich mit ihrer inneren »Teamchefin« zu verbinden. Vor einem weiteren Gespräch mit der Rektorin lud sie sich mit ihrem Bodysong auf. Dieser Aufladeprozess begann schon am Morgen des Tages, an dem das Gespräch stattfinden sollte. Das leicht flaue Gefühl im Magen wurde zu ihrem Anker, um sich daran zu erinnern, ihren Bodysong zu praktizieren. Kurz vor dem Gespräch zog sie sich noch einmal zurück, um sich mit ihrer »Teamchefin« zu verbinden. Sie berichtete später, dass sie sehr zentriert gewesen sei und ihre Bedürfnisse sehr kompetent vertreten konnte. Sie habe sich körperlich und energetisch kraftvoll gespürt. Befürchtungen, dass etwas eskalieren könnte, hätten sich nicht bewahrheitet. Im Gegenteil – in nachfolgenden Kontakten habe sich die Beziehungsgestaltung mit der Rektorin deutlich verbessert. Diese Erfahrung habe sie darin ermutigt, diese Form der Ausrichtung auch auf andere Lebensbereiche zu übertragen.

Wie ein Bodysong zur Spannungsregulierung beiträgt

Im Zusammenhang mit einer starken körperlichen Spannungsproblematik, einhergehend mit gelegentlichem selbstverletzendem Verhalten, hatte sich Frau V. während ihres klinischen Aufenthalts einen kleinen Bodypercussion-Rap erarbeitet.

Immer wieder machte sie die Erfahrung, dass der Bodysong ihr dabei half, Spannungen abzubauen. Die fortwährende Aktivität, die körperliche Stimulation und die gedankliche Umfokussierung konnten ihrem Handlungsdrang einen anderen Kanal zur Verfügung stellen. Die inhaltliche Orientierung mit dem Zitat »dann ist's vorbei« habe dazu beigetragen, die Endlichkeit von Spannungserleben in solchen Momenten zu erinnern.

Dieses Werkzeug konnte sie mit nach Hause nehmen und ein Jahr später berichtete sie, dass sich die Spannungsproblematik insgesamt deutlich verbessert habe. Der Bodysong sei ihr nach wie vor ein wichtiger und treuer Begleiter. Etwas zu haben, mit dem sie in Handlung gehen könne, statt zu hadern und über potenzielle Lösungen nachzudenken, mache einen entscheidenden Unterschied. Zu bemerken, dass sie die Situation günstig beeinflussen kann, habe ihr Vertrauen zur Selbstregulierung gestärkt.

Wie ein Bodysong dabei unterstützt, Kontrolle nachhaltig loszulassen

Herr A. kam u. a. mit dem Anliegen in die Klinik, sich von seinen permanenten Denkmustern etwas zu lösen und mehr Zugang zu seinen Gefühlen zu bekommen. Neben verschiedenen Erfahrungen in den kreativen Therapieangeboten konnte er davon profitieren, wenn er mit Hand und Fuß und Stimme gleichzeitig in Kontakt kam. Er konnte das multidimensionale Geschehen dann nicht mehr kontrollieren und es entstand ein Zwischenraum, den er immer wieder aufs Neue erkundete. Während des Bodysongs war er komplett damit beschäftigt, die Abläufe zunächst zu etablieren und sie dann geschehen zu lassen. Dieser Übergang und das wiederkehrende Oszillieren von Absichtsvollem und Absichtslosem öffneten einen anderen inneren Erfahrungsraum in ihm mit neuen Qualitäten. Dies kam zum Tragen, wenn der Prozess zu Ende ging, er am Boden lag und sich dem Nachklang und Nachwirken hingeben konnte. Es geschah in ihm, er musste nichts mehr tun. Die Türen zum Fühlen, Horchen, Lauschen waren geöffnet und die unterschiedlichsten emotionalen Empfindungen kamen zum Tragen. Diese Prozessschritte gaben ihm immer wieder aufs Neue einen Zugang zu seiner Gefühlswelt, sodass er sehr motiviert war, die Architektur der Bodysongs zu lernen, um sich weitere Eingangspforten zum emotionalen, unwillkürlichen Erleben zu schaffen.

Er hatte schon während der klinischen Phase geübt und konnte sich das Werkzeug so aneignen, dass es ihm auch zu Hause weiterhin zur Verfügung stand. Die größte Hürde sei bis heute – so erzählte er später –, sich die Zeit zu nehmen und dafür zu sorgen, dass er praktiziere. Wenn er es mache, stellten sich auf wundersame Weise die erhofften Wirkungen regelmäßig ein. Die Fähigkeit zur Wahrnehmung vom Willkürlichen und Unwillkürlichen habe sich zunehmend auch auf andere Bereiche übertragen.

Wie ein Bodysong den Transfer von anderen Themen fördert

Herr K. hat den bereits erwähnten Fragebogen für seinen Transferprozess genutzt. Das sei eine wichtige Unterstützung gewesen. Er konnte die Praxis mit seinem Bodysong gut in den Alltag übertragen, und in verschiedenen herausfordernden Momenten gelingt es ihm viel leichter, sich zu zentrieren und seine Aufmerksamkeit zu fokussieren. Das mache ihn einerseits sehr zufrieden, andererseits beobachte er, dass ihm das gemeinsame Musizieren sehr fehle und ihm sein Bodysong dafür kein Ersatz sei.

Früher habe er im Chor gesungen, doch er fühle sich sehr unsicher, ob er es noch einmal wagen wolle. Er habe dann den Fragebogen so umformuliert, dass er einen Forschungsprozess bzgl. seiner Schwellenängste und Ambivalenzen angestoßen habe. So habe er seine Bedenken würdigen und integrieren können, dass die Lust und die Sehnsucht kraftvoll genug waren und er es tatsächlich geschafft hat, einen neuen Chor zu finden.

Abschließende Gedanken zu Bodysongs als Begleiter auf Schritt und Tritt

Nach dieser kleinen Sammlung von Erfahrungen, wie Bodysongs im Heimatkontext weiterwirken, folgen noch ein paar abschließende Gedanken dazu. Es gibt kilometerlange Bücherregale mit Ratgebern und Tipps für eine erfolgreiche Lebensführung. Doch was sind die Bedingungen, dass sich ein Kairos-Moment eröffnet und man bereit ist, mit einem Wunsch so in Beziehung zu gehen, dass daraus ein fruchtbarer Garten entstehen kann? Bodysongs holen Klient:innen auf den verschiedenen persönlichen Ebenen passgenau ab. Sie fühlen sich gesehen, sie sehen sich selbst. Sie sprechen und drücken etwas in den Liedern aus, das aus einer inneren Wahrheit kommt. Es stimmt – und sie bestimmen, was stimmt. Diese Kongruenz zieht Klient:innen hinein und zupft an der Sehnsucht, mit sich in Verbindung zu sein und sich in sich selbst zu Hause zu fühlen. So gehen sie immer wieder mit sich und dem Augenblick in Kontakt und jede Begegnung ist frisch und neu.

7 Grundannahmen und Haltungen der Körpermusik als Gesundheitserreger

»Glück liegt also im Handeln, aus dem sich eine Haltung ergibt.«
Mehl u. Raftery (2011, S. 18)[32]

Die folgenden Grundannahmen sind aus unserer Sicht keine allgemeingültigen oder immerwährenden Wahrheiten. Sie sind hilfreich für uns zur eigenen Verortung und mögen Ihnen, liebe Leserinnen und Leser, ein Verständnis und eine Transparenz darüber zur Verfügung stellen. Sie sind in erster Linie unserer langjährigen musikalischen und (musik)therapeutischen Praxis abgelauscht und mit vielfältigen theoretischen Konstrukten genährt worden. Sie sind entstanden aus endlos vielem (Körper-)Musizieren, dem Zusammenwirken im Feld der hypnosystemisch arbeitenden sysTelios Klinik und der Erfahrungswelt der Palliative Care.

Die Grundannahmen beziehen sich auf theoretische Konstrukte aus Hypnosystemik, Psychotherapie, Neurowissenschaften, Bewussteinsforschung, Philosophie, Spiritualität, Systemik, Synergetik, Musiktherapie und Körperpsychotherapie. Diese theoretischen Landkarten helfen uns, unsere Erfahrungen aus der Dimension des rein Subjektiven herauszufiltern, sie zu verstehen, in einen größeren Zusammenhang zu bringen und in Worte zu fassen.

Wir haben die Grundannahmen weder für uns gepachtet noch erfunden. Wir haben sie einfach aufgefunden und sind all denen zutiefst dankbar, die uns dabei in Theorie und Praxis geholfen haben.

Grundannahmen und Haltungen auf einen Blick

1) *»Körpermusik macht Freu(n)de«* und Sinn, sie fördert unser Wohlbefinden im Sinne von Stimmigkeit und In-Resonanz-Sein mit uns und der Welt.
2) *Musik- und Körpererfahrungen sind in unserem menschlichen Urgrund verankert.* An diese ursprünglichen Körperklang-Resonanzerfahrungen knüpft die Körpermusik an.

32 Uns hat vor allem der Titel *Koch dich glücklich mit Ayurveda* (Mehl u. Raftery 2011) angesprochen und die Tatsache, dass es in vielen Kontexten, also auch beim Kochen, die Haltung ist, die einen Unterschied machen kann.

3) *Es gibt eine subjektiv gefühlte Gesundheit, ein Wohlbefinden auch angesichts von widrigen Umständen.* Gesundheit ist mehr als der Zustand eines umfassenden körperlich-geistig-seelischen und sozialen Wohlbefindens; es ist nicht nur das Freisein von Krankheit, Gebrechen oder Störungen. Gesundheit ist die Fähigkeit, das eigene innere System, das eingebettet ist in eine Umwelt, zu regulieren und damit in Resonanz zu sein.
4) *Körpermusik fördert soziale Gesundheit und Gemeinsinn.*
5) *Körpermusik befördert (Fehler-)Freundlichkeit* – »Jenseits von Richtig und Falsch gibt es einen Ort – treffen wir uns dort« *(Dschalāl ad-Dīn Muhammad Rūmī).*
6) *Gesundheit ist musikalisch. Sie ist die Suchbewegung nach Einklang, Stimmigsein und In-Resonanz-Sein mit sich und der Welt.* Menschen sind also nicht nur neurobiopsychosoziale, sondern auch musikalische Wesen. Der menschliche Organismus ist vergleichbar mit einem Instrument mit vielen Saiten bzw. mit einem ganzen Orchester, das nach Harmonie und Zusammenklang strebt.
7) *Wir (das innere Orchester) sind* nicht – wir *werden* ständig neu. Das heißt, Erleben wird permanent neu erzeugt.
   - *Körpermusik stimuliert neuronale Lösungsnetzwerke.* Wir sind dauernd in Bewegung und verknüpfen unsere Erfahrungen ständig neu mit unseren Lösungsnetzwerken und/oder mit unseren Problemnetzwerken.
   - *Körpermusik ist ein Wolf im Schafspelz.* Wir wissen um die Bewertungen und Zuschreibungen im Verhältnis zum aktiven Musizieren (Checkpoints) und antizipieren diese. In unserer musikalischen Sozialisation finden unterschiedlich ausgeprägte Formungen und Verformungen statt. Mithilfe der Körpermusik und der spezifischen Prozessgestaltung schaffen wir Brücken und Zugangstore, um die Freude an der Musik wiederzubeleben.
8) *In uns wohnt ein Musikwesen.* Unsere menschliche Natur ist untrennbar mit der Natur von Musik verbunden.
9) *Körpermusik ist Musik für ALLE.* Musik ist Grundnahrungsmittel für uns Menschen, unabhängig von sogenannten musikalischen Vorerfahrungen.
10) *Es gibt keine Gewinner in der Körpermusik* – nur Resonanz und Groove. Alles ist miteinander in Verbindung. Körpermusik fördert Co-Evolution und Verbundenheit.

11) »*Körpersymptome [sind] ungesungene Lieder [...]. Krankheit ist einfach ein Koffer voller unausgepackter musikalischer Geschenke*« (Mindell 2006). Psychosomatische oder/und somatische Symptome können als Rückmeldungen des Organismus betrachtet werden, die in Bedürfnisse übersetzt werden wollen. Körpermusik öffnet den Zugang zu Unwillkürlichem – und transportiert Unwillkürliches.
   - *Körpermusik bietet uns einen spielerischen Begegnungsraum für bezogene Individuation.* Wir beeinflussen uns ständig gegenseitig – ob wir es wollen oder nicht und ob wir es merken oder nicht.
   - *Musik ist Träger von Essenz* – Musik ist eine spirituelle Begleiterin von der Wiege bis zur Bahre. Sie verkörpert und verklanglicht essenzielle Selbstqualitäten wie Freude, Liebe, Mitgefühl, Leichtigkeit, allumfassende Verbundenheit. Wenn wir Musik ins Spiel bringen, ist mehr SELBST im Spiel.
   - *Musik führt in einen heilen Raum,* der uns miteinander und mit einem unaussprechlichen Großen und Ganzen verbindet.

8 Ausblick

»›Ich bin so klein‹, sagte der Maulwurf.
›Ja‹, sagte der Junge, ›aber du kannst Gewaltiges bewirken.‹«

Charlie Mackesy (2021)

In diesem letzten Kapitel möchten wir aus der Vogelperspektive zunächst auf die bisherige Entwicklung der Körpermusik schauen. Nachfolgend werden wir auf Erfahrungen von Kolleg:innen aus anderen Praxisfeldern eingehen, die sich auf ihre Weise auf den Weg gemacht haben, Elemente der Körpermusik in ihre Arbeit zu integrieren. Zuletzt erlauben wir uns, ein klein wenig in die Glaskugel zu schauen und darüber zu spekulieren, wie die nächsten Entwicklungsschritte aussehen könnten.

Was hat sich bisher ereignet?

Seit wir die Körpermusik vor zwölf Jahren kennengelernt haben, sind wir dabei, diese mit der von uns praktizierten hypnosystemischen Musikpsychotherapie zu verknüpfen und sie in Psychosomatik, Palliative Care und Seminararbeit zu implementieren. Wir erleben die Körpermusik als einen sich ständig verändernden Entwicklungs- und Entfaltungsraum, der aktuell darin mündet, dass es Weiterbildungsseminare und ein Curriculum dazu gibt. Aus der Lehrtätigkeit ist das Bedürfnis entstanden, die Lehrinhalte zu verschriftlichen und sie als Praxishandbuch herauszugeben.

Dieses Buch haben wir inmitten der Coronakrise geschrieben. In dieser Zeit haben wir erfahren, dass Singen in Gemeinschaft als etwas unsere Gesundheit Gefährdendes betrachtet werden kann. Vielen Menschen hat das gemeinsame Singen in Bewegung gefehlt und gleichzeitig wurde ihnen und uns bewusst, wie kostbar die Gemeinschaft und das soziale Zusammensein mit Musik ist. Umso mehr ist es uns ein Anliegen, diese Kostbarkeit zu hüten und sie, wenn nötig, »unter Artenschutz« zu stellen.

Der Anfang ist gemacht. Die Körpermusik mit ihren Zutaten und verschiedenen Anwendungsformen weist auf ein großes Potenzial hin, das noch weiter erforscht werden möchte. Wir haben als wissenschaftlich informierte Praktiker:innen mit Hypothesenbildungen im Sinne eines iterativen Prozesses begonnen. Die Erfahrungen und Neuverknüpfungen, die in diesem Buch von uns beschrieben wurden, verstehen wir als Grundlage und Ausgangspunkt für eine weitere kreative Entwicklung in Musik- und Psychotherapie sowie anderen Arbeitsfeldern. In dieser Pionierphase stehen u. a. die Prozesse der Beschreibung, der Implementierung in die Praxis und die Beobachtung und Reflexion von verschiedenen Wirkungsphänomenen im Mittelpunkt.

Wie Körpermusik anschlussfähig ist – Transfererfahrungen von Kolleg:innen

Ein wesentlicher Teil unserer Weiterbildungsangebote besteht darin, die Anschlussfähigkeit und Implementierung in die jeweiligen Arbeitsbereiche der Teilnehmenden zu bahnen und in fortlaufenden Gruppen zu reflektieren, was bereits gelingt und welche Arten von Hürden noch zu beachten sind. Die Teilnehmenden sind musikaffine Menschen aus den Bereichen (Heil-)Pädagogik, Psychotherapie, Palliative Care, Trauerbegleitung, Heilsames Singen, Beratung und Musiktherapie. Gemeinsam lauschen wir ab, wie sie in unterschiedlichen Umgebungsbedingungen mit vielfältigem Erfahrungswissen und diversen theoretischen Verortungen die verschiedenen Formen der Körpermusik mit ihrer Praxis verbinden. So können wir neugierig begleiten und beobachten, wie Kolleg:innen sich Körpermusik zu eigen machen.

Für dieses Praxishandbuch haben wir zudem mit einigen Frageimpulsen um Rückmeldungen und Transfererfahrungen gebeten, um uns und den Lesenden einen Eindruck davon zu vermitteln. Dazu haben wir die folgenden Fragen zusammengestellt:

- In welcher Weise bereichert Körpermusik deine Arbeit?
- Wofür nutzt du Körpermusik in deinem Arbeitsfeld?
- Wie verbindet und integriert sich Körpermusik mit deinem Arbeitsansatz?
- Gibt es konkrete Fallbeschreibungen?
- Welches Resümee lässt sich bislang ziehen?

Wir beginnen mit durchgängig beobachtbaren Resonanzen, schauen dann auf fachspezifische Aspekte und geben abschließend Pars pro Toto die Erfahrungen von zwei Kolleg:innen wieder, in denen auch Fallaspekte beschrieben werden.

Was sich als roter Faden durchzieht

Wenn wir von weit oben die erweiterte Landkarte der körpermusikalisch Praktizierenden betrachten, lässt sich erkennen, dass das Wesen der Körpermusik in unterschiedlichen Kontexten ausgesprochen anschlussfähig zu sein scheint. Wir staunen immer wieder, wie selbstverständlich sich die Elemente der Körpermusik in den verschiedensten Arbeitsfeldern einsetzen lassen. Ebenso erfahren wir, dass sich Körpermusik bspw. mit den therapeutischen Konzepten von Tiefenpsychologie, Verhaltenstherapie oder systemischen Methoden verbinden lässt.

Ein durchgängiger Aspekt ist, dass Kolleg:innen die Körpermusik als für sich persönlich sehr bereichernd erleben. Sie beschreiben sie wie eine Oase oder Tankstelle, an der sie Nährstoffe für ihre eigene kreative Lebendigkeit erhalten. Das anhaltende Sich-zur-Verfügung-Stellen und Fürsorglich-für-andere-Menschen-da-Sein sucht einen Ausgleich, eine Zeit der Psychohygiene und einen Raum, um sich selbst intensiv zu spüren.

Darüber hinaus kommen sie in Berührung mit ihrer eigenen, teilweise verschütteten Musikalität, die sie vermehrt in die berufsspezifischen Prozesse einbringen möchten. Im Laufe vieler Berufsjahre finden Anpassungs- und Loyalitätsprozesse statt, um das Auftragskarussell der jeweiligen Arbeitskontexte zu berücksichtigen.

Aus allen Berufsfeldern hören wir übereinstimmend, dass die coregulative Wirkung für diejenigen, die Körpermusik anbieten, ein wichtiger Attraktor sei. Selbst so aktiv am Geschehen beteiligt zu sein, erzeuge bei ihnen Effekte wie Psychohygiene, Lebendigkeit, Präsenz und eine freudvolle, atmosphärische Leichtigkeit während der Arbeit. Dies erzeuge positive Rückkoppelungen zu Motivation und Wirksamkeitserleben und übertrage sich auf die Klient:innen.

Viele Kolleg:innen bestätigen die Beobachtung, dass Hemmungen und Scham in Bezug auf das Singen deutlich geringer seien, wenn Bewegung und Bodypercussion ins Spiel kommen. Die Bewegungsaspekte scheinen eine deutlich enthemmende Wirkung zu haben, sodass Selbstkontrolle und Bewertungssysteme weniger beachtet werden.

Als eine herausfordernde Hürde wird reflektiert, dass Bodysongs einerseits als eine »echte Bereicherung« beschrieben werden, es andererseits aber eine fortlaufende Vernetzung mit anderen körpermusikalisch Tätigen bräuchte, um diese Möglichkeiten präsent zu halten.

Reflexionen aus den spezifischen Arbeitsfeldern

Wiederkehrende Beobachtungen von *Singleiter:innen* gehen in die Richtung, dass sie die körperliche und rhythmische Dynamik der Bodysongs als eine willkommene Erweiterung ihres Methodenspektrums erleben. So manche Lieder, die nach langem Gebrauch wie alte Kleider abgelegt wurden, erhalten eine Art Wiederbelebung und diese Freude darüber gehe als Erstes durch sie selbst hindurch. Sie verkörpern ein vertrautes Lied neu und stecken damit ihre Teilnehmer:innen an. Weitere Aspekte seien, dass durch Bodypercussion oder einen schrittbasierten Prozessaufbau ein länger anhaltendes »Reisevergnügen« entstünde, ebenso durch die Impulse von Improvisationsphasen, die in vorhandene Lieder spielerisch integriert werden könnten. Die Teilnehmenden würden das im Wechsel mit vertrauteren und kürzeren Liedformen sehr zu schätzen wissen.

Aus dem Feld von *Psycholog:innen* und anderen anverwandten therapeutischen Berufen hören wir häufig, dass es eine große Sehnsucht danach gibt, eigene musikalische Neigungen und freudvolle Erfahrungen mit Musik in das therapeutische Handeln zu integrieren. Sie wissen nur noch nicht wie, und eine komplette musiktherapeutische Weiterbildung erscheint vielen als zu umfangreich. Die Rückmeldungen, die uns dazu erreichen, lassen erahnen, dass die Elemente der Körpermusik eine geeignete Handhabbarkeit zur Verfügung stellen. Das Liedhafte mit seinen klaren Formgebungen und die Spielformen, die gelernt werden, um eine geeignete Passung und Moderation in den eigenen Praxiskontext zu bekommen, scheinen eine hilfreiche Brücke zu bilden.

Kolleg:innen mit tiefenpsychologischem Hintergrund sprechen davon, dass die Körpermusik sie selbst neu auflädt und ihre Persönlichkeitsentwicklung bereichert. Sie erleben eine andere Art der Präsenz und dies habe bereits eine verändernde Wirkung auf die Prozessgestaltung. Gleichzeitig bemerken sie eine Irritation bzgl. ihres gelernten Rollenverständnisses von Zurücknahme und therapeutischer Abstinenz, wenn sie sich nun erlauben, sich vermehrt spielerisch miteinzubringen und die musikalische Prozessgestaltung anhaltend aktiv zu moderieren. In diesem Spannungsfeld von Rollenverständnis und Authentizität kann das therapeutische Selbstbild neu verhandelt werden.

Teilnehmer:innen aus dem pädagogischen Bereich berichten von vielen gelingenden Verknüpfungen mit Körpermusik. Das verwundert uns nicht, gibt es doch schon viele Lernimpulse und Vorbilder in diesem Bereich. Als bereichernde Erweiterung wird reflektiert, dass die Art der Kommunikation, der Prozessgestaltung und die Haltungen als unterschiedsbildend erlebt werden. Die spielerischen Gestaltungsräume mit Loops und Improvisation werden als eine reichhaltige Fundgrube beschrieben. Das Mäandern von amorphen und manifest werdenden Motiven, die wiederum zur Basis von weiteren Improvisationsräumen werden, scheint eine hohe Anziehungskraft zu haben. Korrespondenzen zu (Hör-)Erfahrungen mit Minimal Music, Techno oder Rap lösen eine entsprechende Neugierde aus. Eigene kleine Wiederholungsschleifen selbst zu kreieren, wird als erreichbar und anziehend beschrieben.

Aus *Coachingkontexten* hören wir, dass Musik und andere Träger des Unwillkürlichen als eine innovative Bereicherung erlebt werden. Sie werden als Terra incognita verstanden und bieten neue Entdeckungsmöglichkeiten in Verbindung mit Organisationsentwicklung, Teambuildingprozessen oder Aspekten der Persönlichkeitsentwicklung. Die Utilisierung eines Bodysongs wird u. a. als hilfreich für eine gelingende Aufmerksamkeitsfokussierung erlebt und unterstütze das Bedürfnis, mit allen Sinnen präsent und mit sich selbst verbunden zu sein. Selbstverbundenheit und Authentizität werden regelmäßig als starker Wunsch formuliert, der in den herausfordernden Umweltbedingungen von Globalisierung, Digitalisierung und hochkomplexen Arbeitsanforderungen immer wieder verloren ginge. Bodysongs auf Schritt und Tritt werden auch hier als wertvolle Anker und Alltagsbegleiter bemerkt.

Teilnehmende aus der Palliative Care und Trauerbegleitung berichten, dass sie einige Bodysongs gut in der Seminararbeit mit ehrenamtlichen Hospizhelfer:innen und Trauerbegleiter:innen nutzen konnten: »Es darf gesungen, gelacht und getanzt werden, nicht nur trotz, sondern gerade wegen der Ernsthaftigkeit der Thematik.« Die Bodysongs seien echte Wegbegleiter geworden und hätten in ihren Kursen Atmosphären von Leichtigkeit und Tiefe ermöglicht. Für beide Qualitäten offen zu sein, sei so wichtig in dieser schwierigen Arbeit, in der es immer wieder um Themen wie Endlichkeit, Schmerzen, Abschied und Tod ginge.

Die Erfahrung von langanhaltenden Rhythmusreisen in Verbindung mit Liedern sei eine grundlegend tröstliche Erfahrung, die einen sicheren Resonanzraum schaffe, um Schweres zu verdauen.

Es darf immer und immer wieder dasselbe Lied gesungen und im gemeinsamen Schritt gegangen werden. Es werden Erfahrungen beschrieben, sich als Gruppe mit etwas Größerem verbunden zu fühlen, als ob sich ein Raum des Mitgefühls eröffne. Häufig wird ein spirituelles Berührtsein wahrgenommen.

In der Pflege von Patient:innen sei es so überraschend einfach und schön, miteinander zu summen. Es sei entlastend, sich zu erlauben, als Nichtmusiker:in Musik ins Spiel zu bringen. Dies sei wie eine Offenbarung.

In einem weiteren Schritt wollen wir nun die Transfererfahrungen von zwei Kolleg:innen mit Originaltönen zur Verfügung stellen.

Stephan Koslik, Musiktherapeut und Singleiter in einer Neurorehabilitationsklinik:

»Die Therapie findet in einem Spannungsfeld von funktionalen Zielen und psychologisch-kognitiver Unterstützung statt. D. h., sowohl die Körperfunktionen als auch die Psyche stehen im direkten Fokus der musiktherapeutischen Behandlung. Hier können körpermusiktherapeutische Methoden eine Brücke bilden zwischen den körperlich-funktionalen und psychotherapeutischen Zielen. Wird beispielsweise ein ›heilsames Lied‹ in Verbindung mit Armbewegungen gesungen, können daran gleichzeitig Therapieziele beider Schwerpunkte verfolgt werden. Wenn Arme, Hände und Finger zur Musik bewegt werden (manchmal nur halbseitig möglich), wird die Muskulatur gekräftigt, der Kreislauf angeregt und auch die feinmotorische Koordination beübt. Dies kann sehr wichtig sein, um beispielsweise selbstständig eine Klingel zu betätigen. Laut einem Patienten ein ›Quantensprung‹ auf dem Weg zu mehr Selbstständigkeit. So wird deutlich, wie mehr motorische Funktionen mit psychischen Auswirkungen einhergehen.

Beim Singen werden die körperlichen Funktionen von Atmung und Stimme genutzt, anfangs möglicherweise sehr beschwerlich, mit brüchiger Stimme und durch viel Husten unterbrochen. Aber auch psychotherapeutisch können körpermusiktherapeutische Herangehensweisen sehr unterstützend sein: Bestimmte Lieder und synchronisierte Bewegungen schaffen Orientierung und vermitteln Struktur. Das Erleben von sozialer Sicherheit und Verbundenheit ist für akut traumatisierte Menschen äußerst wichtig und kann eine Verminderung von Angst bewirken. So ändert sich die Atmosphäre im Raum oftmals spürbar durch die körpermusiktherapeutischen Interventionen, die Patient:innen erleben sich selbstwirksamer und weniger ausgeliefert. Immer wieder nutze ich das Lied ›Auch eine Reise von 1.000 Meilen‹[33] in Verbindung mit Bewegungen der Arme und/oder Beine. Neben dem körperlichen Training berührt der Text die Menschen in ihrer Situation: der erste Schritt eines oftmals langen und sehr beschwerlichen Weges der Rehabilitation. Manchmal schafft es der Text, etwas Hoffnung und Mut zu vermitteln, sich auf diesen Weg zu begeben. Somit können die Körpermusik und die Musiktherapie eine Unterstützung sein, beim Umgang mit traumatischen Erlebnissen auf einer Intensivstation und einer schwierigen existenziellen Situation. Weiterhin nutze ich körpermusiktherapeutische Elemente zur Psychohygiene. So lässt sich zum Beispiel wunderbar nach anspannenden, schwierigen Situationen im stillen Kämmerlein eine Fünferkaskade mit Gesang trommeln. Dies wirkt auf mich unmittelbar klärend, stabilisierend, reinigend und regenerierend.«

Sandra Wittenberg, niedergelassene Psychologische Psychotherapeutin[34]:

»Körpermusik bietet für meine psychotherapeutische Arbeit eine gute Möglichkeit, dass Klient:innen ihre Emotionen ausdrücken und gleichzeitig bei diesen verweilen können, ohne von ihnen überschwemmt zu werden.

Ich nutze Bodysongs besonders, um neue hilfreiche Sätze über Rhythmus und Klatschen zu verankern oder um bei starken Gefühlen sich selbst Trost und Stabilität zu geben. Dies lässt sich gut integrieren und verbinden, da es bei meiner Arbeit immer wieder darum geht, starke Gefühle aus sicherer Distanz betrachten zu können und dem dahinterliegenden Bedürfnis Raum zu geben.

Wenn ich Bodysongs einsetze, hat das oft eine starke Auswirkung auf die Atmosphäre. Teilweise wird es einfach lustiger und schwierige Herausforderungen werden durch die Bodysongs leichter. Ich glaube, durch die Selbstberührung können die neuen, hilfreichen Sätze tiefer im Körper ankommen. Gleichzeitig gibt die klare Struktur der

33 Ein Lied von Klaus Nagel und Susanne Mössinger (zu finden in Bossinger u. Bossinger, 2010, S. 139). Der Text des Liedes ist inspiriert von einem Gedicht von Laotse und wurde von S. Mössinger bearbeitet: »Auch eine Reise von 1.000 Meilen fängt mit dem ersten Schritt an, vertraue und gehe, vertraue und gehe« (ebd. S. 139).

34 Psychologische Psychotherapeutin (Verhaltenstherapie, Systemische Therapie, Traumatherapie) für Kinder, Jugendliche und Erwachsene.

gelernten Lieder oder der eigenen Texte, gemeinsam gesungen und geklatscht, auch die Sicherheit, um weinen zu können und Trost zu erleben. Zusätzlich erhalten die Klient:innen einen Anker, um sich zu Hause mit dem hilfreichen Erleben aus der Stunde zu verbinden.

Hear the sound

Musik und Text: Martina Baumann

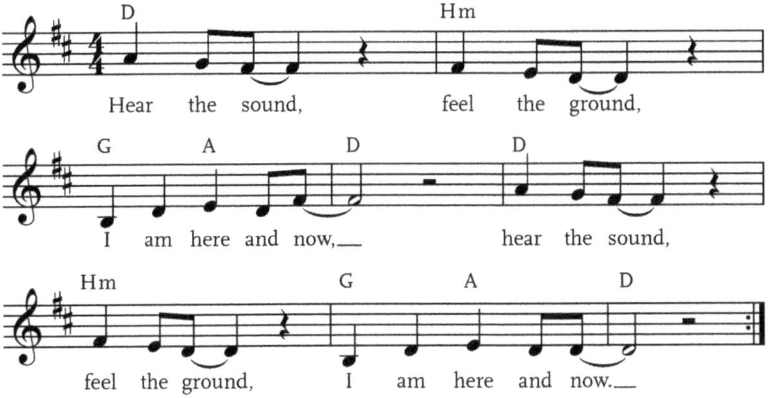

Bodypercussion: Schni

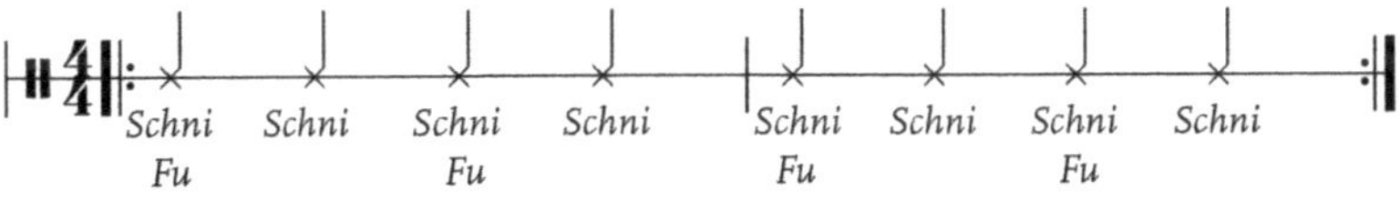

Lied 16: »Hear the Sound«

Drei Momentaufnahmen:

Besonders viel habe ich mit einem 8-jährigen traumatisierten Heimmädchen mit Bodysongs gearbeitet. Unser erster Song war: ›Jetzt bin ich im Jetzt, alles ist gut.‹ Die Bodypercussion war: Kla Bru Bru Pa Pa Fu Fu und dann ein Hüpfer. Im nächsten Schritt hat es noch etwas für ihr Ankommen in der Gruppe gebraucht. Wir haben das Lied erweitert um eine zweite Strophe: ›Jetzt bin ich im Jetzt, sicher und willkommen.‹ Die Bodypercussion war wie oben, nur ohne den Hüpfer. Wichtig war für sie auch das Lied: ›Sei willkommen, so wie du heute bist!‹ Wir haben die Lieder immer aufgenommen, sodass die Erzieher:innen im Heim die Lieder mit ihr singen konnten.

Mit einer traumatisierten Klientin haben wir das Lied ›Ich bin schön, wenn ich singe‹ nur mit BRU KLI verankert. In der Begleitung der jungen Frau zogen sich die Themen Selbsthass, sich körperlich ablehnen und sich unverbunden fühlen als roter Faden durch die Therapie. Dieses Lied, verbunden mit der basalen Bodypercussion, entwickelte sich zu einem bedeutenden Werkzeug. Neben starken Ambivalenzen konnte die Klientin dabei Wertschätzung von außen annehmen, konnte zulassen, dass eine Videoaufnahme mit dem Lied von ihr entstehen durfte und dass es als Anker im Alltag dient. Der Prozess war sehr emotional und berührend.

Mit einer anderen Klientin habe ich das Lied ›Hear the sound, feel the ground, we are here and now‹[35] gesungen und geklatscht. Diesen Bodysong setze ich regelmäßig als Dissoziations-Stopp ein. Neben sprachlichen Reorientierungsaspekten biete ich das kleine Lied als Intervention an. Es entfaltet seine Wirkung interessanterweise auch dann, wenn es noch gänzlich unbekannt ist. Form, Inhalt und Vertrauen in die Beziehung schaffen ein starkes Gewicht, sodass Klient:innen dem Sog des gelernten Verhaltens standhalten und bei den Gefühlen bleiben können, ohne zu dissoziieren.«

Wie könnte es weitergehen? – Resümee und Blick in die Zukunft

Wir sind positiv beeindruckt, wie sich Kolleg:innen in ihren Anwendungsfeldern die Körpermusik zu eigen machen. Durch sie ereignet sich Körpermusik in ihren Erscheinungsformen ständig neu. Wenn wir uns nun erlauben, für einen Moment in die Glaskugel zu schauen, sind wir neugierig und gespannt, was die körpermusikalische Zukunft noch bringen und wie sich die Landschaft der Körpermusik weiterentwickeln wird.

Die Zukunft wird zeigen wie

- Körpermusik sich noch mehr in die Felder von Therapie, Pädagogik und Beratung einspielen lässt
- Körpermusik in der Traumatherapie gezielt genutzt werden kann

35 Ein Bodysong (siehe Lied 16, »Hear the sound«), der sich in den Kursen besonders bei Traumatherapeutinnen großer Beliebtheit erfreut, da er über die Erinnerung an sinnliche Momenterfahrungen (hören, fühlen, erden) und bilaterale Stimulation durch Schnipsen in das Hier und Jetzt hineinführt.

- Körpermusik mit dem Wissen über das Netzwerk »soziales Nervensystem« und die innovativen Errungenschaften der Polyvagaltheorie vertiefend verknüpft wird
- Körpermusik systematisch beforscht wird
- Körpermusik mit dem Wissen und der Praxis der Prozessorientierten Embodimentfokussierten Psychotherapie (PEP®) kombiniert werden kann
- Körpermusik noch mehr und selbstverständlicher in der Begleitung körperlich erkrankter Menschen genutzt wird
- Körpermusik auf fruchtbare Weise Coaching, Beratung und Organisationsentwicklung bereichert
- Elemente der Körpermusik selbstverständlicher zur Synchronisation von Gruppen in Schulklassen oder in Teambuilding-prozessen eingesetzt werden
- Körpermusik Nährstoff für soziale Gesundheit und gelingendes Miteinander sein kann.

Körpermusik hat die Qualität von *Keeping together in Time* (dt. etwa: zusammenhalten in der Zeit) – mit dieser Metapher beschreibt der Traumaforscher van der Kolk das Phänomen der regenerativen und synchronisierende Kraft musik- und körperorientierter Gruppenaktivitäten wie Gesang, Tanz, Theaterspiel im Zusammenhang mit der Behandlung von Menschen mit posttraumatischen Belastungsstörungen (van der Kolk 2016, S. 395).[36]

Aber nicht nur da, wo Steuerung und Orientierung bspw. durch ein Trauma entgleisen und verloren gehen, können Angebote dieser Art zu intra- wie interpersonellen Ordnungszuständen führen. Angebote, die uns in eine gemeinsame Zeit hineinführen, in einen gemeinsamen Groove oder in ein gemeinsames Spiel einladen, lassen uns Qualitäten von Sicherheit, Verbundenheit und Aufgehobensein erleben. Diese Qualitäten gehören zu den menschlichen Grundbedürfnissen, sie erhalten und fördern unsere biopsychosoziale Gesundheit. Räume von der Qualität des *Keeping together in Time* sind Räume der Resonanz und tragen dazu bei, dass wir inmitten einer beschleunigten und individualisierten Welt gemeinsam spielen,

36 Wir können an dieser Stelle einen Moment innehalten und berücksichtigen, wie bitter manchmal »Zusammensein in der Zeit« erlebt werden kann oder wie traumatisierend es von Menschen erlebt wurde: als militärischer Gruppenzwang, als Gehirnwäsche etc. In den therapeutischen Prozessen werden diese Vorbehalte angesprochen und gewürdigt.

musizieren, innehalten oder Schritte tanzen. So können wir immer wieder synchronisierende Momente oder Orte finden, die uns durch die Unsicherheit und Unbeständigkeit unseres Lebens tragen. Dann gilt, wie wir Rosa bereits zitiert haben: »Wenn Beschleunigung das Problem ist, dann ist Resonanz vielleicht die Lösung« (Rosa 2016, S. 13).

In Gesprächen mit Dr. Andreas Wölfl, Leiter des Studiengangs »Musiktherapie« am Freien Musikzentrum München, in dem wir unser Curriculum 2019 gestartet haben, und Entwickler des »Power Drumming« (Wölfl 2014), einem auf Musiktherapie basierten Modell zur Gewaltprävention für Jugendliche, sind wir darauf gestoßen, dass die ordnungsgebenden Elemente der Körpermusik sich besonders gut für die Entwicklungsförderung von sozialer Gesundheit eignen können. In der Körpermusik würden wir lernen, in Gemeinschaft zu sein, uns zu einigen, uns zu koordinieren und aufeinander zu hören, und hätten dabei noch Spaß.

Körpermusik als Beitrag zu einem friedvollen Zusammensein ist nicht nur eine schöne Vision. Pedro Consorte aus São Paulo (Brasilien) ist seit mehr als zehn Jahren mit seinen Kolleg:innen dabei, Körpermusik nicht nur im Rahmen von Kursangeboten zu lehren, sondern sie unter der Überschrift »music and human connection« in den öffentlichen Parks von São Paulo und in den Brennpunktzentren von Bahia als Weg zu mehr menschlichem Miteinander zu etablieren.[37]

Wenn wir also in die Glaskugel schauen und in sie hineinlauschen, sehen wir eine Bushaltestelle, vor der Menschen nicht Schlange, sondern im Kreise stehen. Sie spielen miteinander das Spiel »Freunde finden« oder »Rhythm Sound Machine« und tauchen dabei im Sinne von »Keeping together in time« in ein gemeinsames Jetzt. Wir hören, wie sich aus dem Spiel ein Circle Song entwickelt und das Warten in ein Lied mündet. Wir sehen, wie Kinder aus verschiedenen Ländern mit verschiedenen Hautfarben in Schulhöfen im Kreis stehen

37 Auf seiner Website (www.pedroconsorte.wordpress.com) kann man mehr über das Projekt »musica do circulo« (dt. Kreismusik) erfahren. Seine Projekte auf öffentlichen Plätzen bezeichnet er auf seiner Homepage als »interactive, democratic and inclusive« (dt. interaktiv, demokratisch und inklusiv). »Musica do circulo« ist für ihn »collaborative singing and bodymusic« (dt. kollaboratives Singen und Körpermusik). Wir haben ihn und seine Arbeit in einem Workshop in Fürth 2019 persönlich kennenlernen dürfen und eine Ahnung davon bekommen, wie er ohne Worte mit Bodysounds und Stimme Menschen, die sich nicht kennen, in ein gemeinsames Jetzt zusammenführen kann.

und ein Klatschen weitergeben, um sich die Zeit oder die Angst vor den anderen zu vertreiben. Wir sehen zur Abendstunde, wie sich Senior:innen in einem Altenheim mit einer Bodypercussion-Kaskade abklopfen und dazu ein Abendlied singen. Der Bodysong erinnert sie an schöne Stunden und an ihren Körper, der zwar alt und zart ist, sich jedoch freut, in Schwingung versetzt zu werden, um danach auf die abendliche Schlaftablette zu verzichten, weil sie auch so zur Ruhe kommen können.

Danksagung

Wir danken denen, auf deren Schultern wir stehen, denen, die neben uns gehen, und denen, die unsere Anregungen neugierig aufnehmen.

Danke Gunther Schmidt und Mechthild Reinhard – ohne euch gäbe es den Ort sysTelios nicht. Wir dürfen auf diesem Feld arbeiten und ernten. Danke für eure Inspiration, Umsetzungsgabe und Klugheit. Die Evolution geht immer weiter und ihr habt einen Boden für einen fortwährenden Möglichkeitsraum geschaffen – und was für einen.

Danke Karin Enz Gerber und Andreas Gerber – ein dickes Bru Schni Kla Bru Bru Schni Kla und einen Appenzeller Jodler! Ihr habt uns von eurem Zaubertrank der Körpermusik kosten lassen, von dem wir nicht mehr lassen konnten – danke Andreas für das Vorwort.

Danke an Maja Storch für ihr Geleitwort mit Rückenwindstärke 10.

Danke Andreas Wölfl, du hast uns ermutigt, das Curriculum im Freien Musikzentrum München zu starten. Danke für deine großzügige Gastfreundschaft und den wissenschaftlichen Beirat.

Danke Christoph Becker, Florian Pommerien-Becht, Anka Hoberg fürs erste Lesen und eure wertvollen Impulse und Resonanzen.

Danke Dörte Pommerien für die Gespräche mit dir über Trauma und Resilienz, deine Fachkenntnis und Freundlichkeit.

Danke Rolf Verres für deine Fachexpertise beim Vorlektorieren und die herzerwärmenden Gespräche.

Danke Rolf Grillo für so viele Anregungen zu Bodysounds und Bodymusic, kollegiale Beratung beim Schreiben und vor allem für die Musik.

Danke an Franziska Winkler, Jo Nolden, Stephan Koslik, Dörte Pommerien, Theresa Rohrbach. Ihr habt unsere Videos bereichert mit eurem freudvollen Mitwirken und eurem wunderbaren Gesang. Danke Florian Pommerien-Becht für die coole Gipsygitarre.

Danke unserem Filmteam Lotta Pommerien mit ihrer Kamerafrau Hannah Schwarzl für die Abenteuer beim Filmen und die Geduld beim Schneiden der Filme. 1.001 Dank.

Danke dem Verlagsteam vom Carl-Auer Verlag: Sie haben dem FU WISCH WISCH FU SCHNI vertraut, obwohl das ja schon alles ein bisschen strange ist, oder?

Danke an Veronika Licher, unsere Lektorin, der nichts, aber auch nichts entging, für ihre Geduld und ihr genaues Hinsehen – eine Hebamme für gute Bücher.

Danke unserer Notengrafikerin Silke Wittenberg. Dich schickt der Himmel, mehr kann man dazu einfach nicht sagen.

Danke Johanna Graul für die wunderbaren, fantasievollen Bodysound-Illustrationen.

Danke an alle Komponist:innen, dass wir eure Lieder ins Buch aufnehmen durften. Es sind echte Schätze, die uns bereichern.

Danke an alle Menschen, die wir mit der Körpermusik begleiten dürfen, die sich uns und der Musik anvertrauen – ohne euch gäbe es keine Körpermusik.

Danke auch denen, die uns ihre Erfahrungen schriftlich zur Verfügung gestellt haben, das lässt das Buch lebendig und authentisch sein.

Danke auch den Teilnehmenden unserer Bodysong-Curricula in München und Heidelberg, danke für eure Neugierde, für eure differenzierten Reflexionen und die Verknüpfung mit euren Arbeitswelten, an denen wir teilhaben können.

Danke Sandra Wittenberg und Stephan Koslik für eure wertvollen Einblicke, wie ihr Körpermusik in eure therapeutische Arbeit integriert.

Und danke für die Musik …

Danke!

Literatur

Adamek, K. (2008a): Die Stimme. Quelle der Selbstheilung. Hattingen (Canto), 2. Aufl.

Adamek, K. (2008b): Meridiansingen als Konzept zur Stärkung der Selbstheilungkräfte im kreativen Spannungsfeld von Wissenschaft und Kunst. In: W. Bossinger u. R. Eckle (Hrsg.): Schwingung und Gesundheit – neue Impulse für eine Heilungskultur aus Wissenschaft, Musik und Kunst. Battweiler (Traumzeit), S. 176–191.

Adamek, K. u. C. Eckes (2011): Feuer, Wasser, Luft und Erde. In: Meridianmantren – Lauschendes Heilsames Singen [CD]. Hattingen (Canto).

Altenmüller, E. (2018): Vom Neandertal in die Philharmonie. Warum der Mensch ohne Musik nicht leben kann. Berlin (Springer).

Antonovsky, A. (1997): Salutogenese. Zur Entmystifizierung der Gesundheit. Tübingen (dgvt).

Arye, L. (2004): Unbeabsichtigte Musik. Seine tiefste Kreativität befreien. Petersberg (Via Nova).

Baldwin, C. u. A. Linnea (2014): Circle: die Kraft des Kreises. Gespräche und Meetings inspirierend, schöpferisch und effektiv gestalten. Weinheim (Beltz).

Bauer, J. (2006): Warum ich fühle, was du fühlst. Intuitive Kommunikation und das Geheimnis der Spiegelneurone. Hamburg (Hoffman u. Campe), 8. Aufl.

Bauer, J. (2019): Wie wir werden, wer wir sind. Die Entstehung des menschlichen Selbst durch Resonanz. München (Blessing), 4. Aufl.

Baumann, M. u. D. Bünemann (2020): Musiktherapie in Hospizarbeit und Palliative Care. München (Reinhardt), 2. Aufl.

Baumann, M., M. Köninger u. U. Loda-Baumann (2015): Kusafiri [CD]. Heidelberg u. Braunschweig (Selbstverlag).

Berendt, J. E. (1983): Nada Brahma. Die Welt ist Klang. Frankfurt (Insel).

Berendt, J. E. (2005): Das Jazzbuch. Frankfurt/M. (Fischer), 7. Aufl.

Blume, E., S. Gaensheimer u. J. Malz (Hrsg.) (2021): Jeder Mensch ist ein Künstler. Kosmopolitische Übungen mit Joseph Beuys. Berlin (Hatje Cantz).

Bohne, M. u. S. Ebersberger (Hrsg.) (2019): Synergien nutzen mit PEP. Die integrative Kompetenz der Prozess- und Embodiment-fokussierten Psychologie in Psychotherapie, Beratung und Coaching. Heidelberg (Carl-Auer).

Bohne, M., M. Ohler, G. Schmidt u. B. Trenkle (Hrsg.) (2016): Reden reicht nicht!? Bifokal-multisensorische Interventionsstrategien für Therapie und Beratung. Heidelberg (Carl-Auer).

Bossinger, W. (2006): Die heilende Kraft des Singens. Von den Ursprüngen bis zu modernen Erkenntnissen über die soziale und gesundheitsfördernde Wirkung von Gesang. Battweiler (Traumzeit), 2. erw. Aufl.

Bossinger, W. (2008): Chanten. Eintauchen in die Welt des heilsamen Singens. München (Südwest).

Bossinger, K. u. W. Bossinger (Hrsg.) (2010): Das Buch der heilsamen Lieder, Bd. 1. Battweiler (Traumzeit).

Bossinger, W. u. R. Eckle (Hrsg.) (2008): Schwingung und Gesundheit – Neue Impulse für eine Heilungskultur aus Wissenschaft, Musik und Kunst. Battweiler (Traumzeit).

Chödrön, P. (2001): Wenn alles zusammenbricht. Hilfestellung für schwierige Zeiten. München (Goldmann).

Dana, D. (2020): Arbeiten mit der Polyvagal-Theorie. Übungen zur Förderung von Sicherheit und Verbundenheit. Lichtenau (Probst).

Decker-Voigt, H. H., D. Oberegelsbacher u. T. Timmermann (2008): Lehrbuch Musiktherapie. München (Reinhardt).

Diegelmann, C. (2007): Trauma und Krise bewältigen. Psychotherapie mit TRUST. Stuttgart (Klett-Cotta).

Dittmar, V. (2021): Echter Wohlstand. Warum sich die Investition in inneren Reichtum lohnt. Ein Plädoyer für neue Werte. München (Kailash).

Dittrich, A., A. Hofmann u. H. Leuner (Hrsg.) (1994): Welten des Bewusstseins. Bedeutung für die Psychotherapie. Berlin (Verlag für Wissenschaft u. Bildung).

Emoto, M. (2015): Wasser und die Kraft des Gebets. Burgrain (Koha), 2. Aufl.

Filz, R. u. U. Moritz (2014): Body Groove advanced. Esslingen (Helbling).

Flatischler, R. (2006): Rhythm for evolution. Das TaKeTiNa-Rhythmusbuch. Mainz (Schott Music & Media).

Flatischler, R. (2012): TaKeTiNa. Die heilsame Kraft rhythmischer Urbewegungen. München (Irisiana).

Gallo, F. P. (2007): Energetische Selbstbehandlung. Durch Meridianklopfen traumatische Erfahrungen heilen. München (Kösel).

Gerber, A. u. R. Grillo (2021): Caboomba. Esslingen (Helbling).

Gilligan, S. (2015): Liebe dich selbst wie deinen Nächsten. Heidelberg (Carl-Auer), 4. Aufl.

Gindl, B. (2002): Anklang – Die Resonanz der Seele. Über ein Grundprinzip therapeutischer Beziehung. Paderborn (Junfermann).

Haage-Rapp, R. (2021): Das Konzept des Selbst – eine Annäherung. In: U. Sonneborn, R. Haage-Rapp, C. Middendorf u. A. C. Pires (2021):

SELBST-geführte Psychotherapie. Neue Wege der Integrativen Psychotherapie Innerer Systeme und der professionellen Selbstfürsorge. Freiburg i. Br. (Arbor), S. 89–127.
Hammer, C. (2013): Einfach Sein – Wege aus der Anstrengung. Eine Einladung für Menschen, die in der (Psycho-)Onkologie, in der Palliativversorgung oder im Hospiz arbeiten, hauptberuflich oder ehrenamtlich. Kassel (Gawa).
Hammer, C. (2019): Im Körper zu Hause sein. Mit Zapchen Somatics zu Leichtigkeit und Wohlbefinden. Heidelberg (Carl-Auer).
Heckhausen, H., P. M. Gollwitzer u. F. E. Weinert (Hrsg.) (1987): Jenseits des Rubikon. Berlin/Heidelberg (Springer).
Hegi, F. (1986): Improvisation und Musiktherapie: Möglichkeiten und Wirkungen von freier Musik. Paderborn (Junfermann).
Henderson, J. (2007): Das Buch vom Summen: The Hum Book. Bielefeld (AJZ).
Henderson, J. (2012): Embodying Well-Being oder wie man sich trotz allem wohl fühlen kann. Bielefeld (AJZ), 4. Aufl.
Hesse, H. (1961): Stufen. Alte und neue Gedichte in Auswahl. Frankfurt/M. (Suhrkamp).
Heymel, M. (1999): Trost für Hiob. Musikalische Seelsorge. München (Strube).
Hölzl, I. (2016): Bodypercussion. Wenn der Körper zum Instrument wird. Ursprung, besondere Klang- und Spieloptionen und bekannte Bodypercussion-Künstler. Veröffentlichte Facharbeit. München (GRIN).
Hornberg, C. (2016): Zum Konzept der therapeutischen Landschaften. In: U. Gebhardt u. T. Kistemann (Hrsg.): Landschaft, Identität und Gesundheit. Wiesbaden (Springer), S. 63–69.
Hüther, G. (2008): Über die Kunst, sein Gehirn in salutogenetische Schwingungen zu versetzen. In: W. Bossinger u. R. Eckle (Hrsg.): Schwingung und Gesundheit – neue Impulse für eine Heilungskultur aus Wissenschaft, Musik und Kunst. Battweiler (Traumzeit), S. 107–118.
Hüther, G. u. C. Quarch (2018): Rettet das Spiel! Weil Leben mehr als Funktionieren ist. München (Hanser), 2. Aufl.
Iyer, V. (1998): Microstructures of feel, macrostructures of sound: Embodied cognition in West African and African-American musics. University of California, Berkeley (Dissertation). Verfügbar unter: https://cnmat.org/People/Vijay/%20THESIS.html [27.6.2022].
Kabat-Zinn, J. (1990): Gesund durch Meditation – Das große Buch der Selbstheilung mit MBSR. München (Knaur).
Kachler, R. (2007): Damit aus meiner Trauer Liebe wird. Stuttgart (Kreuz).
Kästner, E. (1969): »Kurz und bündig«. Gesammelte Schriften für Erwachsene, Bd. 3. München/Zürich (Droemer Knaur).

Keil, A. (2010): Zum Rhythmus von Chaos, Ordnung und Sinn. *Musiktherapeutische Umschau* 31 (3): 212–219.

Keller, J., G. Strehlow, E. Wiesmüller, H. G. Wolf u. A. Wölfl (2018): Methodische Modifikationen für die musiktherapeutische Behandlung von Patienten mit Traumafolgestörungen. *Musiktherapeutische Umschau* 39 (1): 12–22.

Koch, S. u. L. Martin (2017): Verkörperte Ästhetik: Ein identitätsstiftender Wirkfaktor der künstlerischen Therapien? In: H. Gruber, G. Schmid, P. Sinapius u. R. Tüpker (Hrsg.): Wissenschaftliche Grundlagen der Künstlerischen Therapien, Bd. 6. Hamburg/Potsdam/Berlin (epubli), 4. Aufl., S. 81–106.

Kölsch, S. (2019): Good Vibrations. Die heilende Kraft der Musik. Berlin (Ullstein), 2. Aufl.

Kornfield, J. (2008): Das weise Herz – Die universellen Prinzipien buddhistischer Psychologie. München (Arkana), 6. Aufl.

Lauterwasser, A. (2003): Wasser Klang Bilder. Die schöpferische Musik des Weltalls. München/Aarau (AT), 2. Aufl.

Levine, P. A. (2011): Sprache ohne Worte – Wie unser Körper Trauma verarbeitet und uns in die innere Balance zurückführt. München (Kösel).

Luhmann, L.: (2020): Einführung in die Systemtheorie. Heidelberg (Carl-Auer), 8. Aufl.

Mackesy, C. (2021): Der Junge, der Maulwurf, der Fuchs und das Pferd. Berlin (Ullstein), 14. Aufl.

MayBeBop (2015): Fluch gebucht. In: MayBeBop: Das darf man nicht [CD]. Berlin (Ellenberger).

Mehl, V. u. C. Raftery (2011): Koch dich glücklich mit Ayurveda. München (Kailash).

Meyer, M. (2020): Bewegung. Verfügbar unter: https://ia904609.us.archive.org/31/items/httpswww.jazzseite.at_20200229/Groove/Bewegung.html [27.6.2022].

Mindell, A. (2006): Quantengeist und Heilung. Auf seine Körpersymptome hören und darauf antworten. Petersberg (Via Nova).

Moser, M. (2008): Wie das Leben klingt. Der musikalische Aspekt des menschlichen Organismus. In: W. Bossinger u. R. Eckle (Hrsg.): Schwingung und Gesundheit – neue Impulse für eine Heilungskultur aus Wissenschaft, Musik und Kunst. Battweiler (Traumzeit). S. 61–79.

Müller, M. (2006): Dem Sterben Leben geben. Gütersloh (Gütersloher Verlagshaus), 2. Aufl.

Nachmanovitch, S. (2008): Das Tao der Kreativität. Schöpferische Improvisation in Leben und Kunst. Frankfurt/M. (S. Fischer).

Nottelmann, A. (2019): PEP als wirksame Bereicherung der Behandlung von Traumafolgestörungen. In: M. Bohne u. S. Ebersberger (Hrsg.)

(2019): Synergien nutzen mit PEP. Die integrative Kompetenz der Prozess- und Embodiment-fokussierten Psychologie in Psychotherapie, Beratung und Coaching. Heidelberg (Carl-Auer), S. 38–47.

Oehlmann, J. (2014): Die Klangreise. Eine Reise nach innen mit ursprünglichen Klängen und Rhythmen. Wiesbaden (Reichert).

Peichl, J. (2008): D13: Borderline-Störung, komplexe PTBS, Ego-State-Disorder: die Ego-State Therapie traumaassoziierter Störungen. Verfügbar unter: http://www.jochen-peichl.de/downloads/Dr_Jochen_Peichl_WorkshopKathmandu2008.pdf [27.6.2022].

Petzold, H. (1988): Integrative Bewegungs- und Leibtherapie – ein ganzheitlicher Weg leibbezogener Psychotherapie (Schriften zur Theorie, Methodik und Praxis, Bd. 1/1). Paderborn (Junfermann), 3. Aufl. 1996.

Petzold, T. D. (2020): Gesundheit ist ansteckend – Praxisbuch Salutogenese. München (Irisiana), 2. überarb. Aufl.

Porges, S. W. (2018): Die Polyvagal-Theorie und die Suche nach Sicherheit. Traumabehandlung, soziales Engagement und Bindung. Lichtenau/Westf. (Probst), 2. Aufl.

»Queen – Rock the World« [Dokumentarfilm]. Arte, Großbritannien 2017.

Rittner, S. (1994): Die menschliche Stimme als Medium zur Induktion veränderter Bewußtseinzustände. In: A. Dittrich, A. Hofmann u. A. Leuner (Hrsg.): Welten des Bewusstseins. Bd. 4: Bedeutung für die Psychotherapie. Berlin (Verlag für Wissenschaft u. Bildung), S. 215–223.

Rittner, S. u. P. Hess (1994): Klang, Rhythmus, Atem, Tanz und veränderte Bewusstseinszustände – Gemeinsamkeiten und unterschiedliche Ansätze musiktherapeutischer Arbeit mit veränderten Bewusstseinszuständen. In: A. Dittrich, A. Hofmann u. A. Leuner (Hrsg.): Welten des Bewusstseins. Bd. 4: Bedeutung für die Psychotherapie. Berlin (Verlag für Wissenschaft u. Bildung), S. 189–191.

Rosa, H. (2015): Besser fühlen (5): Wie wir in Einklang kommen. In: U. Schnabel (Hrsg.): Was kostet ein Lächeln? Von der Macht der Emotionen in unserer Gesellschaft. München (Blessing), S. 251–260.

Rosa, H. (2016): Resonanz. Eine Soziologie der Weltbeziehung. Berlin (Suhrkamp).

Rosenberg, M. B. (2003): Gewaltfreie Kommunikation – Eine Sprache des Lebens. Paderborn (Junfermann).

Schiepek, G., W. Aichhorn, H. Schöller u. H. Kronberger (2018): Prozessfeedback in der Psychotherapie. Methodik, Visualisierung und Fallbeispiel. *Psychotherapeut* 63 (4): 306–314. DOI: org/10.1007/s00278-018-0272-6.

Schiepek, G., H. Eckert u. B. Kravanja (2013): Grundlagen systemischer Therapie und Beratung. Psychotherapie als Förderung von Selbstorganisationsprozessen (Systemische Praxis, Bd. 1). Göttingen (Hogrefe).

Schiepek, G. u. H. Haken (2010): Synergetik in der Psychologie. Selbstorganisation verstehen und gestalten. Bern (Hogrefe).

Schmidt, G. (2018): Einführung in die hypnosystemische Therapie und Beratung. Heidelberg (Carl-Auer), 8. Aufl.

Schmidt, G. (2021): Liebesaffären zwischen Problem und Lösung. Heidelberg (Carl-Auer), 9. Aufl.

Schnabel, U. (2015): Was kostet ein Lächeln? Von der Macht der Emotionen in unserer Gesellschaft. München (Blessing).

Schubert, C. (2015): Soziopsychoneuroimmunologie – Integration von Dynamik und subjektiver Bedeutung in die Psychoneuroimmunologie. In: C. Schubert (Hrsg.): Psychoneuroimmunologie und Psychotherapie. Stuttgart (Schattauer), S. 374–405.

Schwartz, R. C. (2011): IFS. Das System der Inneren Familie. Ein Weg zu mehr Selbstführung. Norderstedt (Books on Demand).

Schweitzer, Jochen (2022): Ich hätte da noch eine Idee ...: Persönliche Geschichten aus 45 Jahren Systemischer Therapie und Beratung. Göttingen (Vandenhoeck & Ruprecht).

Seghezzi, U. (2012): Kompass des Lebens. Eine Reise durch die menschliche Natur. Triesen (Van Eck).

Silber, O. H. (2003): Klangtherapie – Weg zur inneren Harmonie. Freiburg (Herder).

Sonneborn, U., R. Haage-Rapp, C. Middendorf u. A. C. Pires (2021): SELBST-geführte Psychotherapie. Neue Wege der Integrativen Psychotherapie Innerer Systeme und der professionellen Selbstfürsorge. Freiburg i. Br. (Arbor).

Spitzer, M. (2004): Musik im Kopf – Hören, Musizieren, Verstehen und Erleben im neuronalen Netzwerk. Stuttgart / New York (Schattauer).

Stegemann, T. (2018): Was MusiktherapeutInnen über das Gehirn wissen sollten. Neurobiologie für die Praxis. München (Reinhardt).

Stiening, G. (Hrsg.) (2019): Friedrich Schiller – Über die ästhetische Erziehung des Menschen in einer Reihe von Briefen (Klassiker Auslegen, Bd. 69). Berlin/Boston (de Gruyter). DOI: org/10.1515/9783110415254.

Stierlin, H., I. Rücker-Embden, N. Wetzel u. M. Wirsching (2002): Das erste Familiengespräch. Stuttgart (Klett-Cotta), 8. Aufl.

Storch, M., B. Cantieni, G. Hüther u. W. Tschacher (2017): Embodiment. Die Wechselwirkung von Körper und Psyche verstehen und nutzen. Bern (Hogrefe), 3. Aufl.

Storch, M., E. M. Jäger u. S. Klöckner (2021): Spirituelles Embodiment. Stimme und Körper als Schlüssel zu unserem wahren Selbst. München (Arkana).

Storch, M. u. W. Tschacher (2016): Embodied Communication. Kommunikation beginnt im Körper, nicht im Kopf. Bern (Hogrefe), 2., erw. Aufl.

Strobel, W. (1988): Klang – Trance – Heilung. Die archetypische Welt der Klänge in der Psychotherapie. *Musiktherapeutische Umschau* 9: 119–138.

Timmermann, T. (1989): Die Musen der Musik – Stimmig werden mit sich selbst. Zürich (Kreuz).

Timmermann, T. (2003): Klingende Systeme. Aufstellungsarbeit und Musiktherapie. Heidelberg (Carl-Auer).

Timmermann, T. u. G. Timmermann (1994): Körper – Atem – Musik. Ein kombiniertes Verfahren. In: A. Dittrich, A. Hofmann u. H. Leuner (Hrsg.): Welten des Bewusstseins. Bd. 4: Bedeutung für die Psychotherapie. Berlin (Verlag für Wissenschaft u. Bildung), S. 205–208.

Van der Kolk, B. (2016): Verkörperter Schrecken. Traumaspuren in Gehirn, Geist und Körper und wie man sie heilen kann. Lichtenau/Westf. (Probst), 3. Aufl.

Varga von Kibéd, M. u. I. Sparrer (2020): Ganz im Gegenteil: Tetralemmaarbeit und andere Grundformen Systemischer Strukturaufstellungen – für Querdenker und solche, die es werden wollen. Heidelberg (Carl-Auer).

Verres, R. (2005): Was uns gesund macht – ganzheitliche Heilkunde statt seelenloser Medizin. Freiburg (Herder).

Watkins, J. G. u. H. H. Watkins (2003): Ego-States – Theorie und Therapie: Ein Handbuch. Heidelberg (Carl-Auer).

Watzlawick, P. (Hrsg.) (1983): Die erfundene Wirklichkeit. Wie wissen wir, was wir zu wissen glauben? Beiträge zum Konstruktivismus. München (Piper).

Winnicott, D. W. (2020): Reifungsprozesse und fördernde Umwelt. Gießen (Psychosozial).

Wölfl, A. (2014): Gewaltprävention mit Musik – Empirische Wirkungsanalyse eines musiktherapeutischen Projektmodells. Wiesbaden (Reichert).

Zeuch, A., M. Hänsel u. H. Jungaberle (Hrsg.) (2004): Systemische Konzepte für die Musiktherapie: Spielend lösen. Heidelberg (Carl-Auer).

Zorn, R. (2021): »Adi« Preißler zum 100: »Entscheidend is' auf'm Platz«. *Frankfurter Allgemeine*, 9. 4. 2021. Verfügbar unter: https://www.faz.net/aktuell/sport/fussball/fussball-alfred-adi-preissler-waere-100-geworden-17283737.html [29.10.2022].

Zitierte oder abgebildete Liedtexte und Noten

Adamek, K. (2009): Ja, hier ist mein Ja. In: A. Schultz: Singe JA – Lebe JA – Heilsames Singen als therapeutische Ressource. Hattingen (Canto), S. 59. Soundtrack und Noten verfügbar unter: https://karladamek.de/ja-hier-ist-mein-ja-musik-und-noten/ [27.9.2022].

Adamek, K. u. C. Eckes (2011): Feuer, Wasser, Luft und Erde. In: Meridianmantren – Lauschendes Heilsames Singen [CD]. Hattingen (Canto).

Bossinger, K. (2017): Ein kleines Lied. In: K. Bossinger u. W. Bossinger (Hrsg.): Das Buch der heilsamen Lieder, Bd. 2. Battweiler (Traumzeit), S. 86.

Fox, M. (2009): Be still my soul. In: K. Bossinger u. W. Bossinger (Hrsg.): Das Buch der heilsamen Lieder, Bd. 2. Battweiler (Traumzeit), S. 76.

Paul, D. (2010): Herzensweite. Ich bin schön, wenn ich singe. In: K. Bossinger u. W. Bossinger (Hrsg.): Das Buch der heilsamen Lieder, Bd. 1. Battweiler (Traumzeit), S. 136.

Schärer, I. (2017): Ich nehme mir die Zeit. In: K. Bossinger u. W. Bossinger (Hrsg.): Das Buch der heilsamen Lieder, Bd. 2. Battweiler (Traumzeit), S. 79.

Empfohlene weiterführende Noten- und Liederbücher

Bossinger, K. u. W. Bossinger (Hrsg.) (2010): Das Buch der heilsamen Lieder, Bd. 1. Battweiler (Traumzeit).

Bossinger, K. u. W. Bossinger (Hrsg.) (2017): Das Buch der heilsamen Lieder, Bd. 2. Battweiler (Traumzeit).

Feinbier, H. (1997): Come Together Songs, Bd. 1. Lieder des Herzens. Afrikanische und indianische Lieder. Saarbrücken (Neue Erde), 1. Aufl.

Feinbier, H. (2010): Come Together Songs, Bd. 2. Lieder des Herzens aus aller Welt. Saarbrücken (Neue Erde), 4. Aufl.

Feinbier, H. (2016): Come Together Songs, Bd. 3. Neue Lieder des Herzens. Saarbrücken (Neue Erde), 3. Aufl.

Feinbier, H. (2021): Come Together Songs, Bd. 4. Lieder des Herzens aus aller Welt. Saarbrücken (Neue Erde), 4. Aufl.

Grillo, R. (2011): Rhythmusspiele der Welt. Musikalische Spielmodelle für die Rhythmusarbeit in Gruppen. Esslingen (Helbling).

Webseiten der Komponist:innen

www.healingsongs.de
www.markfox.de
www.iria.de
www.karladamek.de

Über die Autorin und den Autor

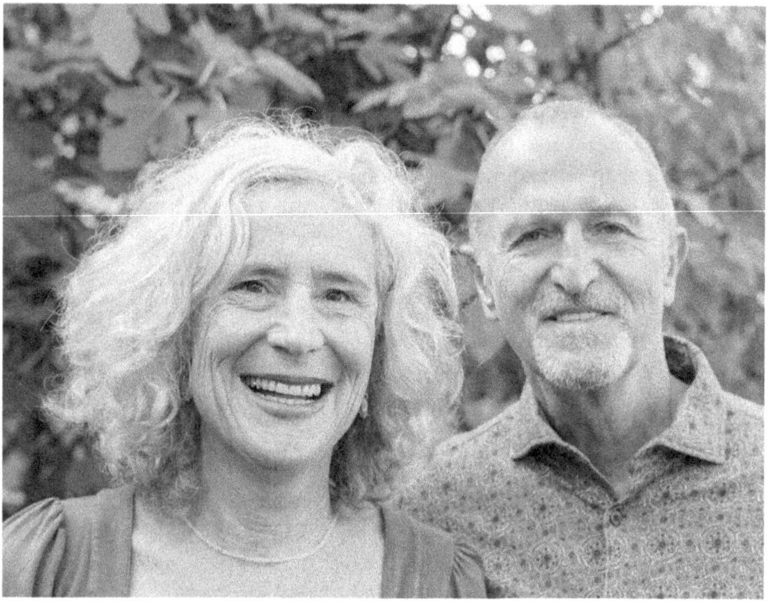

Martina Baumann, Diplom-Musiktherapeutin, approb. Kinder- und Jugendlichenpsychotherapeutin; Weiterbildung in Hypnotherapie (M. E. G.), Körpermusik (AKM, CH), Selbstgeführter Psychotherapie (IIFS, Heidelberg); tätig als Musik- und Psychotherapeutin in der sysTelios Klinik Siedelsbrunn und in der Palliative Care.

Uwe Loda, Diplom-Musiktherapeut, Familientherapeut (hsi/IGST), Körpermusiker (AKM, CH); tätig in der sysTelios Klinik als Musikpsychotherapeut und in der Organisationsentwicklung; Seminarleiter, Systemischer Coach und Berater in eigener Praxis.

Kontakt: www.koerpermusik-heidelberg.de